妇科名老中医验案精粹

主　编　王利红
副主编　徐文婷　朱澄漪　魏明刚

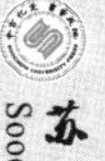

苏州大学出版社
Soochow University Press

图书在版编目(CIP)数据

妇科名老中医验案精粹 / 王利红主编. —苏州：苏州大学出版社，2022.6
ISBN 978-7-5672-3947-0

Ⅰ.①妇… Ⅱ.①王… Ⅲ.①中医妇科学-验方-汇编②中医妇科学-医案-汇编 Ⅳ.①R289.5②R271.1

中国版本图书馆 CIP 数据核字(2022)第 093814 号

书　　名：妇科名老中医验案精粹
FUKE MING LAOZHONGYI YANAN JINGCUI

主　　编：王利红
责任编辑：赵晓嬿
装帧设计：吴　钰

出版发行：苏州大学出版社（Soochow University Press）
社　　址：苏州市十梓街 1 号　**邮编**：215006
印　　装：苏州工业园区美柯乐制版印务有限责任公司
网　　址：www.sudapress.com
邮　　箱：sdcbs@suda.edu.cn
邮购热线：0512-67480030
销售热线：0512-67481020

开　　本：710 mm×1 000 mm　1/16　**印张**：17.75　**字数**：333 千
版　　次：2022 年 6 月第 1 版
印　　次：2022 年 6 月第 1 次印刷
书　　号：ISBN 978-7-5672-3947-0
定　　价：68.00 元

《妇科名老中医验案精粹》
编 委 会

主　编　王利红（张家港市中医医院）

副主编　徐文婷（张家港市中医医院）
朱澄漪（张家港市中医医院）
魏明刚（苏州大学附属第一医院）

编　委　王嘉蕙（张家港市中医医院）
汤梦雨（张家港市中医医院）
钱海晴（张家港市中医医院）
史伶俐（张家港市中医医院）
刘晓焱（张家港市中医医院）
陆晓溢（张家港市第一人民医院）
包　羚（张家港市南丰镇人民医院）
杜　逸（南京中医药大学）

序言

名老中医作为中医药学术和临床水平的杰出代表，是促进中医药学术发展和传承研究的主导力量。名老中医的学术思想和临床经验是中医药学术的有机组成部分，而其学术经验之精华则集中反映于医案。可以说，名家医案在中医药学术的传承发展中具有举足轻重和不可替代的地位。历代中医名家丰富的诊疗经验，多以医案这一重要载体来传承和发扬，后学也多从中汲取精华并验之于自己的临床实践，从而不断推动学术的进步。整理研究中医名家的典型医案，是做好名老中医传承研究的有益有力之举。

体悟医者仁心，传承大家风范。《妇科名老中医验案精粹》选择的医家来源于当代中医妇科大家、国医大师、全国名中医、全国老中医药专家学术经验继承工作指导老师以及著名的中医妇科地方流派代表人物。全书共精选、整理、研究了当代30余位妇科名老中医的典型医案130多则，涉及妇科常见病症20余种。这些中医妇科名家的经典医案，在分析病机、辨别证候、诊断疾病、选择处方、加减用药的过程中，大多包含了中医基础和临床的相关知识，是中医整体观特色的最好体现，尤其是那些妇科地方流派独到的诊疗思想和经验，更是中医学术流派传承和发展的最好教材。

中医药学术的传承创新，始终是中医药发展的核心任务。本书主编王利红带领团队为中医妇科学术传承做了一件十分有意义的工作。书中精选的每一则医案，都较好地反映了医家深厚的中医底蕴，而每一医案后的述评，也较好地体现了主编团队的用心，对中医妇科理论研究者与临床工作者均有较大的参考价值。希望本书的出版，能为学习、研究当代名老中医学术思想和临床经验，提供可资借鉴的范本，也为探寻临床诊治规律、提高临床疗效、培养中医人才做出积极的贡献。

江苏省中医药发展研究中心主任 黄亚博

2022年6月

目 录

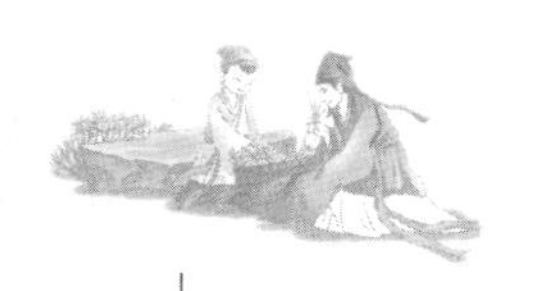

医家简介

（按姓氏笔画排序）

尤昭玲（1949— ），女，湖南湘潭人。教授、主任医师，第二届中华中医药学会全国妇科名医。现任世界中医药学会联合会妇科专业委员会会长、世界中医药联合会生殖医学分会名誉会长、中国中医药信息学会妇幼健康分会名誉会长等职务，享受国务院政府特殊津贴。擅长诊治月经不调、不孕症、妇科肿瘤等疑难病。

朱小南（1901—1974），男，江苏南通人。上海中医妇科名家，教授，曾任中国医学院院长、上海中医学会妇科分组组长、中华医学会妇产科分会委员等。其治病重视气血、脏腑、经络理论，尤重调肝和奇经在妇科的应用，临证用药慎重而辨证，对中药配方有独到的见解。

朱南孙（1921— ），女，江苏南通人。上海中医药大学教授、主任医师，“朱氏妇科”第三代传人。历任岳阳医院妇科主任、上海中医学院妇科教研室副主任、中华全国妇科研究委员会委员、上海中医药大学专家委员会委员、上海中医妇科医疗协作中心主任等。全国首批名老中医，尤擅长妇科。

刘奉五（1911—1977），男，北京人。曾拜名医韩一斋为师，早期任教于北平国医学院。中华人民共和国成立后在北京中医进修学校任教，1955 年调任北京中医医院妇科工作。晚年任教于北京市中医学校、原北京第二医学院中医系。深研经典并验之于妇科临床，形成了颇具特色的脏腑枢机思想，即以肝脏为核心、以肝脾肾为重点、以五脏为枢机的妇科病理观。

刘敏如（1933— ），女，四川成都人。成都中医药大学教授、博士生导师，全国首位女国医大师，教育部国家重点学科和国家中医药管理局中医药重点学科中医妇科学学术带头人，中华中医药学会终身理事，中华中医药学会妇科分会名誉主委，中国中医科学院学部委员。继承发展川派中医妇科学术流派诊疗技艺，擅长治疗各种妇科疑难杂症。

刘瑞芬（1950— ），女，山东招远人。山东省名中医，国家名老中医药专家，第五批全国老中医药专家学术经验继承工作指导老师，国家中医药管理局“刘瑞芬全国名老中医药专家传承工作室”建设项目指导老师。临床擅长治疗月经不调、妇产科血证、妇科炎症、不孕症、闭经、多囊卵巢综合征、痛经、子宫内膜异位症、子

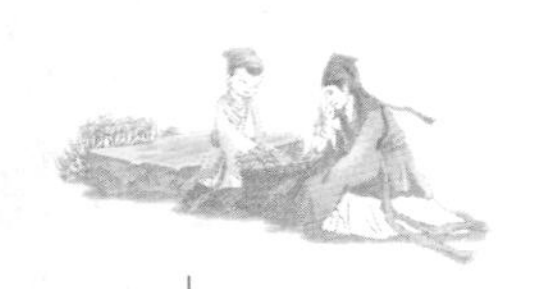

宫腺肌病、节育措施并发症、子宫肌瘤、围绝经期综合征等。

米子良(1939—),男,内蒙古呼和浩特人。曾任内蒙古医学院中蒙医系教研室主任、教授、硕士生导师,中国中医药学会仲景学说专业委员会委员,内蒙古自治区首批老中医药专家学术经验继承工作指导老师,全国名中医。从事中医临床医疗、教学及科研工作50余年,擅医内、妇科疑难杂症,尤以脾胃疾病、肺系疾病、结石病、血管病、血液病治疗见长。

许润三(1926—),男,江苏阜宁人。中日友好医院中医妇科首席专家,国医大师,第二、三批全国老中医药专家学术经验继承工作指导老师。曾任北京中医药大学硕士研究生学位评审委员会委员等职。从医60余年,内、妇、儿、外科皆擅长,以善用经方治疗疑难重症著称。

李祥云(1939—),男,山东济南人。曾任上海中医药大学附属龙华医院妇科教研室主任、教授、博士生导师,上海市中医妇科学会副主任委员,上海中医药大学学位评定委员会委员,上海市中医妇科医疗协作中心副主任,《上海中医药杂志》编委。从事中医妇科医、教、研工作50余年,出版著作30余部,擅长中西医结合治疗,擅治妇产科疾病,尤擅治不孕症。

肖承悰(1940—),女,北京人。京城四大名医之首萧龙友先生嫡孙女、学术继承人,燕京萧氏妇科传承人,国家级名老中医,首都国医名师,第四、六批全国老中医药专家学术经验继承工作指导老师,北京中医药大学东直门医院首席教授、主任医师、博士生导师,中医药传承博士后合作导师,国家中医药管理局重点学科学术带头人,原国家卫计委重点专科学术带头人。

吴　熙(1940—),男,福建厦门人。教授,主任医师,博士生导师。现任福建省福州吴熙妇科中医院院长,第二至四批全国老中医药专家学术经验继承工作指导老师,国务院表彰的有突出贡献专家,国家级中医专家。擅长诊治妇科疑难症,对不孕症有丰富的诊疗经验。

何　任(1921—2012),男,浙江杭州人。曾任浙江中医学院教授、副院长,主任医师,国医大师,浙江省名中医。曾任中华全国中医学会第二届常务理事、中华全国中医学会浙江分会会长,全国老中医药专家学术经验继承工作指导老师。临床长于内科、妇科病的治疗,善用《金匮要略》方治疗湿温急证以及胃脘痛、崩漏等疑难杂病,且疗效显著。

何子淮(1920—1997),男,浙江杭州人。曾任杭州市中医院国家级中医妇科主任医师、中华全国中医学会妇科分会常务理事兼华东片副主任,首批全国老中医药专家学术经验继承工作指导老师,浙江省名中医,杭州市政协委员。擅长治疗月经病、崩漏、妊娠病及不孕症。

何成瑶(1938—),女,贵州水城人。教授、主任医师,首届全国名中医,贵州省名中医，第四、五批全国老中医药专家学术经验继承工作指导老师。历任贵阳中医学院中医妇科教研组主任，贵阳中医学院第二附属医院妇产科主任。擅长中西医结合治疗崩漏、不孕症、月经不调等妇科疾患。

何嘉琳（1944— ），女，浙江杭州人。杭州市中医院主任医师、硕士生导师，浙江省名中医，第三批全国老中医药专家学术经验继承工作指导老师。担任世界中医药学会联合会妇科专业委员会常委、中华中医药学会妇科分会常委、浙江省中医药学会妇科专业委员会副主任、杭州市中医药学会妇科专业委员会主任。擅长运用中医特色诊疗方法诊治子宫内膜异位症、不孕症、复发性流产、异常子宫出血等妇科疑难病。

张吉金（1937— ），女，天津人。天津中医药大学第一附属医院妇科主任医师、教授、硕士生导师。哈氏妇科第四代传人，天津市中医药学会妇科专业委员会学术顾问。从事中西医妇科医、教、研近50年，继承哈荔田教授的学术思想和临床经验并予以发展，尤擅长研究妇科疑难杂症，研制的多种中成药应用于妇科临床，疗效颇佳。

张良英（1935— ），女，江西南城人。教授、主任医师、硕士生导师，国家中医药管理局第一批中医药传承博士后合作导师，云南省荣誉名中医，第二、四、五批全国老中医药专家学术经验继承工作指导老师，第二、三批全国优秀中医临床人才研修项目指导老师。从事中医临床工作50余年，擅长运用中西医结合疗法辨病辨证，对妇科血证、不孕症、子宫肌瘤、围绝经期综合征等有精深的研究及治疗经验。

陈慧侬（1940— ），女，广东南海人。教授、主任医师、博士生导师，师从首届国医大师班秀文教授。桂派中医大师，全国名中医，首批全国中医药传承博士后合作导师，全国名老中医药专家传承工作室建设项目专家。历任广西中医药学会常务理事、广西中医药学会妇科分会主任委员、中南五省区中医妇科委员会组长等职务。擅长治疗月经病、子宫内膜异位症、不孕症、盆腔炎等妇科疾病。

欧阳惠卿（1939— ），女，广东顺德人。广州中医药大学第一附属医院教授、主任医师、博士生导师，广东省名中医，全国妇科名医。广州中医药大学中医妇科学学术带头人，第三批全国名老中医药专家传承工作室建设项目指导老师，广东省中医药学会终身理事，广东省中医药学会妇科专业委员会荣誉顾问。曾任广州中医药大学第一附属医院妇科教研室主任、中华中医药学会妇科分会副主任、广东省中医妇科专业委员会主任委员。

罗元恺（1914—1995），男，广东南海人。教授、博士生导师，广东省名老中医，首批全国老中医药专家学术经验继承工作指导老师，中华医学会和原中华全国中医学会理事，国务院学位委员会医学学科评议组成员。擅长内、妇、儿科，尤精于

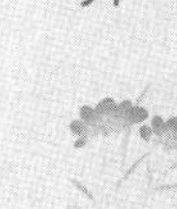

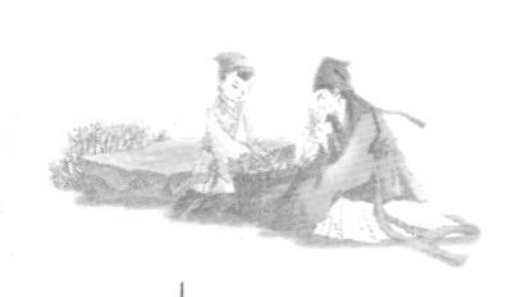

妇科，提出“肾–天癸–冲任–胞宫轴”理论，创制的“促排卵汤”“滋肾育胎丸”曾获卫生部科技成果一等奖。

罗颂平(1957—)，女，广东人。教授、博士生导师，全国著名中医妇科学专家罗元恺教授的学术继承人，国家级重点学科中医妇科学学科带头人，国务院学位委员会第五、六届学科评议组成员，中国免疫学会生殖免疫分会秘书长，广东省政协常委。擅长中医药防治自然流产、月经病和不孕症。

哈孝廉(1937—)，男，回族，河北保定人。曾任解放军二七二医院中医科主任，全军计划生育中医药临床研究中心主任，主任医师。历任中华中医药学会血证学会副主任、全国中医妇科流派学会副会长，哈氏妇科第四代传人。从事医、教、研50余年，长于内科，尤精于妇科，擅治妇科疑难杂症、不孕症、计划生育手术并发症。

哈荔田(1911—1989)，男，回族，河北保定人。曾任天津中医学院院长、教授、研究生导师，中华中医药学会副会长、中华中医药学会妇科分会会长、天津市中医药学会会长、天津市卫生局副局长。在中医诊治和理论研究上造诣颇深，尤擅长妇科，是哈氏妇科的领军人物。

段亚亭(1928—)，男，安徽界首人。首批全国老中医药专家学术经验继承工作指导老师，重庆市首批名老中医，成都中医药大学薪火相传中医师承工作导师，获国医大师、市名老中医称号。曾任重庆市中医院主任医师、重庆市中医药学会资深专家委员会委员。擅长治疗内、外、妇、儿科多种疑难杂病，尤精于妇科疾病和脾胃疾病的诊疗。

班秀文(1920—2014)，男，壮族，广西隆安人。原广西中医学院教授，澳大利亚自然疗法学院客座教授，首批国家级名老中医专家，首届国医大师。先后兼任广西中医药学会副会长、广西中医妇科委员会主任委员、中华中医药学会终身理事、全国中医妇科专业委员会主任委员。擅长治疗内、妇、儿科疑难杂病，对中医妇科造诣尤深，崇尚肝肾之说，主张辨证审慎、用药精专。

夏桂成(1931—)，男，江苏江阴人。江苏省中医院主任中医师、教授、博士生导师。国医大师，第二至四批全国老中医药专家学术经验继承工作指导老师，享受国务院政府特殊津贴。首先提出“心–肾–子宫生理生殖轴”“阴阳消长转化的月经节律”观点，创立“中医妇科调周理论体系”，把中医妇科学理论体系推向新的高度。

柴嵩岩(1929—)，女，辽宁沈阳人。当代著名中医妇科学专家，全国老中医药专家学术经验继承工作指导老师，北京市名老中医学术经验重点继承对象，获全国名老中医、国医大师称号。曾任首都医科大学附属北京中医医院妇科主任医师、教授、博士生导师。擅长诊治各种类型之闭经、崩漏、痛经、月经稀发、月经量少、不孕症、绝经前后诸证、石瘕、肠覃腹痛，以及妊娠病、产后病等多种妇科疑难杂症。

钱伯煊（1896—1986），男，江苏苏州人。16岁师从姑苏名医曹融甫（晚清御医曹沧洲之子），20岁随诊其父钱益荪之左右，秉承家学，22岁悬壶于苏州。曾任中国中医科学院西苑医院妇科主任、研究员。对中医学术有较深的造诣，尤擅妇科，认为妇科经、带、胎、产均与肝、脾、肾三脏有密切关系，在治疗实践中采取调脾胃、补肝肾之法，多获显效。

谈　勇（1956— ），女，江苏苏州人。医学博士、教授、博士生导师，江苏省中医临床研究院生殖节律研究所所长，南京中医药大学附属医院生殖医学科主任，国医大师夏桂成工作室主任。现兼任中华医学会中医妇科学、中国中西医结合学会生殖医学专业委员会副主任委员，江苏省中医药学会常务理事，江苏省中西医结合学会生殖医学专业委员会主任委员等。国家中医药管理局中医妇科学重点学科带头人，第六批全国老中医药专家学术经验继承工作指导老师。擅长诊治不孕症、多囊卵巢综合征、复发性流产等病。

韩百灵（1909—2010），男，吉林农安人。首批全国老中医药专家学术经验继承工作指导老师，首批享国务院政府特殊津贴的中医专家，在中华人民共和国成立初期被誉为"黑龙江四大名医"之一。历任黑龙江中医学院妇产科主任、教授，中华全国中医学会第一届理事等职。参与主编《百灵妇科》《中医妇科学》等经典书籍，提出"肝肾学说""同因异病、异病同治"的学术思想。擅长治疗崩漏、不孕症、滑胎等多种妇科疾病，以及内科、儿科等杂病。

蔡小荪（1923—2018），男，上海人。曾任上海市第一人民医院中医妇科主任医师、教授、博士生导师，首届上海市名中医。曾任中华全国中医学会妇科专业委员会副主任委员、上海市中医药学会第一届理事会顾问、上海中医药大学暨上海市中医药研究院专家委员会名誉委员、上海市高级卫生技术职称评审委员会专业评议组成员。擅长治疗各种妇科疑难杂病。

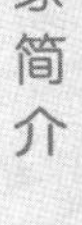

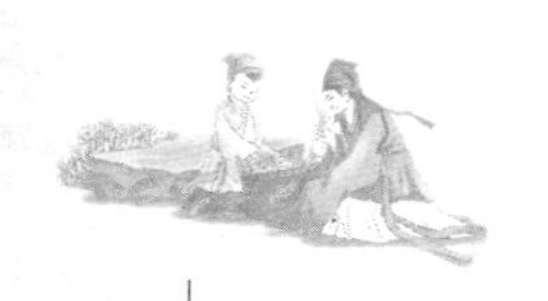

验案精粹

尤昭玲

月经后期(多囊卵巢综合征)[1]

张某,女,25岁,2015年7月31日初诊。

多囊卵巢综合征1年,平素月经稀发。患者13岁月经初潮,周期30~33天,经期4~5天,末次月经6月20日。近1年再次出现月经延后,注射黄体酮后月经来潮,停止注射后月经又恢复至以往稀发乃至停经状态。患者平素寐差,多梦易醒,生活中易感疲倦乏力,自诉无性生活。超声检查提示:双侧卵巢多囊性改变。西医诊断:多囊卵巢综合征。中医诊断:月经后期(肾虚血瘀)。

处方:紫石英30 g(先煎),补骨脂10 g,覆盆子10 g,桑寄生10 g,菟丝子10 g,生鸡内金10 g,泽泻10 g,泽兰10 g,荔枝核10 g,桔梗10 g,枸杞子10 g,山茱萸10 g,合欢皮10 g,土鳖虫(䗪虫)10 g,土贝母10 g,甘草5 g。14剂,每日1剂,水煎服。嘱患者服完后月经未至则来就诊。

二诊:8月14日。末次月经8月8日至今,月经复来,量少、色黯,夹少量血块,经行第1天小腹轻微疼痛不适;纳可,寐欠安,大便轻微干结。舌质暗红色蓝,苔薄白,伴轻微齿痕。

处方:生地黄15 g,熟地黄15 g,桑寄生10 g,菟丝子10 g,泽泻10 g,覆盆子10 g,合欢皮10 g,玄参10 g,补骨脂10 g,甘草5 g,紫石英30 g(先煎),泽兰10 g,莲子心10 g,麦冬10 g,乌药10 g,石斛10 g。14剂,每日1剂,水煎服。

三诊:9月23日。末次月经9月19日—23日,量较以往明显增多,色暗红,无血块,经行第1天除小腹轻微疼痛外,余无特殊不适;纳可,寐欠佳,二便正常。中药28剂,每日1剂,水煎服。

处方：生地黄15 g，熟地黄15 g，桑寄生10 g，补骨脂10 g，覆盆子10 g，菟丝子10 g，牛膝15 g，泽泻10 g，泽兰10 g，荔枝核10 g，桔梗10 g，莲子心5 g，合欢皮10 g，石斛10 g，乌药10 g，甘草5 g。

患者至今月经均按月来潮。

述评：

多囊卵巢综合征是生育年龄妇女常见的一种复杂的内分泌及代谢异常所致的疾病，以慢性无排卵（排卵功能紊乱或丧失）和雄激素过多为特征，主要临床表现为月经周期不规律、不孕、多毛和/或痤疮，本病是最常见的女性内分泌疾病之一。中医学中无“多囊卵巢综合征”病名的记载，按其临床表现，可将其归属于“月经后期”“月经先后不定期”“闭经”“不孕症”等范畴。肾主生殖，卵子的发育成熟有赖于肾精的滋养、肾气的推动和促进，而气滞、血瘀、痰湿及湿热阻滞、冲任失调，皆可致卵巢功能异常而引起卵泡发育障碍。故本病病机与肾、肝、脾功能失调及痰湿、血瘀、肝郁等密切相关，以肝、脾、肾功能失调为本，血瘀、痰湿为标。其中肾虚血瘀是本病的根本病机。肾精亏虚使卵泡发育缺乏物质基础，难以发育成熟，肾阳亏虚既不能鼓动肾阴的生化和滋长，也使排卵缺乏原动力，肾气虚无力推动血行，冲任血行迟缓而成瘀滞，冲任胞宫受阻，卵泡发育与排出受阻，故肾虚是排卵障碍的根本原因。女子以肝为先天，肝气郁结，肝失条达，肝失疏泄，冲任运行不畅，卵泡排出受阻。脾主运化，运化水谷精微与水液，脾失健运，运化水谷精微的功能失调，气血生化乏源，后天之本不足，卵泡发育迟缓。此外，脾运化水液的功能减退，必然导致水液在体内停滞，产生湿、痰、饮等病理产物，痰湿瘀滞冲任胞宫，影响卵泡排出。

治疗此类患者，对于有生育要求的患者，治则为诱导排卵及获得正常妊娠；对于无生育要求的患者，治则为调整月经周期、治疗痤疮和多毛、控制体重，远期目标为预防子宫内膜病变、糖尿病、心血管疾病等。本案患者自诉无性生活，尚年轻，无生育计划，表现为月经后期，甚至是闭经，故治疗以补肾活血化瘀为主，佐以利湿疏肝，以建立正常的月经周期。紫石英、补骨脂温肾助阳以助卵泡生长发育，重用紫石英以温肾暖宫。《本草经疏》云：“此药填下焦，走肾及心包络，辛温能散风寒邪气，故为女子暖宫之要药。”覆盆子、菟丝子、枸杞子合用取“五子衍宗丸”之义。五子衍宗丸出自《摄生众妙方》，补肾固精，填精生髓。桑寄生除补肝肾之外还可祛风通络。《本草再新》中云：“补气温中，治阴虚，壮阳道，利骨节，通经水，补血和血，安胎定痛。”由此可见，该药既可补益肝肾以助卵泡发育，又可通经水使月经复行。土鳖虫（䗪虫）逐瘀破积通络，助卵泡破膜而出；生鸡内金、泽泻、泽兰、土贝母化瘀消痰散结，活血利水而通络；荔枝核、桔梗疏肝理气通经络；考虑

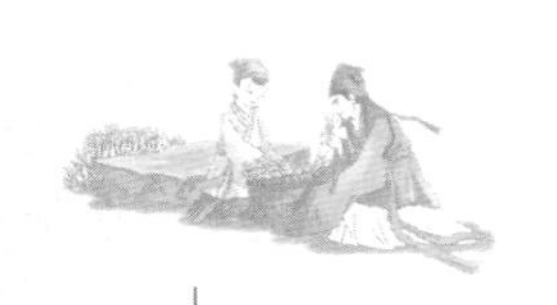

患者夜寐欠安,加入合欢皮以解郁安神。患者服药后月经复行,量少,6 日未净,故尤昭玲教授减少活血化瘀的用药成分,加入生地黄、熟地黄、玄参及石斛以清热养阴生津,以防温燥灼伤精血,佐以乌药疏肝理气止痛,继予莲子心、麦冬、合欢皮以养心清热安神。本次服药后,患者月经延后 10 天行,但量较前增多,色红,无血块,继服上方,患者至今月经均按月来潮。

尤昭玲教授治疗多囊卵巢综合征多从肥、瘦两型论治:体型肥者辨证多属肾阳虚证、脾虚痰湿证或痰瘀互结证,脾主运化,脾运化失职,则水液失于输布,停留体内日久形成痰瘀湿浊,阻滞冲任及胞宫,现月经后期、闭经、不孕,此类患者卵巢一般呈多囊性增大。体型瘦者辨证多属肾阴虚证、肝郁气滞证或肝郁化火证,肝主疏泄,肝气条达,气机舒畅,冲任血行通畅,卵子顺利生长排出。此外,肝藏血,肾藏精,肝肾同源,精血互生,冲任气血畅达,气机升降有司,子宫藏泄有度,卵子可发育成熟并顺利排出。肝郁日久化火,热灼津液而伤阴,营阴暗耗,血亏液涸则卵泡发育迟缓,卵泡闭锁,卵子不能排出而气郁血瘀。

闭经(卵巢早衰)[2]

患者,女,39 岁,已婚,2012 年 4 月 5 日初诊。

闭经 1 年余。患者 14 岁月经初潮,周期 25 ~ 31 天,经期 2 ~ 4 天,量中等,色暗红,无血块,无痛经。2000 年顺产一男婴,产后 6 个月放置宫内节育器 1 枚。2009 年开始月经稀发,6 ~ 8 个月一行,每次需要肌肉注射黄体酮 20 mg,每日 1 次,连续 5 日,停药后方可行经。2010 年患者曾系统用激素治疗 6 个月,尚有少量月经来潮,停药后则闭经;间断服用激素 1 年余。2011 年 4 月 28 日在外院检查,性激素检测结果:FSH(卵泡刺激素)49. 48 mIU/mL,LH(黄体生成素)32. 37 mIU/mL,P(孕酮) 0. 65 ng/mL,E_2(雌二醇)18 pg/mL。诊断为卵巢早衰,给予雌激素治疗 6 个月,症状无明显改善。之后患者四处求医,中西药治疗无效,为求进一步治疗前来就诊。就诊时患者闭经 1 年余,平素白带量极少,阴道干涩,自觉潮热,时感少腹胀痛,腰膝酸软,烦躁易怒,口干渴,多梦,小便黄,大便 2 ~ 3 天一行。舌红,苔薄黄,脉细滑。妇科超声检查:子宫偏小,子宫内膜约 5 mm,双侧卵巢偏小。血清性激素测定:FSH 79. 36 mIU/mL,LH 29. 37 mIU/mL,P 1. 21 ng/mL,E_2 25 pg/mL,PRL(催乳素)13. 5 ng/mL。西医诊断:卵巢早衰,闭经。中医诊断:闭经(肾虚血瘀)。治法:补肾调经,活血祛瘀。

处方:紫石英 15 g(先煎),黄精 10 g,菟丝子 10 g,熟地黄 15 g,生地黄 15 g,

桑寄生 10 g,覆盆子 10 g,土贝母 10 g,土茯苓 10 g,生鸡内金 10 g,路路通 10 g,乌药 10 g,桔梗 10 g,栀子 10 g,石斛 10 g,甘草 5 g。14 剂,每日 1 剂,水煎服。

二诊:4 月 17 日。患者自诉服药 10 剂后开始感下腹隐痛,胸乳胀痛;有少许白带,阴道干涩症状缓解,无明显腰膝酸软,睡眠好转;仍觉口干,易烦躁,小便淡黄。舌红,苔薄黄,脉细滑。

处方:在前方基础上减生地黄、栀子、土贝母、土茯苓,加柴胡 10 g、当归 10 g、泽兰 10 g、车前子 15 g(包煎)、牛膝 15 g、益母草 20 g。14 剂,每日 1 剂,水煎服。

三诊:4 月 30 日。服方 8 剂后,感下腹疼痛拒按,冷痛,自用热水袋热敷后,月经来潮,量少、色黑,夹大血块,血块流出后腹痛缓解,3 天干净。继续予以上述方案连续治疗 3 个月经周期后停药,复查血清性激素水平,基本正常。

述评:

卵巢早衰是指卵巢功能衰竭所导致的女性 40 岁之前闭经的现象。其特点是原发或继发性闭经伴随血清促性腺激素水平升高和雌激素水平降低,并伴有不同程度的低雌激素症状,如潮热多汗、面部潮红、性欲低下等。中医学没有“卵巢早衰”的病名,根据症状可将其归属于“闭经”范畴。原发性闭经是指女性年逾 16 岁,虽有第二性征发育但无月经来潮;或年逾 14 岁,尚无第二性征发育及月经。继发性闭经是指月经来潮后停止 3 个周期或 6 个月以上。本案患者既往月经规律,3 年前月经稀发,现闭经 1 年,属继发性闭经。闭经古称“经闭”“不月”“月事不来”等。该病首见于《黄帝内经》。《素问·阴阳别论》曰:“二阳之病发心脾,有不得隐曲,女子不月。”该条文提出闭经的发病原因与脾胃功能和精神情志因素有关。《素问·评热病论》曰:“月事不来者,胞脉闭也。胞脉者,属心而络于胞中,今气上迫肺,心气不得下通,故月事不来也。”该条文从气机升降失调的角度阐述了闭经的发病机制。

《傅青主女科》中云:“经水出诸肾。”月经的产生与天癸成熟、冲任通畅、脏腑气血旺盛有关。肾主藏精,主生殖,为先天之本。《素问·上古天真论》曰:“女子七岁,肾气盛,齿更发长;二七而天癸至,任脉通,太冲脉盛,月事以时下……七七,任脉虚,太冲脉衰少,天癸竭,地道不通,故形坏而无子也。”肾虚是该病的根本病机。卵子属生殖之精,它的发育、成熟取决于肾精的充盛,而卵子的排出又有赖于肾阳鼓动;肾阴亏虚,精血不足,胞宫胞络失于濡养则会造成月经稀发,甚至闭经等症状。此病还与肝、脾有关。女子以肝为先天,肝藏血,主疏泄,司血海定期蓄溢,参与月经周期、经期及经量的调节。肝通过冲、任、督脉与胞宫相通,而使子宫行使其藏泄有序的功能;肝肾同源,精血同源,精血互生,为月经提供物质基础。脾为后天之本,脾失健运,不能正常吸收水谷精微,气血生化乏源,血海空虚,胞宫

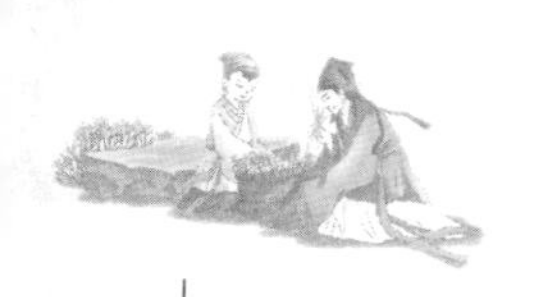

胞脉失养，最终导致月经稀少，甚至闭经。瘀是该病的关键病机。女子以气血为本，一生经历经带胎产，耗气伤阴，长期肾虚、肝气郁结或经期感受外邪，使血和津液运行不畅，而致痰饮瘀血内生，胞脉闭阻不行，经水闭止。

该案患者闭经 1 年，且白带量极少，阴道干涩，自觉潮热，时感少腹胀痛，腰膝酸软，烦躁易怒，口干渴，多梦，小便黄，结合西医相关检查可诊为卵巢早衰。肾精亏虚，肾阴受损，生殖之精匮乏；肝肾同源，肝肾为母子关系，肾水不足，难以涵养肝木；肝失所养，失于疏泄，肝气郁结，气机不畅，血行受阻，瘀滞胞脉；木郁克土，脾失运化，气血生化乏源，天癸耗竭，冲任虚衰，胞宫失养，渐至闭经。本案综合辨证为肾虚血瘀证，治以补肾调经、活血祛瘀，紫石英、菟丝子温肾暖宫，熟地黄归肝肾经，滋阴养血，填补精髓，为补肾阴和养血之要药。《本草纲目》中云："填骨髓，长肌肉，生精血，补五脏、内伤不足，通血脉，利耳目，黑须发，男子五劳七伤，女子伤中胞漏，经候不调，胎产百病。"合用生地黄、桑寄生、覆盆子等平补肾阴之品，可滋补肝肾，养阴补血，加强熟地黄滋阴养血之功效，补肾阴与补肾阳联合使用，调和肾中阴阳，正所谓"善补阳者，必于阴中求阳，则阳得阴助而生化无穷；善补阴者，必于阳中求阴，则阴得阳升而泉源不竭"。加入土贝母、土茯苓、生鸡内金、路路通以活血祛瘀散结，通胞脉；乌药、桔梗调畅气机，气顺则血行；栀子清热泻火利尿；石斛清热养阴生津。全方共奏补肾调经、活血祛瘀调经之功。患者自诉服药 7 剂后，下腹隐痛，胸乳胀痛，有少许白带，阴道干涩症状缓解，小便色淡黄，提示肾精渐充，阴液渐复，虚热得退，且有月经欲行之势。二诊减少清热药物，以防寒凉伤津；加入柴胡、当归、泽兰、益母草疏肝活血调经，车前子清热利水，牛膝引血下行。患者服药 8 剂后，月经行，继予上述方案，治疗 3 个月经周期后停药，复查血清性激素水平，基本正常。

因此，治疗卵巢早衰多以补肾为主，兼顾疏肝、健脾、活血，以促使月经来潮，改善临床症状，恢复卵巢排卵与激素分泌功能。

绝经前后诸证（围绝经期综合征）[3]

周某，女，48 岁，2019 年 5 月 13 日初诊。

闭经 8 月余，伴潮热盗汗半年余。孕产史：G15P2A13①。患者自诉近 1 年来月经周期紊乱，长则 3 ~ 4 个月一行，经期正常，4 天干净，月经量极少，色暗黑，无

① GPAL 是妇科检查中记录女性生育情况的一种方式，G 代表怀孕次数，P 代表生产次数，A 代表流产次数，L 代表存活的子女数。

血块，轻微痛经，经行乳胀。末次月经2018年9月，确认无生育要求。2019年4月9日当地医院性激素检测示：FSH 106.5 mIU/mL，LH 64.3 mIU/mL，E_2 <5 pg/mL，P 0.2 ng/mL。刻诊：潮热盗汗，心悸耳鸣，阴道干涩，面部潮红，手足心热；纳寐可，二便正常。舌质暗红，苔薄白，脉细弦。西医诊断：围绝经期综合征。中医诊断：绝经前后诸证（肾精亏虚）。治法：补肾健脾，调和阴阳。

处方：更年方。黄芪15 g，党参15 g，白术15 g，石斛10 g，百合10 g，肉苁蓉10 g，枸杞子10 g，莲子10 g，山药10 g，香附10 g，当归10 g，川芎10 g，益母草10 g，合欢皮10 g，首乌藤15 g，三七花5 g，甘草5 g。共14剂，每日1剂，水煎服，早晚温服；配养膜糕1盒，调补冲任。

二诊：6月8日。患者闭经9月余，自诉潮热盗汗、心悸耳鸣、阴道干涩等症状较前减轻，偶有面部潮红、手足心热等症；纳寐可，二便正常。末次月经2018年9月，现无生育要求。2019年5月28日当地医院查AMH（抗米勒管激素）<0.06 ng/mL；6月3日当地医院妇科彩超检查提示子宫大小为50 mm×49 mm×45 mm，内膜6 mm，双侧卵巢大小为25 mm×10 mm，均无卵泡。予以上方加减，共21剂，每日1剂，水煎服；配养膜糕1盒。

三诊：7月15日。患者自诉6月23日月经来潮，量极少，色黑，无痛经，无血块；潮热盗汗、心悸耳鸣、阴道干涩、面部潮红、手足心热等症状基本缓解；纳寐可，二便调。患者现无生育要求。继以上方加减，共21剂，每日1剂，水煎服；配养膜糕1盒。

随访，患者自诉经量明显增多，基本规律，余症皆平。

述评：

围绝经期综合征是指妇女绝经前后性激素波动或减少所致的一系列躯体及精神心理症状，主要表现为月经紊乱、血管舒缩症状、自主神经失调、精神神经症状、泌尿生殖道症状、骨质疏松、糖脂代谢异常、心血管病变等。围绝经期综合征的中医病名为绝经前后诸证，古代医籍对本病无专篇记载，对其症状的描述可散见于“脏躁”“百合病”“老年血崩”中。汉代《金匮要略·妇人杂病脉证并治》提出“脏躁”及“百合病”，文中曰“妇人脏躁，喜悲伤欲哭，象如神灵所作，数欠伸”及“百合病者，百脉一宗，悉致其病也”。不论是“脏躁”还是“百合病”的症状，都与西医学围绝经期综合征临床上可见的情绪病、忧郁症及其他精神症候群的症状相类似。其病因主要是肝失疏达，气机不畅，引起情志抑郁或相关的精神性疾病。宋代《圣济总录·妇人血气门》称本病为“经水不定”。《素问·上古天真论》中提出：“七七，任脉虚，太冲脉衰少，天癸竭，地道不通，故形坏而无子也。”此段论述阐释了女子在“七七”之年前后进入老年时期，生理结构老化，机体功能衰退，绝

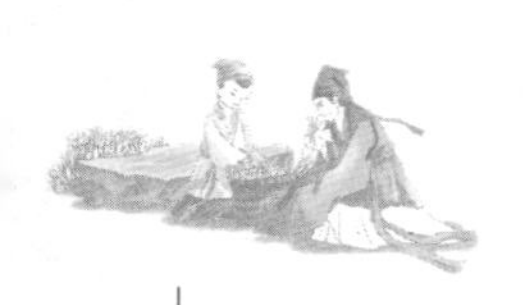

经、丧失生殖功能等状况显现。天癸是女性进入青春期后,肾气充盛促使体内生成的一种促进人体生长、发育、生殖的精微物质。天癸至,则任通冲盛,血海按时满溢,女性开始具有生殖功能。如条文所说,妇女进入围绝经期,肾气渐衰,天癸将竭,冲任二脉虚衰,月经渐少至绝经,生殖能力降低至消失。

围绝经期综合征患者先天之肾封藏已尽,肾主生殖之力已失。该案患者年近“七七”,肾精已虚,又经历多次妊娠耗损肾精,伤阴耗血,水不涵木,冲任失养,血海不能按期满盈,则月经周期紊乱、闭经、月经量极少;肾精亏损,阴阳失调,则潮热汗出、面部潮红、手足心热。《中藏经》曰:“水火相交,阴阳相应,乃为和平。”水火不济,心失所养,故心悸;肾开窍于耳和前后二阴,肾精不足,耳窍失养则耳鸣,前后二阴失于濡养则阴道干涩。本案属肾之阴阳失和、血海亏虚,应着重补肾,佐以理气疏肝调经,治拟更年方以补肾健脾、理气调经。方中黄芪、党参、白术健脾益气,气能生血,气旺则血行;石斛滋阴清热;肉苁蓉、枸杞子、莲子补肾填精;山药健脾益肾;香附为“气病之主司,女科之主帅”,行气解郁调经;当归养血补血,活血调经;川芎、益母草化瘀通脉,下利经水;合欢皮、百合、首乌藤解郁宁心安神;三七散瘀通络。全方健脾益气,补肾填精,佐以活血调经。

辨治围绝经期综合征,重在补肾,由脾至肾;女子以肝为先天,应同时调补心肝,理气疏肝。此外依据肾虚的基本病机,阴阳双补,水火相衡,配合药膳,此医案中的养膜糕即是如此。

月经过少(宫腔粘连)[4]

患者,女,29岁,2018年10月13日初诊。

月经量少1年余。患者平素月经周期规律,末次月经2018年8月31日,经期4天,量偏少,经前小腹胀痛,尚可忍受;偶有口干,纳寐可,二便调。舌暗红,苔薄白,脉弦细。既往史:孕2产0。2017年5月孕3个月自然流产;2017年11月孕55天胎停,行清宫术,术后经量变少。考虑可能为宫腔粘连,为明确诊断,嘱患者在下次月经周期的排卵期及黄体期各做1次TVCD-4D(经阴道四维彩色超声)。

处方:调膜祛疾方。党参15 g,黄芪12 g,金银花12 g,雪莲花1支,佛手10 g,连翘10 g,泽兰10 g,泽泻10 g,益母草12 g,板蓝根10 g,两面针10 g。14剂,每日1剂,水煎服。

二诊:2018年12月18日。月经第11日TVCD-4D示:子宫内膜7 mm,欠清;

宫腔下段狭小、中段连续性差，宫腔欠均匀，子宫内膜动脉血流2级、双向蠕动，舒张期动脉血流缺失。月经第22日TVCD-4D示：子宫内膜6.9 mm、呈线状，内膜显示不清，中段内膜9.3 mm；宫腔狭小、呈桶状，连续性欠佳，内膜不均匀，容积3.21 cm^3；子宫内膜动脉血流1级，内膜不规则蠕动，舒张期动脉血流缺失。2次TVCD-4D提示子宫内膜连续性中断，宫腔形态改变。西医诊断：宫腔粘连。中医诊断：月经过少（血瘀证）。根据TVCD-4D提示，患者子宫内膜厚度尚可，未见明显粘连带，故先不行宫腔镜下宫腔粘连分离术，予调膜祛疾方调治。

处方：守方改益母草为15 g，加当归10 g、川芎10 g、三七花3 g，继服21剂；配养膜糕2片，每日2次。

三诊：2019年1月19日。经量无明显变化，经期腹痛缓解。

处方：守上方改三七花为5 g，继服21剂；养膜糕同前。

四诊：3月16日。经量增多，经期无腹痛。第一次试孕，月经期服三诊方，6剂。经期第7～16日，服助卵方。

处方：党参15 g，黄芪12 g，白术10 g，山药10 g，百合6 g，覆盆子10 g，菟丝子10 g，白莲子12 g，桑葚10 g，黑枸杞子6 g，黄精10 g，佛手10 g，三七花3 g。继服10剂。另服暖巢煲，月经第5日、10日各1个。患者同房后第6日服着床煲，以提高着床率。

五诊：5月2日。查HCG（人绒毛膜促性腺激素），结果为阳性。予安胎方。

处方：党参12 g，黄芪10 g，麸炒白术12 g，续断10 g，山药10 g，陈皮10 g，桑寄生10 g，石莲子10 g，山萸肉10 g，桑叶10 g，熟地黄12 g，菟丝子10 g，甘草5 g。服药至孕3个月。另服安胎煲，每5日1个。

6月28日随访，患者末次月经3月19日，停经50天时超声检查见“胎心胎芽，宫腔无积血”；6月11日孕12周，顺利通过胎儿颈后透明层检查，情况稳定。嘱定期产检。

述评：

宫腔粘连是指各种原因造成子宫内膜基底层受损，功能层部分或完全缺失，从而引起部分或全部宫腔闭塞；临床表现主要为不孕、反复流产、月经量少及周期性腹痛。诊断常以宫腔镜检查逐步完善评分标准；治疗包括腔镜下分离、上环/球囊、激素/抗生素用药等。根据临床表现，宫腔粘连可归属中医学“月经过少”“不孕症”“滑胎”等范畴。近年来诸多医家认为宫腔粘连发生的病因主要有瘀血阻滞、肾脏亏虚、肝肾不足、脾胃虚损，及肾虚血瘀、冲任失调、邪瘀互结等。宫腔粘连的病机不外乎虚和瘀：或手术器械直接损伤胞宫、宫腔手术创面发生粘连、妊娠物残留，瘀血阻滞胞宫，冲任不通，阻隔血海，经水不得以下，致经水过少、闭经，甚

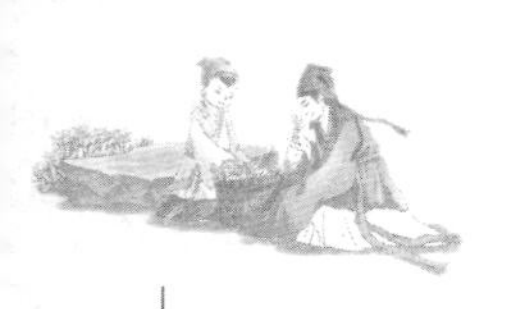

至不孕；或自身正气虚弱，邪气丛生，导致气血运行不畅，瘀血内生，阻滞冲任二脉，经脉运行不畅，形成宫腔粘连。基本病机是胞脉虚瘀，冲任失调。

本案患者因 2 次流产，行人工流产术后出现月经量少，2 次 TVCD-4D 提示子宫内膜连续性中断，宫腔形态改变，可诊为宫腔粘连，且其有生育要求。尤昭玲教授认为宫腔粘连分离手术因黏膜损伤、出血等易诱发宫腔再粘连，而多次宫腔粘连分离手术会极大地降低妊娠率，所以对于宫腔粘连兼有生育要求的女性，尤昭玲教授提出无须行宫腔镜下宫腔粘连分离术的治疗方案。本案患者子宫内膜厚度尚可，未见明显粘连带，故可先不行宫腔镜手术，予以中药调治。针对此类患者的首要目标是调经速孕，先以“尤氏四期助孕法”使其迅速怀孕，后遵循“安胎二步法”保胎。月经期以调膜祛疾方活血调经，月经后期以自拟助卵方养巢调卵、理膜助孕，着床期以药膳着床煲托胚摄胚，早孕期以安胎方健脾益肾、养胎系胎。为提高正常妊娠率，尤昭玲教授独创“安胎二步法”，包括“安营”（接纳胚胎）、“扎寨”（固系胚胎），帮助患者保胎。

尤昭玲教授首诊以自拟调膜祛疾方健脾益气，活血化瘀。党参、黄芪补气健脾，气能行血，气旺则血行，气能生血，气盛则化生血的功能自强。《灵枢 · 邪客》曰：“营气者，泌其津液，注之于脉，化以为血。”金银花、连翘、板蓝根清热解毒，活血散结，以散粘连。患者多次行人工流产术，损伤胞宫冲任，扰乱肾-天癸-冲任-胞宫轴，造成气血胞脉受损；胞脉系于肾，肾气亦损。雪莲花补肾壮阳暖宫，佛手疏肝理气调经，泽兰、益母草合用活血调经利水，泽泻利水渗湿，两面针行气止痛、活血化瘀，以助粘连消散，经水畅行。二诊时 2 次 TVCD-4D 提示患者子宫内膜连续性中断，宫腔形态改变，舒张期动脉血流消失，处方中加当归、川芎、三七花以增强活血化瘀之力。四诊患者诉经量增多，尤昭玲教授遂予其受孕，经期继予三诊方；月经后期予自拟助卵方，党参补气健脾，黄芪补气生血，白术健脾益气，山药、黄精健脾益肾，覆盆子、菟丝子、白莲子、桑葚、黑枸杞子、百合联用养肝血、益肾精、安心神，佛手、三七花疏肝理气，活血化瘀通络，以助卵泡排出；同时配以自拟暖宫煲、着床煲提高受孕率、着床率。五诊患者受孕成功，尤昭玲教授予安胎方，党参、黄芪、白术健脾益气安胎，山药补肾涩精固胎元，续断、桑寄生、菟丝子、熟地黄、山萸肉补肾安胎，陈皮理气宽中安胎，桑叶脉络如网以摄胎固元，配以安胎煲养血安胎。嘱患者服药至孕 3 月，随访胎儿稳定。

癥瘕（子宫肌瘤）[5]

刘某，女，42岁，已婚，2007年10月9日初诊。

发现子宫肌瘤1个月。患者既往月经规律，13岁初潮，周期27~28天，经期7天，量中、色红，偶有血块。生有两子，分别为17岁、14岁，闭经半年。近1年来，时感下腹部不适，腰酸胀痛，易疲劳。2007年9月体检时，超声检查示：子宫大小51 mm×39 mm×42 mm，边界清晰，形态欠规整；后壁见22 mm×19 mm低回声粗光点区，余肌壁回声均匀；两侧附件区未见异常。末次月经2007年4月16日，量适中、色红，白带量、色、质正常；纳寐均可，大小便正常。舌紫黯，脉细弦。妇科检查：外阴为已婚已产型；阴道畅，分泌物不多；宫颈光滑；宫体略大，质中，活动可，无压痛；双侧附件未见明显异常。西医诊断：子宫肌瘤。中医诊断：癥瘕（气虚血瘀）。治则：益气化瘀，消癥化结。

处方：益气消瘤方加减。党参15 g，生黄芪15 g，神曲10 g，山楂10 g，泽泻10 g，泽兰10 g，连翘15 g，夏枯草10 g，白术10 g，牛膝10 g，土鳖虫10 g，桑寄生10 g，生牡蛎30 g（先煎），荔枝核10 g，桔梗10 g，甘草5 g。21剂，每日1剂，水煎服。嘱患者服药同时忌食牛肉、羊肉、莴苣、猪脚、鲫鱼、鲤鱼、春笋、南瓜等发物。

二诊：患者自诉服上药后，腰痛减轻，症状好转。舌黯，脉细弦。继予上药加减。

处方：柴胡10 g，当归10 g，川芎10 g，桑寄生10 g，菟丝子10 g，牛膝10 g，泽泻10 g，肉桂5 g（后下），乌药10 g，女贞子10 g，生鸡内金15 g，神曲15 g，山楂15 g，夏枯草10 g，连翘10 g，甘草5 g。21剂，每日1剂，水煎服。嘱患者停药2个月后再来复诊。

三诊：2008年1月8日。患者自诉腰酸胀，易疲劳，余无其他不适；纳寐可，二便正常。舌黯，脉细弦。超声检查：子宫大小49 mm×37 mm×40 mm，边界清晰；形态欠规整，后壁见15 mm×11 mm低回声粗光点区，余肌壁回声均匀；双侧附件区未见异常。

处方：益气消瘤方加减。党参15 g，生黄芪15 g，神曲15 g，山楂15 g，生鸡内金10 g，珍珠母10 g（先煎），生牡蛎30 g（先煎），夏枯草10 g，白术10 g，茯苓10 g，牛膝15 g，桑寄生10 g，土鳖虫10 g，荔枝核10 g，桔梗10 g，肉桂5 g（后下），甘草5 g。21剂，每日1剂，水煎服。

四诊：3月30日。患者自诉无明显不适，纳寐可，二便调。舌黯，脉细。超声

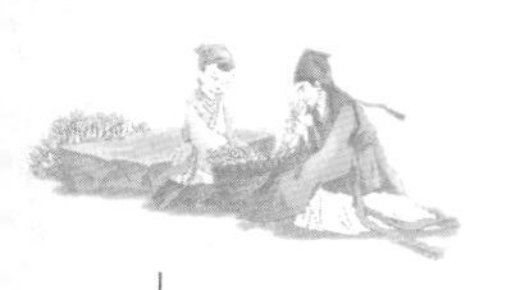

检查：子宫、双侧附件区未见异常声像。

述评：

子宫肌瘤是女性生殖器官中最常见的一种良性肿瘤，也是体内最常见的肿瘤之一，又称为纤维肌瘤、子宫纤维瘤。由于子宫肌瘤主要是由子宫平滑肌细胞增生而成，其中有少量纤维结缔组织作为一种支持组织而存在，故称为子宫平滑肌瘤较为确切，简称子宫肌瘤。症状则与肌瘤生长部位、速度，有无变性及有无并发症关系密切。多数患者无症状，仅在盆腔检查或超声检查时偶被发现患病。中医古籍中并无"子宫肌瘤"病名，根据临床症状、体征，其当属于"癥瘕"范畴。此病首见于《素问·骨空论》"任脉为病，男子内结七疝，女子带下瘕聚"。文中指出，女子冲任失调可形成癥瘕痞块。本病的形成多因脏腑、冲任失调，或情志失调，肝气郁结，疏泄失常，气滞血瘀，或久病入络，久病成瘀，故气滞血瘀或气虚血瘀之象呈现。正如《校注妇人良方》指出："妇人腹中瘀血者，由月经闭积，或产后余血未尽，或风寒滞瘀，久而不消，则为积聚癥瘕矣。"临床分型以气滞血瘀、寒湿凝滞、湿热瘀阻、痰湿内阻、气虚血瘀等为主。

子宫肌瘤系"肉积"所致。饮食不节，寒热失当，或体虚风冷，寒气所乘，脏腑功能失调，致气、血、痰、湿、食等有形之邪凝结不散，停聚胞宫肌肉、筋膜之间，日久而成坚硬如石之肉积；子宫为奇恒之腑，当藏而不泄也，瘤体已成，必耗伤精气，正所谓"邪之所凑，其气必虚"。本案患者彩超检查提示有子宫肌瘤，且伴下腹不适、腰酸、易疲劳，综合舌脉可辨证为气虚血瘀型，故遣方用药以益气化瘀、消癥散结为主。首诊以自拟益气消瘤方加减。方中党参、黄芪益气健脾，桑寄生、牛膝补益肝肾，四药合用扶助正气，抗邪外出；山楂、神曲、生鸡内金消食化肉积，缓消癥块，山楂破泄之力较强，长于消肉积、油腻，又可防活血消癥药物药性峻猛损伤脾胃；加入白术、茯苓健脾益气补中，顾护脾胃；土鳖虫性咸寒入血，主入肝经，性善走窜，擅逐瘀消癥、软坚散结；荔枝核、桔梗、夏枯草均疏肝理气，散结止痛，气行则血行，血行则瘀血散；连翘清热消肿散结。痰瘀互结是子宫肌瘤发生的另一个重要因素，且该案患者常感神疲乏力，多为痰湿困阻之象，加入生牡蛎咸寒软坚，化痰散结。《本草择要纲目》云："化痰软坚，清热除湿，止心脾气痛，痢下，赤白浊，消疝瘕积块，瘿疾结核。"泽泻利水渗湿，化痰饮，佐以泽兰活血化瘀，利水消肿。全方共奏益气化瘀，消癥散结，佐以化痰软坚，疏肝理气，活血调经。二诊患者自诉症状好转，继予上方加减，以防大量或长时间用攻逐峻下、耗气破血等药性猛烈之品进一步损伤正气，以柴胡、当归、川芎等性平、疏肝理气活血之品易土鳖虫、生牡蛎等咸寒之品。患者 2 个月后复诊检查提示瘤体缩小，证实治疗有效，继予益气消瘤方；2 个月后彩超复查结果提示子宫、双侧附件区未见异常声像。

治疗子宫肌瘤以扶正化瘀为主。因为人体正气不足是本病形成的前提,而癥积形成后又进一步损伤正气,故治疗多选用黄芪、党参等健脾益气;根据"肉积"特点,选用山楂、神曲、生鸡内金等消食化积、缓消癥块,兼能顾护脾胃;女子以肝为先天,肝气郁结,疏泄失常,则气、血、水运行失常,气结、血瘀、水停,日久成积,故治疗时常选用柴胡、橘核、夏枯草等疏肝理气、活血散瘀之品。

崩漏(异常子宫出血)[6]

李某,女,19岁,2009年1月13日初诊。

月经淋漓不尽3月余,量时多时少,有血块。患者15岁月经初潮,既往月经欠规律,周期40~60天,经期10天~3个月,量不多,色淡红,偶有血块,无痛经。末次月经2008年11月初至今,时有时无,量时多时少,色淡红,近半月来夹血块。面色黯,平素怕冷,头晕,白带清稀;纳寐尚可,二便调。舌淡黯,苔白,脉沉细。患者曾服西药按人工周期治疗1个疗程,恐较大副作用,欲求中医治疗。超声检查结果正常。激素检查基本正常。基础体温呈单相型。西医诊断:异常子宫出血。中医诊断:崩漏(肾虚血瘀)。治则:益气化瘀,收敛止血。

处方:党参15 g,生黄芪15 g,白术15 g,鹿衔草15 g,马鞭草15 g,仙鹤草30 g,茯苓10 g,酸枣仁10 g,陈皮10 g,金银花15 g,连翘15 g,生牡蛎30 g(先煎),甘草5 g。7剂,每日1剂,水煎服。

二诊:1月20日。服上药7剂,流血减少,无血块。守方7剂,每日1剂,水煎服。

三诊:1月27日。流血完全停止。舌淡,苔薄白,脉沉细。嘱继续测量基础体温。辨证:肾虚。治则:补肾调经。

处方:西洋参10 g,生黄芪15 g,白术15 g,菟丝子10 g,桑葚10 g,覆盆子10 g,紫石英15 g(先煎),石斛15 g,莲子心6 g,荔枝核10 g,桔梗10 g,乌药10 g,甘草5 g。14剂,每日1剂,水煎服。

四诊:2月10日。服上药14剂,阴道无流血,基础体温出现高相12天。嘱其月经来潮后守前方14剂,连用3个周期。

五诊:5月26日。月经周期正常,末次月经5月16日—21日,月经量、色、质正常。

述评:

异常子宫出血是指排除全身及内外生殖器等器质性病变,由神经内分泌机制

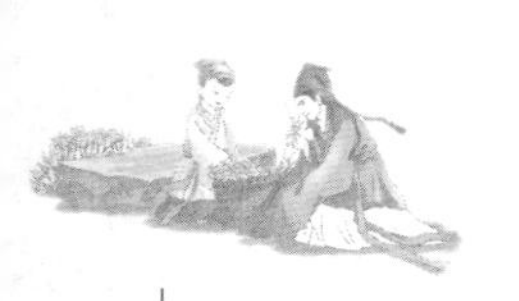

失常或下丘脑-垂体-卵巢轴功能失调引起的异常子宫出血。临床上一般将其分为无排卵型和排卵型两类。青春期异常子宫出血由神经内分泌功能系统发育不全或成熟延迟所致。本病为妇科常见疾病，属于中医学“崩漏”范畴。崩漏是指经血非时暴下不止或淋漓不尽，前者谓之崩中，后者谓之漏下，以月经的周期、经期、经量发生异常为主症。“崩”首见于《素问·阴阳别论》“阴虚阳搏谓之崩”。“漏下”首见于《金匮要略·妇人妊娠病脉证并治》“妇人有漏下者，有半产后因续下血都不绝者，有妊娠下血者”。《诸病源候论》首次概括了崩中、漏下的病名含义：“忽然暴下，谓之崩中”“非时而下，淋漓不断，谓之漏下”。崩漏的主要病机为冲任损伤，不能制约经血，胞宫蓄溢失常，导致经血非时妄行。常见病因病机有脾虚、肾虚、血热和血瘀，概括为虚、热、瘀。对于青春期功血，肾虚是根本内因，禀赋不足，天癸初至，肾气未盛，冲任失固，不能制约经血，导致经血非时妄行。瘀血既是病理产物，也是引起崩漏的一大因素。瘀血不去，新血不得归经，故致出血淋漓不止。本案患者月经淋漓数月未净，时有时无，夹血块，怕冷，白带清稀，综合舌脉可辨证为肾虚血瘀。

治疗崩漏应掌握并灵活应用“治崩三法”，以“急则治其标，缓则治其本”为原则，对于青春期崩漏重在止血，调整月经周期。首诊以党参、生黄芪、白术、茯苓健脾益气补肾，先后天之本并补；鹿衔草补虚益肾、活血调经、固经止崩，马鞭草凉血活血止血，仙鹤草补虚收涩止血，三药联用有清热化瘀止血补虚之效，且鹿衔草性温能防马鞭草之寒凉，故活血而不动血，止血而不留瘀，凉血而无寒凝之弊，祛瘀而无伤正之忧；生牡蛎质咸寒，收涩止血，配伍仙鹤草，增强其收涩之功，亦可潜镇安神，以扰阳动，阳动则血行；酸枣仁宁心安神；金银花、连翘清热解毒，热盛则迫血妄行，清热以使血宁。服此方 14 剂后患者出血止。患者基础体温呈单相型，提示无排卵。肾为先天之本，应补肾治其本，故选用西洋参、生黄芪、白术健脾补肾，菟丝子、桑葚、覆盆子合用以补肾填精，紫石英温肾助阳，四药合用以充生殖之精，促进卵泡发育。在青春期异常子宫出血的治疗中，清心火尤为重要，石斛、莲子心清心安神，疏通心肾，佐以荔枝核、桔梗、乌药疏肝理气通络，促进卵泡排出。患者 2 周后复诊，阴道无流血，基础体温呈双相型，提示卵泡发育成熟。继予上方治疗 3 个月经周期，患者崩漏未再发。

临床治疗崩漏按年龄阶段论治，青春期尤其是生育期患者的复旧目标为恢复肾-天癸-冲任-胞宫轴，以达到调整月经周期或同时建立排卵的目的。

朱小南

月经后期（月经稀发）[7-8]

吴某，女，23岁，已婚，1961年7月初诊。

患者身体素虚，结婚2年未育，月经常2个月一行，余无特殊。平素头晕腰酸，肢软神弱，兼有白带量多；纳寐尚可，二便调。

现症：本月月经已净，量中，色红，多有血块，无痛经，腰酸肢软，精神疲乏；纳寐一般，二便调。舌淡，苔薄白，脉沉细。

处方：当归6 g，制香附9 g，杜仲9 g，熟地黄9 g，白芍6 g，白术6 g，陈皮6 g，枳壳4.5 g，狗脊9 g，巴戟天9 g，续断9 g。

二诊：月经已净，白带量多，四肢酸痛，胸闷气促，腰酸膝软；纳寐尚可，二便调。舌淡，少苔，脉沉细。

处方：怀山药9 g，菟丝饼9 g，金樱子9 g，杜仲9 g，黄芪9 g，白术6 g，桑寄生9 g，巴戟天9 g，陈皮6 g，樗白皮12 g，海螵蛸9 g（先煎）。

三诊：服药后白带已少，精力稍充，腰酸亦瘥；胃纳不佳，夜寐可，二便调。舌质淡，苔薄白，脉虚细。

处方：潞党参9 g，怀山药9 g，焦白术6 g，陈皮6 g，茯苓9 g，巴戟天9 g，淡苁蓉9 g，当归6 g，金樱子9 g，覆盆子9 g，樗白皮9 g。

次年复诊，诉经调理后，1年来月经已准，白带亦少。

述评：

月经周期延长7天以上，甚至3～5个月一行，连续出现3个周期以上，称为月经后期。本病首见于《金匮要略·妇人杂病脉证并治》温经汤条“至期不来”。本病病因以肾虚、血虚、血寒多见。

《素问·上古天真论》曰：“二七而天癸至，任脉通，太冲脉盛，月事以时下……”肾为天癸之源，肾气盛则冲任通盛，经水方能按期而至。本案患者身体素虚，先天肾气不足，冲任不充，血海不能按时满溢，遂致本病；脑为髓海，腰为肾之外府，肾虚则髓海不足，外府失养，故见头眩腰酸，精神疲乏，治以补肾养血调经。初诊方中以杜仲、狗脊、巴戟天、续断补肾，当归、熟地黄、白芍养血调经。二诊去

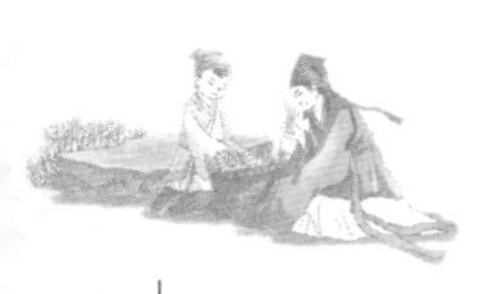

狗脊、续断,加用山药、菟丝子、桑寄生加强温肾阳、强腰膝之功;任脉失养,伤于带脉,带脉不固则见带下连绵,故以金樱子、樗白皮固涩止带。三诊时肾虚之象明显好转,带下已少,继服药以巩固疗效。

朱小南教授善用奇经理论治疗妇科疾病,对于月经延后、带下连绵者,常运用辛通温散法温通奇经,腰酸甚时加狗脊、巴戟天,体虚明显时则用熟地黄、黄芪。该法在此案前两诊中可见一斑。总而言之,本案以肾虚为主,血虚为次,故三诊补肾药的用量均占首位,其次是养血调经药。脾胃为气血生化之源,故在病程中以白术、陈皮、党参、茯苓等药贯穿前后,以达到健脾和胃、生化气血、补充经血来源的目的。

经行头痛(经前期综合征)[7]

陈某,女,34 岁,1960 年 6 月初诊。

患者婚后未孕,经期尚准,量少色淡,无痛经,无血块,每临经期,头部疼痛如锥钻刺,几不能忍,已规律性发作数年,经期常需要请假,影响工作。

现症:适值临经前,患者头痛如裂,用布紧束额部后疼痛好转。末次月经 1960 年 5 月 2 日,经期临近,头痛明显,乳胀,腰酸肢软,咽干口燥;胃纳可,夜寐欠安,二便调。舌质红,苔薄黄,脉细弦而数。

处方:嫩钩藤 18 g(后下),明天麻 2.4 g,川芎 4.5 g,生石决 24 g(先煎),白芍 9 g,川牛膝 9 g,枸杞子 9 g,滁菊花 6 g,合欢皮 9 g,茯苓皮 9 g,佩兰 6 g。4 剂,水煎服。

二诊:1960 年 7 月。患者此次经来日期推后 10 余日,经量不多,色淡红,无痛经,无血块,经前头痛较前缓和,已不需要扎头布,乳胀、腰酸神疲等症较前已缓解不少;纳寐尚可,二便调。苔薄黄,脉细弦。

处方:嫩钩藤 18 g(后下),石决明 24 g,陈青蒿 9 g,夏枯草 9 g,制香附 9 g,广郁金 6 g,橘叶、核各 6 g,白蒺藜 9 g,穞豆衣 12 g,合欢皮 9 g,杜仲 9 g。4 剂,水煎服。

三诊:1960 年 10 月。患者服药后已隔 3 个月,自诉头痛已愈,3 次行经均未发作,症已大好,乳胀也日渐减轻。此次经来,仅感头眩腰酸、疲乏,经量仍不多,色较淡,无痛经,无血块;纳寐可,二便调。苔薄白,脉虚细。

处方:全当归 6 g,大熟地 9 g(砂仁 2.4 g 拌),山萸肉 9 g,女贞子 9 g,白芍 6 g,茯苓 9 g,穞豆皮 9 g,焦白术 6 g,川芎 4.5 g,巴戟肉 9 g,嫩钩藤 9 g(后下)。

4 剂,水煎服。

随访时,患者自诉,经过此次调理,诸症悉除。

述评:

经行头痛属西医学“经前期综合征”范畴,是指每值经期或经行前后出现的以头痛为主的病证。《张氏医通·妇人门》中有“经行辄头疼”的记载。临床上经期头痛的患者不在少数,一般多感轻微胀痛,而上述病案则疼痛颇为剧烈。

本案患者平素经期尚准,惟量少色淡,每临经期头部疼痛如锥钻刺,需要用布紧束额部,初诊伴见乳胀,腰酸肢软,咽干口燥,舌质红,苔薄黄,脉细弦而数。《灵枢·经脉》曰:“肝足厥阴之脉,起于大趾丛毛之际……上入颃颡,连目系,上出额,与督脉会于巅。”元代医家朱丹溪在《格致余论》中提出:“阳常有余,阴常不足。”肝为刚脏,其性刚强躁急,易亢易逆,肾阴能涵养肝阴,使肝阳不致上亢。肾阴不足,精亏血少,故见经血量少色淡。肝阴失于肾阴滋养,肝阳失敛而上亢,气壅脉满,清阳受扰而致头痛,故治以平肝清热调经。初诊方以天麻钩藤饮(《中医内科杂病证治新义》方:天麻、钩藤、生石决、生栀、黄芩、牛膝、杜仲、益母草、桑寄生、夜交藤、朱茯神)为基础进行加减,以达到平肝潜阳之效。二诊时患者头痛明显缓解,但仍有肝郁气滞之象,症见乳部发胀,加用合欢皮、制香附、广郁金、橘叶、橘核等疏肝理气,再以嫩钩藤、石决明、陈青蒿、夏枯草等增强平肝潜阳之功。两诊之后,患者症已大好,急则治其标,缓则治其本。三诊为解决肾阴亏虚的根本问题,用熟地黄、山萸肉、女贞子滋养肾阴,辅以全当归、川芎、白芍养血调经,以达到滋水涵木的目的。经近半年调理后获效显著,顽固性的经行头痛得以根治。

经行腹痛(痛经)[7]

黄某,女,23 岁,1962 年 1 月 14 日初诊。

患者曾经行受寒,后每逢经来伴下腹疼痛,腹痛颇剧,遂前来就诊。

现症:经来腹痛颇剧,经量少不畅,夹有紫红血块,伴见腰酸。经期将近,已有预兆。余无特殊,纳寐尚可,二便调。舌苔薄白,脉沉细而弦。

处方:陈艾 6 g,制香附 9 g,当归 6 g,续断 9 g,白芍 6 g,熟地黄 9 g,煨木香 4.5 g,乌药 6 g,川楝子 9 g,黄芪 9 g,肉桂 2.4 g(后下)。

二诊:2 月 24 日。末次月经 2 月 21 日,经量稍多、色红,血块已少,经来亦畅,经行腹痛已减,腹痛仅半日,痛势亦缓,治疗初见成效。

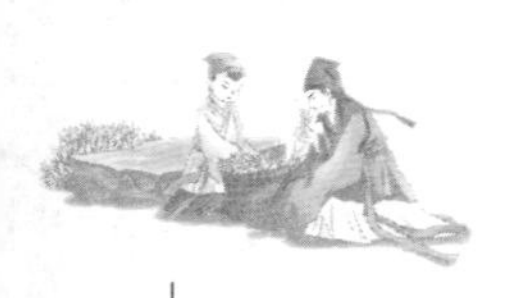

处方:制香附 9 g,郁金 9 g,丹参 9 g,陈皮 9 g,乌药 6 g,川楝子 9 g,枳壳 4.5 g,熟地黄 9 g,陈皮 6 g,吴茱萸 6 g,白芍 6 g。

三诊:3 月 22 日。服二诊方后,小腹颇感温暖。末次月经 3 月 21 日,量中、色红,少量血块,腹已不痛。腰酸、胸闷等症亦减,病已大好。

处方:制香附 9 g,陈皮 6 g,乌药 6 g,枳壳 4.5 g,熟地黄 9 g,白术 6 g,煨木香 4.5 g,川楝子 9 g,续断 9 g,狗脊 9 g,陈艾 4.5 g。

四诊:4 月 21 日。调理后经期已准,腹痛已减,此次经期将近,有小腹坠胀等预兆,精神疲倦。

处方:当归 6 g,白术 6 g,白芍 6 g,制香附 9 g,续断 9 g,紫丹参 9 g,仙灵脾 9 g,巴戟天 9 g,制黄精 9 g,新会陈皮 6 g。

服药后患者自诉:服药调治过程中,第 1 个月痛势虽缓而痛期仍有 2 日;第 2 个月则痛缓且痛期仅半日;第 3 个月不仅痛经愈,且经期亦佳;第 4 个月服药后经水即来,腹亦不痛,精神亦振。

述评:

痛经为妇科常见病,多发生于青年妇女之中,亦可见于少女月经初次来潮之时,病势缠绵难愈。痛经的病位在冲任与胞宫,其发生与冲任、胞宫的周期性生理变化密切相关。病因病机可概括为“不通则痛”或“不荣则痛”,辨证重在辨虚实寒热。

本案患者经期受寒,经来量少不畅,夹有紫红血块,伴见腰酸,舌苔薄白,脉象沉细而弦。《妇人大全良方》曰:“妇人经来腹痛,由风冷客于胞络冲任。”患者经期受寒,寒邪客于胞宫,血得寒则凝,致气血阻滞冲任,不通则痛,遂致痛经,治以温经理气。初诊方以艾附暖宫丸(《沈氏尊生书》方:艾叶、香附、当归、续断、吴茱萸、川芎、白芍、黄芪、地黄、官桂)为基础,去吴茱萸、川芎,加用木香、乌药、川楝子增强温经散寒之功,从而达到温而通之的目的。气为血之帅,气行则血行,行气活血则经通,通则不痛,二、三诊续用香附,加用枳壳、陈皮疏肝理气,故痛经渐愈。

本病案中治疗痛经不仅应重视辨证分型,掌握医治时机也是非常重要的。《素问·刺疟》云:“凡治疟,先发如食顷乃可以治,过之则失时也。”治疟如此,治痛经亦不例外。经前期常见气郁性痛经,宜于经前期服药,常用疏肝理气药,如香附、郁金、延胡索、枳壳、紫苏梗、橘叶、橘核、乌梅、当归等,使肝气条达,气血运行恢复正常。血瘀性痛经应于经行前期服药,常用活血调经药,如焦山楂、枳壳、川芎、乳香、没药、青皮、归尾、桃仁等,使瘀滞得以化散,经水恢复畅流。至于虚性痛经,皆是由身体虚弱导致腹痛,适于平时服药,使身体强健,标本同治,痛经可逐步减轻,最终达到痊愈的目的。

月经过少（异常子宫出血）[7]

吴某,28岁,已婚,1960年6月2日初诊。

患者婚后2年未育,月经尚规律,经期提前,约20天一行,经量涩少,2天即净,色淡,无血块,无痛经。平时身体虚弱,时常头晕眼花,耳鸣心悸,精神不振,近日感午后潮热;纳寐可,二便调。

现症:末次月经1960年5月12日,经期提前,经量少、色淡,无血块,无痛经。平时带下量多,头晕眼花,兼有潮热;纳寐可,二便调。舌质红,苔薄黄,脉虚细而数。

处方:当归9 g,白芍9 g,熟地黄9 g,白术6 g,陈皮6 g,丹参9 g,巴戟天9 g,樗白皮12 g,海螵蛸9 g(先煎),香附6 g,青蒿9 g。3剂,水煎服。

二诊:6月4日。服药后白带已止,精力稍充。刻下尚有潮热未清,腰酸心烦,纳寐可,二便调。舌苔薄黄,脉细数。

处方:熟地黄9 g(砂仁2.4 g拌),白芍9 g,黄芪9 g,当归9 g,杜仲9 g,续断9 g,巴戟天9 g,狗脊9 g,白术6 g,茯苓9 g,青蒿6 g,柴胡3 g。5剂,水煎服。

三诊:6月9日。潮热已退,精神亦爽,月经已隔28日,尚未提前来潮。

处方:黄芪9 g,熟地黄12 g(砂仁2.4 g拌),黄精9 g,白芍9 g,金樱子9 g,杜仲9 g,续断9 g,白术6 g,陈皮6 g,阿胶9 g(烊化),川芎4.5 g。5剂,水煎服。

四诊:6月13日。末次月经6月12日,经期已趋准时,量亦正常,色淡红,无血块,无痛经。现略有腰酸神疲,纳寐可,二便调。舌淡,苔正常,脉稍细。

处方:当归6 g,熟地黄9 g(砂仁2.4 g拌),丹参9 g,巴戟天9 g,杜仲9 g,续断9 g,菟丝子9 g,川芎4.5 g,白术9 g,白芍6 g,茯苓6 g,陈皮6 g。5剂,水煎服。

述评:

月经周期正常,经量明显少于平时正常经量的1/2,或少于20 mL,或行经不足2天,甚或点滴即净,称为月经过少,又称经水涩少。本病病因有实有虚:实者寒凝痰瘀阻滞,冲任气血不畅;虚者精亏血少,冲任气血不足,经血乏源。《女科证治准绳·调经门》曰:“经水涩少,为虚为涩,虚则补之,涩则濡之。”

结合本病案,患者月经量少色淡,伴见头晕眼花、带下量多、潮热等症,考虑为血海亏虚,阴虚内热。患者素体虚弱,肾阴亏虚,精亏血少,冲任血海不充,遂致月

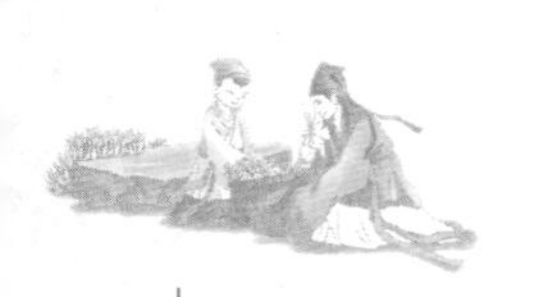

经量少。初诊以当归、白芍、熟地黄、丹参养血调经，白术、陈皮健脾，以滋气血生化之源，辅以樗白皮、海螵蛸止带，青蒿清虚热。二诊患者仍有虚热之象，见腰酸心烦，故以杜仲、续断、巴戟天、狗脊补肝肾，加用柴胡以增强青蒿清虚热之功。明代医家张介宾在《景岳全书》中指出："有形之血不能速生，无形之气所当急固。"气为血之帅，气能生血，气旺则血充，气虚则血少，遂以黄芪、当归同用达益气生血之效。三诊在补益肝肾、养血调经的基础上，为增强活血行气之力加入川芎，使血络疏通，经水得以顺畅排出。四诊时患者经期已趋准时，经量亦逐渐正常，继续服药以巩固疗效，达到健脾养血、调补冲任的目的。

对于血海不充、经水乏源所致的月经量少，切勿直接使用活血化瘀之品，而应以调补肝肾、养血活血为调经之本。

不孕症（原发性不孕）[9]

孔某，25 岁，1961 年 4 月 12 日初诊。

患者 19 岁月经初潮，平素月经 3 个月一行，婚后 7 年未孕。

现症：面色萎黄，精神疲乏，胸闷头眩，腰酸肢软。患者自诉平素月经 3 个月一行，现已 2 月余未来。近日情绪不佳，胃纳尚可，夜寐欠安，二便调。舌质淡，苔白，脉细弦。

处方：当归 9 g，川芎 4.5 g，香附 9 g，白术 6 g，陈皮 6 g，茯神 9 g，丹参 9 g，黄芪 9 g，巴戟天 9 g，仙灵脾 12 g，菟丝子 9 g。3 剂，水煎服。

二诊：4 月 14 日。服药后胸闷缓解，自觉周身骨节酸痛，时感寒冷，腰酸膝软，纳寐尚可，二便调。

处方：狗脊 9 g，杜仲 9 g，续断 9 g，当归 9 g，龟甲 12 g（先煎），阿胶 9 g（烊化），川芎 4.5 g，黄芪 9 g，熟地黄 9 g，桂枝 2.4 g，陈皮 6 g。5 剂，水煎服。

三诊：4 月 19 日。调理后肢节疼痛稍好，末次月经 4 月 17 日，量少色淡。现感腰背酸痛，面色少华，小腹有寒冷感，纳寐尚可，二便调。舌质淡，苔薄白，脉细迟。

处方：当归 9 g，白术 6 g，陈皮 6 g，狗脊 9 g，续断 9 g，鹿角霜 9 g（先煎），秦艽 9 g，黄芪 9 g，阿胶 9 g（烊化），香附 9 g，肉桂 2.4 g。5 剂，水煎服。

四诊：6 月 3 日。既往月经 3 个月一行，经调理后现月经约 45 天一行，末次月经 6 月 3 日，色、量较上次均好转，仍有腰酸肢软；纳寐尚可，二便调。

处方：当归 9 g，川芎 4.5 g，熟地黄 9 g，香附 6 g，巴戟天 9 g，丹参 9 g，紫河车

6 g,杜仲 9 g,续断 9 g,陈皮 6 g。5 剂,水煎服。

五诊:6 月 7 日。月经将净,现有腰酸头眩,精力疲乏;纳寐尚可,二便调。

处方:熟地黄 9 g,制何首乌 9 g,白芍 6 g,黄芪 9 g,杜仲 9 g,续断 9 g,紫河车 6 g,狗脊 9 g,白术 9 g,紫苏梗 6 g,茯苓 9 g。3 剂,水煎服。

六诊:6 月 23 日。现觉头眩胸闷,精神疲倦,素禀怯弱;食欲不振,夜寐尚可,二便调。舌苔薄腻,脉细缓。

处方:当归 9 g,黄芪 9 g,五味子 4.5 g,藿香 2.4 g,紫苏梗 4.5 g,蔷薇花 2.4 g,黄柏 1.5 g,砂仁 2.4 g(后下),制黄精 9 g,川芎 4.5 g,陈皮 6 g。5 剂,水煎服。

七诊:6 月 29 日。腰背疼痛且有寒冷感,纳寐尚可,二便调。舌质淡,苔薄,脉细弦。

处方:鹿角霜 9 g(先煎),当归 6 g,熟地黄 9 g,制何首乌 9 g,阿胶 9 g(烊化),紫河车 6 g,黄精 9 g,嫩桑枝 9 g,桑寄生 9 g,秦艽 9 g,桂枝 4.5 g。3 剂,水煎服。

八诊:8 月 3 日。月经近 2 个月未来,胸闷纳呆;胃纳欠佳,夜寐尚可,二便调。舌质薄而腻,脉细缓。

处方:当归 9 g,川芎 4.5 g,熟地黄 9 g,白芍 6 g,五味子 4.5 g,杜仲 9 g,黄精 9 g,白术 4.5 g,藿香 4.5 g,佩兰 6 g,佛手柑 6 g。5 剂,水煎服。

九诊:8 月 8 日。末次月经 8 月 6 日,与上次相隔 2 月余,量不多,色尚正常,胸闷不舒,略有腰酸;纳寐尚可,二便调。

处方:当归 9 g,紫河车 9 g,熟地黄 9 g(砂仁 2.4 g 拌),丹参 9 g,巴戟天 9 g,菟丝子 9 g,黄芪 9 g,白术 6 g,制香附 9 g,炒枳壳 4.5 g,陈皮 6 g。5 剂,水煎服。

十诊:1962 年 1 月 27 日。去年服药调治后,平素月经约 45 天一行,月经渐调,症状好转,现月经又 3 月余未来。自觉头眩神疲,潮热恶寒,泛泛欲吐;胃纳一般,夜寐尚可,小溲频数,大便正常。脉滑数。

处方:紫苏梗 4.5 g,白术 6 g,陈皮 6 g,茯苓 9 g,炒枳壳 4.5 g,白芍 6 g,代代花 2.4 g,荷梗 2 尺(去刺),左金丸 2.4 g(包),太子参 4.5 g。5 剂,水煎服。

十一诊:2 月 28 日。怀孕 4 个月,胸闷头眩,腰酸肢软;胃纳一般,夜寐尚可,二便调。

处方:焦白术 9 g,陈皮 6 g,太子参 9 g,菟丝子 9 g,覆盆子 9 g,杜仲 9 g,续断 9 g,熟地黄 9 g,紫苏梗 6 g,苎麻根 9 g。5 剂,水煎服。

述评:

女子未避孕,性生活正常,与配偶同居 1 年而未孕,称为不孕症。不孕之名首载于《周易》,其曰:“妇人三岁不孕。”本病主要病机为肾气不足,冲任气血失调。

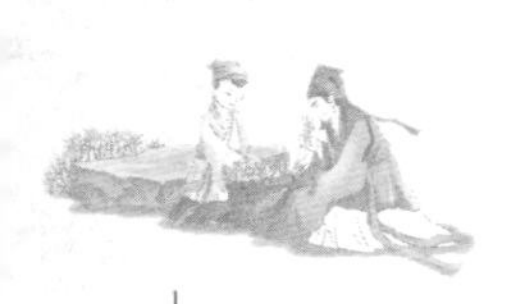

《女科切要》谓："妇人无子，皆由经水不调。经水所以不调者，皆由内有七情之伤、外有六淫之感，或气血偏盛，阴阳相乘所致。"此条文说明月经紊乱与不孕症关系密切。故月经恢复正常，生殖功能亦能逐渐恢复。

妇科诊治中应重视调肝的运用：盖妇人以血为主，肝为血脏，以血为体，以气为用，与冲任血海有关，肝经气血不能舒畅，能影响冲任引起经、带、胎、产诸疾。结合本病案，患者禀赋虚弱，19岁月经来潮，平素月经3个月一行，婚后7年未孕，情绪郁闷不畅而致不孕。肾主骨生髓，腰为肾之府，肾虚则腰酸肢软，精神疲乏；肝气郁结，疏泄失常，冲任失和，故情绪不佳，夜寐欠安。故治以疏肝解郁为主，结合补肾健脾。初诊以新定加味交感丸（《女科要旨》方：香附、菟丝子、当归、茯神）为基础，以香附、黄芪、茯神理气安神，巴戟天、菟丝子、仙灵脾温阳补肾，当归、川芎养血调经，辅以白术、陈皮健脾。二诊患者胸闷缓解，肝郁得到一定改善，仍时感寒冷，腰酸膝软，为肾虚血亏之征，故以狗脊、杜仲、续断温补肾阳，当归、阿胶补血养血，辅以桂枝温经通络，使周身骨节酸痛之症得以缓解。三诊患者正值经期，宫寒之象较为突出，故在前方基础上加用鹿角霜、肉桂以加强温肾补血、暖宫调经之效。经过半月的调理之后，患者6月复诊时自诉月经约45天一行，经色经量较前已有好转，仍感腰酸乏力，故四、五诊均以补益肝肾为主，同时运用紫河车以促进子宫功能的改善。六至八诊时正值夏令时节，患者出现明显的时令症状，暑湿夹杂，胸闷不舒，纳谷不馨，故六诊配以藿香、紫苏梗、蔷薇花以化湿解暑，理气宽中；七诊与二诊症状较为相似，故加用嫩桑枝、桑寄生以增强桂枝通络之功；八诊在以四物汤（《仙授理伤续断秘方》方：当归、川芎、白芍、熟地黄）养血调经的基础上，加用藿香、佩兰、佛手柑祛暑化湿，健脾和胃。九诊时患者月经渐调，方用当归、紫河车、熟地黄、丹参、巴戟天、菟丝子调补冲任，以巩固疗效，达到助孕的目的。十诊时隔5月余，患者月经又3个月未行，伴见头眩神疲，泛泛欲吐，脉滑数，为妊娠之象。十一诊还见胸闷头眩，腰酸肢软，故均治以固肾安胎，健胃和中。

由此病案可知，月经与妊娠之间确有密切关联，在临床上具有一定的指导意义，这为更多的不孕患者提供了一个较为有效的诊疗思路。

朱南孙

癥瘕(子宫肌瘤)[10]

申某,女,33岁,已婚,2005年1月20日初诊。

子宫肌瘤3年。患者2002年妇科检查时发现子宫肌瘤,未服药,肌瘤有增大趋势。14岁月经初潮,经汛尚准,经期6天,周期25天,量中、色鲜红、有血块,经行腰酸伴轻微腹痛。生育史:足月产2胎,流产2次。既往史:高血压病史2年,服降压药,血压控制平稳。妇科检查:子宫稍大,形态不规则。末次月经1月5日,5天净,量中。1月20日超声检查:子宫大小45 mm×46 mm×51 mm,前后壁肌瘤大小分别为19 mm×16 mm×16 mm、36 mm×29 mm×31 mm。舌淡红,边有齿痕,苔薄白,脉细弦。诊其为癥瘕(子宫肌瘤),证属气虚血瘀。多产胞宫受损,气虚血瘀,聚以成癥,治宜益气化瘀,软坚散结,自拟妇科化瘤方。

处方:黄芪30 g,生牡蛎30 g(打碎,先煎),赤芍15 g,牡丹皮15 g,茯苓10 g,桂枝10 g,全瓜蒌15 g,薏苡仁12 g,土鳖虫6 g,水蛭6 g,刘寄奴15 g,三棱12 g,莪术12 g。7剂,水煎服,每日1剂。

上方调治5次,患者外院超声检查提示肌瘤略有减小,效显,治宗原法。

二诊:5月20日。末次月经5月10日,5天净。药后胃脘不适,纳呆,大便不畅,夜寐欠佳,梦多。舌边尖红,边有齿痕,苔薄白,脉弦。治宗原法,拟化瘀消瘤,佐以利气通滞,重镇安神。

处方:妇科化瘤方加白花蛇舌草30 g、白豆蔻12 g、槟榔6 g、姜黄30 g、厚朴6 g、磁石30 g(先煎)。12剂,水煎服,每日1剂。

三诊:6月10日。末次月经6月3日,量较前减少。经后略感头胀,夜寐转佳。舌边尖红,边有齿痕,苔薄白,脉弦。患者自诉已停服降压药,血压140/90 mmHg。证属经后气阴两虚。治拟益气化瘀,平肝潜阳。

处方:妇科化瘤方加白芍12 g、磁石30 g(先煎)、龙骨30 g(先煎)、薄荷3 g(后下)、猪苓20 g、泽泻20 g。14剂,水煎服,每日1剂。

四诊:7月29日。末次月经7月25日,量多、有血块,腰酸轻微,无腹痛。舌淡红,边有齿痕,苔薄白,脉细弦数。治拟化瘀消瘤,固摄冲任。

处方:妇科化瘤方加夏枯草15 g、白花蛇舌草30 g、三七2 g(吞)、花蕊石30 g

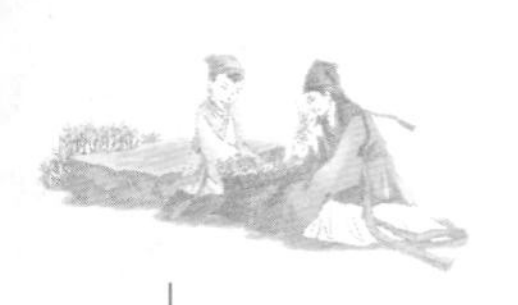

（先煎）。14 剂，水煎服，每日 1 剂。

五诊：8 月 18 日。末次月经 7 月 25 日，服药后量减少，6 天净。经后时感头晕心烦，大便不畅，夜寐欠佳。舌尖红，边有齿痕，苔薄，脉弦数。血压 130/80 mmHg，近期血压控制平稳。经后阴血不足，脑失濡养，治拟滋阴潜阳，安神定志。

处方：天麻 9 g，钩藤 15 g，郁李仁 12 g，磁石 30 g（先煎），合欢皮 12 g。14 剂，水煎服，每日 1 剂。

经调治半年余，2005 年 8 月 18 日超声检查示：子宫大小 55 mm × 47 mm × 52 mm，质地欠均。积聚已消，血压平稳，仍拟妇科化瘤方加减，化瘀散结，巩固疗效。随访半年，肌瘤未复发。

述评：

子宫肌瘤属中医学之“癥瘕”范畴，其主要病因病机包括气血瘀滞、痰热内蕴、痰湿阻滞，乃有形之邪凝结不散，停聚下焦胞宫而逐渐形成。王清任在《医林改错·膈下逐瘀汤所治症目》中云：“气无形不能结块，结块者，必有形之血也。”可见瘀血内阻为子宫肌瘤的病理基础。癥瘕日久，正气本虚，复因长期失血，阴血亏虚，气随血耗，又加重气虚，气虚无力行血，又加重血瘀，使瘀结更甚，如此反复，终致虚实错杂。因此，气虚血瘀是子宫肌瘤的重要病机，本虚标实为其特点。

本案患者乃青壮年，气血尚盛，肾气未衰，正邪相搏，实证为主，故治疗以攻邪为主，以活血化瘀为基础。正如唐宗海在《血证论》中曰：“故凡血证，总以祛瘀为要。”然而患者房劳多产，胞宫受损，瘀结久留，阴血亏虚，气随血耗，气虚无力行血，加重血瘀，故祛邪同时不忘固护正气。正虚则瘤易长，扶正祛邪也即消瘤也。治疗以益气化瘀、软坚散结为原则，非经期注重化瘀消结，着重于消，寓补于消之中。自拟妇科化瘤方以桂枝茯苓丸化裁而成，去桃仁加三棱、莪术加强破血祛瘀、消积止痛之力；土鳖虫、水蛭类药行气消瘀，直达病所；刘寄奴活血通经，消炎止痛；瘀久易化热，加入瓜蒌、薏苡仁清热利湿散结，温凉并用，平衡诸药；同时重用黄芪以补气生血；生牡蛎软坚散结，针对高血压病史平肝潜阳。诸药配伍，补中有消，消中有补，使攻不伤正，补不留瘀。后期证情好转，子宫肌瘤缩小。二诊时结合胃脘部不适及失眠等症状，患者有脾胃失健、阴虚阳亢之象，加入白花蛇舌草清热利湿抗炎，白豆蔻、槟榔、姜黄、厚朴行气健脾和胃，磁石平肝潜阳。三诊时夜寐转佳，病程日久，气阴两耗，故加入白芍养血调经敛阴，磁石、龙骨重镇安神，猪苓、泽泻等健脾利湿。四诊时结合月经量多，酌情添加夏枯草、白花蛇舌草、三七、花蕊石散结，同时亦能调经止血。五诊时结合患者高血压头晕心烦，夜寐较差，舌苔脉象提示其有阴血不足、脑失濡养之象，故用天麻、钩藤、磁石、合欢皮等滋阴潜阳，安神定志。经调治，患者肌瘤已消，血压平稳，随诊未复发。

瘀血内阻是子宫肌瘤基本病理因素，并常兼夹痰湿、气郁、正虚。瘀血表现出特有的临床证候，同时患者因长期失血，气随血耗，故常有气虚之象。治疗时需要根据患者发病年龄及正气强弱不同侧重攻补。正如《医宗金鉴·妇科心法要诀》曰："凡治诸癥积，宜先审身形之壮弱，病势之缓急而治之。"青壮年气血尚盛、肾气未衰，癥结胞中，宜攻为主，即便邪陷较深也能耐受攻伐之药，治以活血化瘀、消癥散结，常选用三棱、莪术等药对破血行气消癥。年近"七七"者，肾气渐衰，遵"五旬经水未断者，应断其经水，癥结自缩"的原则，宜攻补兼施，治以清肝益肾、软坚消瘤，如此消补相伍，攻补兼施，正气强盛，气血调和，瘤体易消。

痛经（原发性痛经）[11]

鲍某，女，23岁，2005年3月14日初诊。

患者11岁月经初潮即痛经，去年起加重。月经第1天痛甚，须服止痛片控制，量中，伴膜样血块流出；伴恶心、呕吐，曾经因痛经而晕厥。平素月经周期及经期尚准，末次月经2月15日，7天净，痛经甚，有血块，伴腰酸。脉细数，舌黯，苔薄黄腻。证属瘀阻气滞，治拟活血化瘀。

处方：生蒲黄15 g（包煎），五灵脂15 g（包煎），生山楂12 g，青皮6 g，柴胡、延胡索各6 g，乌药9 g，淡吴萸3 g，炙乳香、没药各9 g，川楝子12 g，三棱、莪术各9 g。7剂，水煎服，每日1剂，早晚温服。

二诊：4月10日。末次月经3月15日，7天净，量中，有大量血块，腹痛较前明显减轻，未用止痛片；无恶心、呕吐，但感腰酸，睡眠饮食可，大便不实。脉舌同前，治宗前法。

处方：生蒲黄15 g（包煎），五灵脂15 g（包煎），生山楂12 g，青皮6 g，柴胡、延胡索各6 g，淡吴萸3 g，炙乳香、没药各6 g，川楝子12 g，三棱、莪术各9 g，怀山药10 g，狗脊12 g，续断12 g。7剂，水煎服，每日1剂，早晚温服。

三诊：5月7日。末次月经4月13日，7天净，量中，有小血块，已无腹痛；无恶心、呕吐，睡眠饮食可，二便调。脉舌同前，治宗前法。

处方：生蒲黄15 g（包煎），五灵脂10 g（包煎），生山楂9 g，青皮6 g，柴胡、延胡索各6 g，炙乳香、没药各3 g，川楝子12 g，三棱、莪术各9 g，怀山药10 g。7剂，水煎服，每日1剂，早晚温服。

连续随访，两月未见痛经。

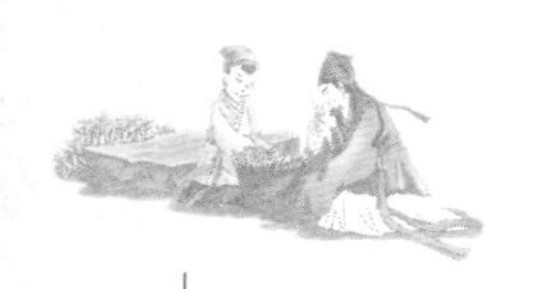

述评：

膜样痛经因经行疼痛不已，随肉眼可见大量瘀块排出则疼痛稍缓，且瘀块经病理检查可发现乃是子宫内膜而得名。《叶天士女科》有其相关记载："经行伴有膜状物排出，甚至痛厥。"中医典籍中对痛经病机的论述大多偏重"不通"，气滞血瘀、寒湿凝滞，或气血亏虚、肝肾亏损，均可致气血运行不畅、冲任失调，从而导致"不通则痛"。

本案患者痛经已有多年，气血不和，"离经之血"久聚成瘀，阻滞胞宫冲任，气血运行受阻，不通则痛，故见经行腹痛或持续性下腹痛；气机郁滞，血行不畅，留滞成瘀，日久渐成癥瘕，故行经时常有瘀块；肝气郁结，疏泄失职，肝气乘脾，故有恶心、呕吐等不适。因此，瘀血阻滞是本病贯穿始终的基本病机，活血化瘀是基本治则。方由失笑散、夺命散、通瘀煎化裁而来。失笑散（蒲黄、五灵脂）活血散瘀止痛；乳香、没药皆可活血祛瘀，行气止痛为佐，乳香偏调气止痛，没药以散瘀见长，相互为用，增强止痛之力；生山楂散瘀行滞，《医学衷中参西录·药物·山楂解》谓其"善入血分，为化瘀血之要药，能除痃癖癥瘕、女子月闭、产后瘀血作疼"，青皮疏肝破气又兼化积，两者相伍兼有和胃之力；加川楝子、柴胡、延胡索理气活血疏络；三棱破血力强，莪术破气力宏，两者相伍，加强破血行气之效，药力直达病所；淡吴萸、川楝子、乌药温宫暖胞，行气止痛，淡吴萸兼能止呕。如此寒热并调，诸药相互配合，既能化瘀行滞，又能散膜止痛，用于以气滞血瘀为主证的膜样痛经，膜散经畅，其痛自止，其效颇显。二诊时腹痛较前明显减轻，故宗原法，但结合大便不实、腰酸等不适症状，加入山药健脾和胃、利湿，狗脊、续断补肝肾、强筋骨，扶助正气。后宗原法徐徐调进，痛经未发。

痛经的产生多与"瘀血"有关，盖因经期冲任气血失调，瘀血阻滞，不通则痛，而致痛经。故对本病的治疗以活血化瘀消癥为主，分证治之：如气滞血瘀则疏肝理气；如湿热瘀结则清热化瘀，如寒凝血瘀则温经散寒。《妇人规》曰："余血未净……则留滞日积而渐以成瘕矣……气行则血行，故凡欲治血，则或攻或补，皆当以调气为先。"故针对气血不和所致的痛经，朱南孙教授以活血化瘀、利气通滞为大法，用药时多选用活血理气药，如三棱、莪术、川楝子、柴胡、乳香、没药等，气行则血行，以此加强止痛散瘀的功效。

不孕症（原发性不孕）[12]

患者，女，28岁，2014年7月4日初诊。

未避孕3年未孕。患者28～30天行经一次，每次6～7天，经量少、色暗红、有血块，痛经不显，无经前乳胀，但经前时寒时热，基础体温双相不典型。2014年1月16日子宫输卵管造影检查：双侧输卵管通而欠畅。末次月经2014年6月24日，6天净。前次月经2014年5月22日，6天净。近日自觉乏力，胃纳平，夜寐安，二便调。察其舌脉，舌淡苔薄，边有瘀斑，脉细涩。辨病为不孕症，辨证属气血亏虚、肝肾不足兼有冲任气滞，治拟益气养血，补肾疏肝，疏利冲任。

处方：生黄芪18 g，全当归18 g，赤芍、白芍各9 g，鸡血藤18 g，巴戟天9 g，肉苁蓉9 g，女贞子9 g，桑葚9 g，细生地黄12 g，广郁金9 g，络石藤18 g，伸筋草18 g。14剂。

二诊：7月24日。末次月经7月20日，时值经期，乏力较前好转，经量已增，色红，无血块，无腹痛。经前乳胀，余无不适。舌淡红，苔薄，脉细弦。治拟温肾填精，调理冲任。

处方：生黄芪9 g，全当归18 g，赤芍、白芍各9 g，鸡血藤18 g，女贞子9 g，桑葚9 g，巴戟天9 g，鹿角片9 g（先煎），石楠叶9 g，石菖蒲9 g，广郁金9 g，制香附9 g。14剂。

三诊：8月15日。末次月经7月20日，5日净。药后经转如期，量较前已增显，期中见拉丝样白带。舌淡红，苔薄黄，脉细弦。治拟益气养血通络，调理冲任。

处方：生黄芪12 g，党参、沙参各9 g，全当归12 g，赤芍、白芍各9 g，鸡血藤15 g，巴戟天9 g，肉苁蓉9 g，女贞子9 g，桑葚9 g，络石藤18 g，伸筋草18 g，广郁金12 g。14剂。

四诊：8月29日。末次月经7月20日。今晨尿妊娠检测结果为阳性。刻下患者头晕，乳胀，带下量较多；胃纳平，寐欠安，二便正常。舌淡，苔薄，脉细滑。

处方：生黄芪18 g，女贞子9 g，桑葚9 g，续断12 g，川杜仲12 g，焦白术9 g，菟丝子9 g，牡丹皮9 g，淡黄芩9 g，苎麻根30 g，淡竹茹12 g，首乌藤18 g。7剂。

述评：

不孕症指婚后有正常性生活且未避孕1年未孕，从以往有无妊娠分为原发性不孕和继发性不孕两种：从未妊娠者为原发性不孕，有过妊娠者为继发性不孕。

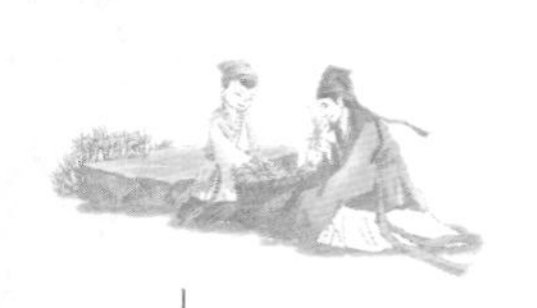

其病因多途。明代武之望所著《济阴纲目》曰："妇人之不孕，亦有因六淫七情之邪，有伤冲任；或宿疾淹留，传遗脏腑；或子宫虚冷，或气旺血衰，或血中伏热；又有脾胃虚损，不能营养冲任。"概而括之，此病主要责之于先天禀赋不足，气血亏虚，脾胃虚损，外邪或宿疾引起冲任、胞脉损伤。

该患者结婚3年未孕，平素乏力，经量较少，经色黯，夹血块，基础体温双相不典型，输卵管通而欠畅，结合舌淡苔薄，边有瘀斑，脉细涩，辨证当属肝肾不足兼冲任气滞，络道不通。患者素体肝肾亏耗，气血不足，肝肾亏虚则精血化生乏源，气血无以濡养胞宫，加之气虚则血行受阻，日久成瘀，阻滞胞宫胞脉，受孕难成。本案患者虚实夹杂，故治疗上应兼顾虚瘀并存、调补气血，补肾调冲的同时注重化瘀通络。初诊时患者患病日久，素体欠佳，重在调体，待气血肝肾充足再以调经为主，治拟益气养血，疏肝益肾，故以四物汤为基础加入巴戟天、肉苁蓉等补养肝肾之品，重用黄芪加强气血调摄之力，同时辅以络石藤、伸筋草等活血通络。二诊时患者乏力等症明显减轻，经量经色较前好转，故用药根据月经周期规律随证加减。患者时值经期，故在前方补血活血的基础上稍加调整，使得营血虚而受补，补而不滞，易肉苁蓉为鹿角片以加强补肝肾精血之力，女贞子、桑葚同用补肾之阴阳，阴阳并用，旨在"阴中求阳，阳中求阴"；排卵期前后用石菖蒲、石楠叶温肾壮阳以促排卵；日久不孕必情志不舒，佐以广郁金、制香附疏肝解郁，同时调经助孕。三诊时正处经前期，拉丝白带已见，故而益肾养血活血以健黄体。结合患者既往输卵管通而不畅，但考虑病程日久，体虚为先，故治拟益气养血，辅以通络，在前方的基础上加入党参、黄芪补益元气，与络石藤、伸筋草等疏肝理气通络之药配伍，增强通络之功以助孕。诸药配伍使气血充足而血脉调畅，阴阳平衡则受孕有望。四诊患者成功受孕，因阴血须下注胞胎，气易逆上动火。《竹林寺女科》有云："胎气宜清不宜热。"故遣方用药中加入淡黄芩、苎麻根清热安胎，配伍首乌藤，共奏清热平肝、养心宁神之效。

不孕症病因繁多，故而在诊治过程中应首辨虚实，个人因体质差异在遭受外邪侵袭时会产生不同的病机变化。不孕症患者在临床诊疗过程中需要因人制宜，重在求本，实则泻之，虚则补之。虚证应先补益其虚，气血安和后进而调经助孕；实证应祛邪正复后再予助孕之法。受孕的基础为"男精壮，女经调"。女子经水不调，求子难望，故而欲求子嗣，首先调经。调经重在调周，根据月经特有的周期规律，抓住各个时期，养卵、促卵以健黄体，常用鹿角片、石楠叶等温肾阳之品促进卵泡发育，路路通、益母草等行气活血通络以促进卵泡排出，生地黄、续断、杜仲等温补肾阳以健黄体。因肝肾同源，女子以肝为先天，故本病治疗常佐以香附、郁金等疏肝理气之品调理冲任。待病除经调，气血精血充沛，情志得舒，以候真机，氤氲之行，胎孕乃成。

月经后期（多囊卵巢综合征）[13]

王某，女，43 岁，2015 年 10 月 31 日初诊。

月经稀发 2 年。患者平素月经周期不准，13 岁初潮，周期 1～3 个月，经期 4～6 天，量少、色红、有血块，经行小腹轻微疼痛。生育史：2003 年人工流产 1 次，2013 年顺产 1 女。患者自 2013 年 7 月 13 日顺产后至今共来月经 3 次，时间分别为 2014 年 8 月 20 日、2015 年 4 月 15 日、2015 年 8 月 27 日，2008 年被诊断为多囊卵巢综合征。2015 年 10 月 15 日超声检查提示双侧卵巢多囊样表现。患者平素经期小腹轻微坠胀疼痛，现纳可，二便调，寐安。舌黯苔薄，舌边略有齿印，脉沉细缓。证属肾气不足，冲任气滞。治拟补肾益气，通利冲任。

处方：党参 30 g，丹参 30 g，当归 30 g，黄芪 30 g，赤芍 15 g，巴戟天 15 g，淫羊藿 15 g，马鞭草 15 g，菟丝子 12 g，覆盆子 12 g，制香附 12 g，川楝子 12 g，王不留行 12 g，川芎 6 g。12 剂，每日 1 剂，每剂 2 煎，200 mL，口服。

二诊：11 月 18 日。末次月经 11 月 6 日，4 天，量少、色红、有血块，经行小腹轻微疼痛。服药后无不适，纳可，二便调，寐安。舌淡苔薄，少津，舌边有齿印，脉细软。证属肾气不足，冲任失调。治拟补肾养血调经。

处方：党参 30 g，丹参 30 g，黄芪 30 g，当归 30 g，鸡血藤 20 g，赤芍 15 g，牡丹皮 15 g，巴戟天 15 g，淫羊藿 15 g，续断 12 g，杜仲 12 g，桑枝 12 g，桑寄生 12 g。12 剂。

三诊：12 月 3 日。纳可，二便调，寐安，现正值经前，尚无行经预兆。舌偏红，苔薄，脉细软。证仍属肝肾不足，冲任失调。治拟补肾益气，养血调经。

处方：党参 30 g，丹参 30 g，当归 30 g，黄芪 30 g，熟地黄 15 g，益母草 15 g，鸡血藤 20 g，红花 12 g，菟丝子 12 g，覆盆子 12 g，续断 12 g，川牛膝 12 g，泽兰 9 g。12 剂。

四诊：12 月 19 日。末次月经 12 月 5 日，5 天，量中、色红、有血块，经行小腹轻微疼痛，经后无不适。舌淡苔薄，脉细。治宗原法。

处方：党参 30 g，丹参 30 g，当归 30 g，黄芪 30 g，熟地黄 15 g，益母草 15 g，续断 12 g，桑枝 12 g，桑寄生 12 g，狗脊 12 g，杜仲 12 g，红花 12 g，桂枝 9 g，鸡血藤 20 g。12 剂。

五诊：2016 年 1 月 16 日。末次月经 1 月 4 日，5 天，量中、色红、血块较少，经行小腹轻微疼痛。纳可，二便调，寐安。舌淡苔薄，脉沉细。治宗原法。

处方：党参 30 g，丹参 30 g，当归 30 g，黄芪 30 g，熟地黄 15 g，益母草 15 g，续

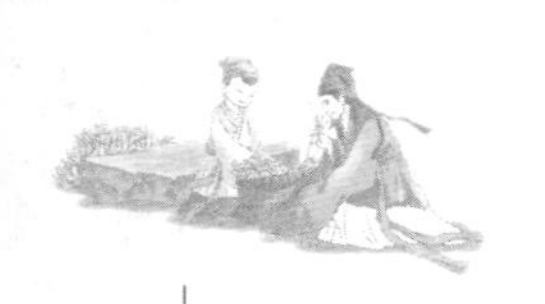

断12 g,桑枝12 g,桑寄生12 g,狗脊12 g,杜仲12 g,红花12 g,桂枝9 g,鸡血藤20 g。12剂。

六诊:2月19日。末次月经2月7日,5天,量中、色红、有血块,经行小腹轻微疼痛。纳可,二便调,寐安。舌淡苔薄,脉沉细。治宗原法。

处方:党参30 g,丹参30 g,当归30 g,黄芪30 g,熟地黄15 g,益母草15 g,续断12 g,桑枝12 g,桑寄生12 g,狗脊12 g,杜仲12 g,红花12 g,桂枝9 g,鸡血藤20 g。12剂。

随访,患者月经按时来潮,周期尚准。

述评:

多囊卵巢综合征是一种以雄激素过多、排卵障碍以及多囊性卵巢为特征的疾病,是青春期及育龄期妇女的常见疾病,主要表现为月经稀发、闭经、肥胖、痤疮、多毛及不孕等。目前,其发病机制仍不明确,且在中医学上也没有相应的病名,据临床表现,其可归属于“不孕”“月经后期”“闭经”范畴。现代中医主要将多囊卵巢综合征的病因病机责于肝、脾、肾三脏,病机为本虚标实,脾、肾虚为本,痰湿瘀血为标。《素问·上古天真论》谓:“女子七岁,肾气盛,齿更发长;二七而天癸至,任脉通,太冲脉盛,月事以时下……七七,任脉虚,太冲脉衰少,天癸竭……”可见肾在人体生殖过程中起主导作用,天癸是形成月经的物质基础。先天肾精与后天水谷精微结合,化生天癸,肾气充盛则天癸足,任脉通,太冲脉盛,月经如期而至。多囊卵巢综合征作为以月经改变为主要表现的疾病,其发生与肾有着密不可分的关系。

本案患者平素月经延迟,1~3个月一行,量少,素体本肾气不足,冲任失调,加之2003年又行人工流产术,胞宫胞脉为金刃所伤,肾气更虚。2013年患者孕育产子,妇人产后“亡血伤津,瘀血内阻,多虚多瘀”,在肾虚基础上又耗血伤津,肾气更虚,精血耗损,冲任胞脉无所濡养,终致患者月经停闭。辨证当属肾气不足,冲任气滞,故治拟补肾益气,通利冲任。初诊以补肾之调经方为基础,重用党参、丹参、当归、黄芪各30 g,大补气血,濡养冲任胞脉,气血生化源泉不竭则有血以下。女子以血为用,阴血足则胞宫血海充盈,菟丝子、巴戟天、淫羊藿、覆盆子温补肾阳。《景岳全书》有云:“阴得阳升而泉源不竭。”停经日久必有瘀滞,加用赤芍、川芎、马鞭草活血化瘀,而血瘀又多与气滞有关,医家有云“气行则血行,气滞则血瘀”,故方中加用川楝子、王不留行以疏肝行气活血。二诊患者服药数剂后经血遂至,药已奏效,故而治守原法,以重补气血、补益肾气为主。三至六诊根据月经周期及行经特点酌情加用鸡血藤补血活血,桂枝、桑枝养血通络,通利冲任,续断、桑寄生、杜仲、狗脊等药补益肝肾,泽兰、红花、益母草等活血化瘀以通经。用药后期患者月经如期而至，周期尚准，量、色、质正常，成效显著。

多囊卵巢综合征发病的根本原因为肾虚。肾气作为天癸之源、冲任之本，主导月经的应汛，故经水失调当以肾论治。其调经方药用党参、丹参、当归、黄芪、菟丝子、覆盆子、熟地黄、巴戟天、淫羊藿共9味药，以补肾活血为主，药味精简，药效显著。女子行经乃是处于动静平衡的状态，气聚于冲任、血液渐盈至满是以动运静的蓄积过程；一届经期，经水溢泻则是由静到动的协调过程。如此周而复始，动静保持平衡，生理过程方能正常。朱南孙教授"谨察阴阳所在而调之，以平为期"，应用益肾温阳之法来激发、鼓动行经，以动促静，动静相宜，如应用巴戟天、菟丝子、熟地黄、当归等药，将温补肾阳与益肾之阴相结合，以求阴阳相济，生化无穷，泉源不竭，肾气化生，冲脉血海充盛，经水则能应月而溢泻。

闭经（卵巢早衰）[14]

沈某，女，33岁，2010年4月10日初诊。

月经稀发1年。患者既往月经规律，14岁初潮，周期为23天，经期为5天，量中，无不适。生育史：0－0－2－0，人工流产2次（末次妊娠2003年8月）。2001年行腹腔镜下子宫肌瘤剔除术。近1年无明显诱因下出现月经量少伴稀发，2～4个月一行，末次月经2月13日，带下量少；自觉性欲淡漠，时有潮热盗汗。刻下患者神疲乏力，易怒，纳可，便调，寐安。辅助检查：2月9日性激素检测结果为FSH 56.71 mIU/mL，LH 30.51 mIU/mL，E_2 28.66 pg/mL，PRL 11.44 ng/mL，P 0.42 ng/mL，T（睾酮）0.27 ng/mL。四诊合参，证属阴血不足，肝气受阻。治拟益气养血，疏肝理气。

处方：党参30 g，当归30 g，黄芪30 g，丹参30 g，生地黄、熟地黄各9 g，柴胡6 g，川楝子12 g，制香附12 g，枸杞子12 g，桑葚12 g，菟丝子12 g，川牛膝15 g。12剂。

二诊：5月8日。经水至今未转，尿HCG自测结果为阴性，余无不适，但觉神疲乏力。证属肝肾阴虚，冲任气滞。治拟养肝益肾，通利冲任。

处方：党参30 g，当归30 g，黄芪30 g，丹参30 g，生地黄、熟地黄各9 g，柴胡6 g，川楝子12 g，制香附12 g，枸杞子12 g，桑葚12 g，菟丝子12 g，川牛膝15 g，泽兰12 g，益母草20 g，马鞭草15 g。12剂。

三诊：5月22日。末次月经5月17日，至今未净，量中，伴有经行腹痛。证属瘀阻冲任。治拟活血化瘀，通利冲任。

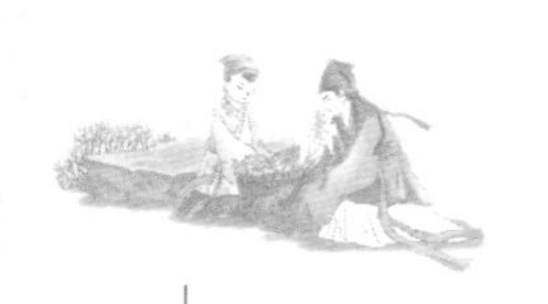

处方:当归 30 g,丹参 30 g,赤芍 15 g,生蒲黄 15 g(包煎),柴胡 6 g,延胡索 6 g,川楝子 12 g,制香附 12 g,王不留行 15 g,川牛膝 12 g,续断 12 g,牡丹皮 15 g。12 剂。

四诊:6 月 12 日。末次月经 5 月 17 日,自觉小腹隐隐胀痛,无其他不适。治宗原法。

处方:党参 30 g,当归 30 g,黄芪 30 g,丹参 30 g,生地黄、熟地黄各 9 g,柴胡 6 g,川楝子 12 g,制香附 12 g,枸杞子 12 g,桑葚 12 g,菟丝子 12 g,川牛膝 15 g,泽兰 12 g,益母草 20 g,马鞭草 15 g。12 剂。

五诊:6 月 26 日。末次月经 6 月 20 日,5 日净,量中,经行腹痛较前次稍缓解,经后腹痛隐隐,伴有腰酸、神疲乏力、头痛。证属肝肾不足,冲任气滞。治拟养肝益肾,通利冲任。

处方:当归 30 g,熟地黄 15 g,川芎 6 g,赤芍 15 g,党参 20 g,丹参 20 g,制香附 12 g,川楝子 12 g,王不留行 15 g,乌药 9 g,延胡索 6 g。12 剂。

六诊:7 月 24 日。末次月经 6 月 20 日,经水过期未转,但有行经预兆,小腹胀痛,乳房作胀。治宗原法增进。

处方:当归 30 g,黄芪 30 g,党参 30 g,丹参 30 g,赤芍 15 g,熟地黄 15 g,制香附 12 g,川楝子 12 g,川牛膝 12 g,续断 12 g,泽兰 12 g,益母草 20 g。12 剂。

七诊:9 月 2 日。末次月经 8 月 1 日,5 日净,量中,现周期将近,小腹作胀。证属冲任不足,气血两虚。治拟益气养血活血,疏利冲任。

处方:党参 30 g,黄芪 30 g,当归 30 g,川芎 6 g,制香附 12 g,川楝子 12 g,三棱 15 g,莪术 15 g,川牛膝 12 g,小茴香 6 g,红花 12 g。12 剂。

患者遵以上方法服药 3 个月,月经尚能按时转复,约 35 天一行,经量较前增加。12 月 22 日复查性激素水平:FSH 27.6 mIU/mL,LH 21.79 mIU/mL,E_2 25.73 pg/mL,PRL 11.19 ng/mL,P 0.26 ng/mL,T 0.49 ng/mL。

述评:

女性卵巢的储备功能与卵巢内储存的卵泡质量及数量相关,随着女性年龄的增长而下降。卵巢早衰是指妇女 40 岁以前过早绝经,闭经 4 个月以上或 2 次月经间隔 1 个月以上,FSH >40 mIU/mL,伴雌激素降低和围绝经期症状。临床表现主要为月经的改变,如经少、闭经等,还可出现面部潮红、烦热盗汗等血管舒缩症状及头晕乏力、失眠健忘、抑郁焦虑等神经精神症状,与围绝经期妇女临床表现相似。中医上认为,卵巢早衰根源在肾。肾为先天之本,主生殖,主藏精,肾中精气是使胞宫行经的决定因素。若肾虚精气不足,则无以化生气血,胞宫胞脉无以滋养,天癸不至,任脉不通,则月事不下。

本案患者月经稀发，素体肾气不足，加之经人工流产及腹腔镜手术等多次金刃之伤，肾气愈亏，胞宫胞脉受损，伤精耗血，血海欠充，无血可下，故而闭经。结合患者相关辅助检查，西医上该病归属于“卵巢早衰”范畴，中医则为“闭经”范畴。《万氏妇人科》有载，“妇人女子，闭经不行，其候有三：乃脾胃损伤，饮食减少，气耗血枯而不行者，法当补其脾胃，养其血气，以待气充血生，经自行矣……一则忧愁思虑，恼怒怨恨，气郁血滞，而经不行者，法当开郁气，行滞血而经自行……一则躯肢迫塞，痰涎壅滞，而经不行者，法当行气导痰，使经得行。”可见闭经的病因病机累及肝脾。肝气郁结，致使气滞血瘀，不能濡养胞脉，胞脉闭阻不行，经水闭止；脾主运化，生血统血，乃后天之本、气血生化之源，脾虚则运化失职，无以化生气血濡养胞脉脏腑，导致气血虚弱、冲任不调，或影响水液运行，而致痰湿内生，使胞脉功能逐步衰竭，进一步加重卵巢功能衰竭。患者烦躁易怒，此乃肾水不足、肝木失养、阴虚阳亢、肝火上炎而致，复因气机受阻而使冲任失调，故治宜疏肝理气，养血活血，疏利冲任。方中以当归、丹参、党参、黄芪益气养血，气血双补；生地黄、熟地黄养阴益肾，柴胡、川楝子、制香附疏肝理气，调理冲任，枸杞子、桑葚、菟丝子平补肝肾，川牛膝引药下行，使肝肾得滋，则经水来源有出。如此气血并补，补气益肾兼行血，肾阴肾阳并补，使肾气盛、天癸充、冲任通，故而二诊时月经适时来潮。其后治宗前法，以养血活血、行气理冲为主，适时根据行经特点及症状酌情加减方药：如阴虚阳亢，伴有热象时加入益母草、泽兰、马鞭草等清热活血通经；血随气行，气机郁滞则血行受阻，血瘀明显时加入三棱、莪术、王不留行等行气活血通经。如此辨证而治，经七诊过后证情明显好转。

卵巢早衰病本在肾，累及肝脾，其病位在冲任而变化在气血。肾亏血少则经脉枯涩；肾精充足则天癸化生有源，血海满盈，故经水能以时下。卵巢早衰，病程较长，兼有症情复杂之故，辨证既确则当坚守原则，用药勿责近功，气血同补，阴阳并补，辅以散瘀理气之品，缓缓图治，以静守待其功。

妇人腹痛（盆腔炎性疾病后遗症）[15]

阮某，女，41 岁，2011 年 12 月 25 日初诊。

小腹隐痛伴腰酸 1 年余，加重 2 周。患者 6 年前行人工流产术后发现小腹隐痛伴腰酸，带下量多色黄，劳累后加重，反复发作至今，近 2 周加重。患者平素神疲乏力，心烦急躁，小便黄，寐浅梦扰，纳可，大便调。舌质暗红，苔薄黄腻，脉弦细。生育史：1－0－1－1。经期尚准，末次月经 12 月 13 日，经量偏少、色黯、痛

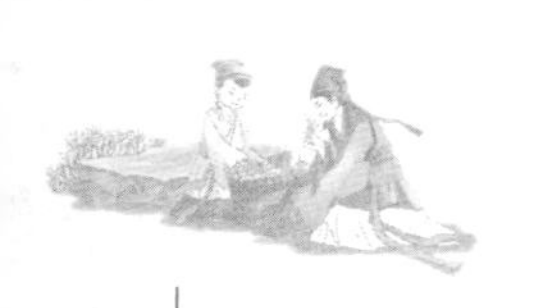

经，经前乳胀痛，腰酸甚。西医诊断：盆腔炎性疾病后遗症。中医诊断：妇人腹痛。证属：湿热内侵，瘀阻冲任。治则：清热化瘀，疏利冲任。

处方：蒲公英30 g，大血藤30 g，紫花地丁15 g，刘寄奴15 g，川楝子12 g，柴胡6 g，延胡索6 g，牡丹皮30 g，丹参15 g，生蒲黄15 g（包煎），王不留行15 g，乳香3 g，没药3 g。14 剂。

二诊：2012 年 1 月 15 日。末次月经 1 月 9 日，5 天净，经期 7 天。时值经后，经量较前稍增，色黯、血块多，痛经明显，经行第 1 天痛经甚，瘀下痛减。患者服用上方 14 剂后平时小腹隐痛减轻，偶有腰部酸痛，带下正常，口干口渴，寐浅梦扰。舌质暗红，苔薄，脉细弦。证属：湿热瘀阻，冲任气滞。治拟：清热利湿，化瘀益气。

处方：蒲公英30 g，大血藤30 g，紫花地丁15 g，刘寄奴15 g，川楝子12 g，柴胡6 g，延胡索6 g，当归12 g，丹参15 g，乳香3 g，没药3 g，生地黄12 g，白芍12 g。14 剂。

三诊：1 月 29 日。时值经前，小腹隐痛时作，已有乳胀预兆，带下偏多色黄。药后口干口渴，夜寐欠安较前好转。舌质暗红，苔薄，脉细弦。证属：热瘀冲任，肝气郁滞。治拟：清热化瘀，疏肝利冲。

处方：蒲公英30 g，大血藤30 g，紫花地丁15 g，刘寄奴15 g，川楝子12 g，柴胡6 g，延胡索6 g，青皮6 g，陈皮6 g，三棱12 g，莪术12 g，牡丹皮15 g，丹参15 g，椿根皮12 g。21 剂。

四诊：2 月 19 日。末次月经 2 月 5 日，6 天净，经量趋于正常，经色转红，痛经不显。时值经后中期，平时小腹隐痛明显好转，时有腰酸，带下正常。舌质淡红，苔白腻，脉细弦。证属：湿热瘀结，瘀阻冲任日久，肝肾不足。治拟：清热化瘀，益肾清肝。

处方：蒲公英30 g，大血藤30 g，败酱草15 g，紫花地丁15 g，石见穿15 g，刘寄奴15 g，川楝子12 g，柴胡6 g，延胡索6 g，王不留行15 g，路路通12 g，续断12 g，桑寄生12 g，狗脊12 g。14 剂。

五诊：3 月 4 日。时值经前，小腹隐痛，腰酸偶有发作，带下正常；胃纳平，寐安，二便调。舌质淡红，苔薄，脉细。证属：湿热瘀阻，冲任不利。治拟：清热利湿，疏利冲任。

处方：蒲公英30 g，大血藤30 g，紫花地丁15 g，刘寄奴15 g，川楝子12 g，柴胡6 g，延胡索6 g，桑寄生12 g，续断12 g，杜仲12 g。14 剂。

述评：

盆腔炎性疾病后遗症是指盆腔炎性疾病未得到及时正确的治疗而导致盆腔内组织广泛粘连、增生及瘢痕形成，以往多称“慢性盆腔炎”。本病以小腹疼痛反复发作为主要临床特征，劳累后疼痛尤为明显，可伴见腰骶酸痛、带下增多、月经不调、异位妊娠和不孕等，严重影响女性的生殖健康和生活质量。目前，西医治疗仍以抗生素抗炎为主，但治标不治本，后期仍易反复发作。在中医看来，盆腔炎性疾病后遗症的发生可概括为湿、热、瘀、寒、虚五个方面。其中，湿热是致病因素，而瘀血阻滞是本病的根本病机。湿热毒邪残留于冲任、胞宫，与气血相搏，聚结成瘀，不通则痛，故而破血瘀为关键。临证之时须结合全身症状及舌脉辨别寒热虚实。

本案患者小产，术后体质虚弱，胞宫损伤，胞门未闭，正气不足之时外邪内侵，湿热之邪损伤冲任，气血运行不畅，久滞成瘀，阻塞冲任胞脉，故见小腹隐痛伴腰酸、带下量多色黄等症状。辨证属湿热内侵，瘀阻冲任。初诊正处发作期，治疗上予清热化瘀，以疏利冲任、止痛为主治其标。方中蒲公英、紫花地丁、大血藤为君药，清热解毒，消肿排脓，活血化瘀，散结止痛；刘寄奴、川楝子、柴胡活血行气，散瘀止痛，共为臣药；延胡索、王不留行增强疏利冲任之效；牡丹皮、丹参对药同配，有凉血活血、散瘀止痛之效。《本草汇言》谓蒲黄“至于治血之方，血之上者可清，血之下者可利，血之滞者可行，血之行者可止。凡生用则性凉，行血而兼消；炒用则味涩，调血而兼止也”。蒲黄乃为佐药，清热凉血的同时加强活血化瘀止痛之力；乳香、没药对药配伍共为使药，化瘀散结，有消除炎性包块癥瘕积聚之效。全方清中有化，消中有疏，清热化瘀，疏通冲任。故而二诊疼痛减轻，但考虑患者月经量少伴有痛经，反复口干口渴，时值经后，阴血下泄，胞宫空虚未复，故清热利湿化瘀的同时益气滋阴养血，予上方去牡丹皮、生蒲黄、王不留行，加当归补血养阴又有活血止痛之效，生地黄养阴生津，白芍凉血养血止痛，有四物汤补血养阴之义。三诊正值经前，小腹隐痛时作，有乳胀预兆感，冲任胞宫气血充盛，热邪瘀阻冲任，气机不畅，肝气郁滞，故以祛邪为主，清利湿热，理气化瘀，予上方去当归、乳香、没药、生地黄、白芍，加青皮、陈皮疏肝破气、消积化滞，三棱、莪术破血行气、消积止痛，椿根皮清热止带，牡丹皮凉血散瘀。四诊疼痛明显好转，乃经后中期，本病经久不愈，脏腑气血失调，精血暗耗，五脏之伤，穷必及肾，肝肾同源，一损俱损，故常伴有肝肾不足之象，故予清热化瘀，活血消肿，疏肝理气之时加桑寄生、狗脊、续断补益肝肾。五诊患者情况较前好转，为了巩固疗效及预防病情复发，续用首方清热利湿、疏利冲任，同时加入益肾清肝之药，攻补兼施，辨证而施，循环往复，消长有道。

本病多责之于急性发作期失治或误治，致湿热之邪蕴阻冲任，胞脉气血运行受阻，日久耗伤人体气血，虚实错杂，正虚邪恋，迁延不愈。湿热为病因，血瘀为病理产物，日久肝肾两虚，故而反复发作。本病治疗宜用“清”“消”之法：发作初期以解除热邪、消瘀化滞为主，如用蒲公英、大血藤、败酱草、紫花地丁等药清热解

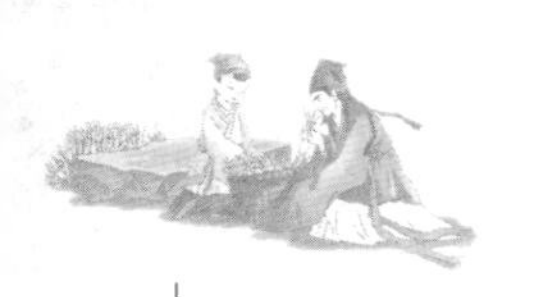

毒、凉血活血，蒲黄、当归、丹参、石见穿等药活血化瘀、软坚散结、疏利气机。后期治疗强调“虚”之重要性，《妇人大全良方·调经门》云：“若其时劳力，则生虚热，变为疼痛之根。”可见在正气不足的情况下，本体易受外邪或劳累等影响致病情反复发作，故后期邪气不盛之时宜以清补肝肾、温经通络为主，用桑寄生、续断、杜仲等药。除了针对疾病本身的证候演变之外，临床治疗还应结合女子月经周期的气血阴阳变化特点辨证施药：经前以祛邪为主，清湿热，利气机；经期以通利为主，调理气血；经后以补虚为主，补肾化瘀，清除余邪。如此辨证用药，湿热瘀血得除，疾病无以反复。

刘奉五

产后腹泻（慢性肠炎）[16]

张某，女，26岁，1973年12月29日初诊。

产后腹泻，伴有全身浮肿50余天。现病史：患者自分娩后，因休息调摄失宜，于产后10余天起经常腹鸣腹痛，以脐周最明显，便前痛甚，便后痛减，且觉适宜。排便时肛门坠胀，大便溏，日行2~3次。伴有心慌气短，乏力，四肢沉重，不思饮食。经服抗生素后，效果不明显。近1个月来，症状反而加重，胃脘胀满，黎明之前腹鸣即泻，泻后即安，小便清长；腹部怕冷，腹胀午后较重，倦怠乏力，四肢发凉，周身浮肿，面部及腿部较明显，口干不欲饮水；大便溏，有时带有少量黏液。舌质胖淡，滑润无苔，脉象沉缓无力。体格检查：精神萎靡，语声低微，面色黄白，面部浮肿，手足部扪之发凉，下肢有可凹性水肿。辅助检查：血常规正常，尿常规正常。大便色黄白，有黏液，镜检有少许白细胞。西医诊断：慢性肠炎；水肿，原因待查。中医辨证：脾肾两虚，寒湿泄泻。治法：温补脾肾，通阳散寒。

处方：熟附片四钱（先煎），炮姜三钱，炙甘草二钱，党参三钱，焦白术三钱，茯苓三钱，肉豆蔻三钱，桂枝一钱，补骨脂三钱，五味子三钱。

二诊：1974年1月3日。服上方3剂后，大便日行1~2次，四肢已温，精神见好，腿沉减轻；仍有腹痛，浮肿同前，午后肿甚，余症未减。

处方：上方去党参、桂枝，加黄芪五钱。再进3剂。

三诊：1月7日。药后浮肿减轻，步履有力，但因饮食不慎，前天夜间大便3次，余症如前。

处方：熟附片四钱（先煎），炮姜三钱，炙甘草二钱，焦白术三钱，茯苓三钱，肉豆蔻三钱，补骨脂三钱，五味子三钱，黄芪五钱，山萸肉三钱，砂仁一钱半（后下），莲子肉四钱。

四诊：1月15日。患者因服药效果较慢，又前往某医院进一步检查治疗，诊为消化不良及轻度贫血。经服硫酸亚铁及酵母片后，腹鸣腹痛反而加重，腹泻更甚，大便日行7~8次，泻前伴有少腹坠痛，里急后重。自动出院继服中药。辨证同前。

处方：党参三钱，焦白术五钱，炙甘草二钱，熟附片四钱（先煎），诃子肉四钱，

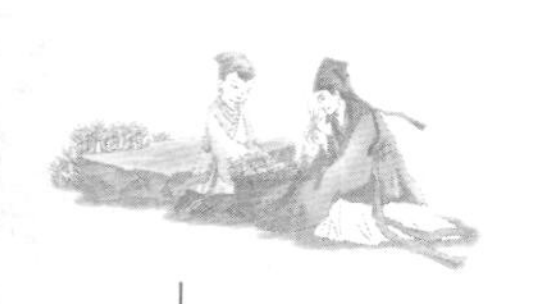

炮姜三钱，茯苓三钱，肉豆蔻三钱，补骨脂三钱，五味子三钱，山萸肉三钱，砂仁一钱半（后下），莲子肉四钱。

五诊：1 月 18 日。服上方 5 剂后，黎明泄泻已止，大便日行 1 次，浮肿消退，精神显好；纳食觉香，饮食正常，两颊已见红润，睡眠好。除仍有心慌气短外，其他无不适。

处方：前方去五味子、山萸肉、砂仁，加生黄芪五钱，炒枣仁三钱，龙眼肉五钱。继服 5 剂，共服药 19 剂。

1 月 23 日，症状消失，临床基本痊愈。

述评：

泄泻可分为急性与慢性两大类。从辨证来看，急性多见热证、实证；慢性多为寒证、虚证。慢性泄泻多因脾胃功能失调，脾虚胃弱，外受寒邪而发；或因急性腹泻迁延不愈，正虚病邪未尽而起；或因肾虚阳气不足，肾阳不能温煦脾胃，而使脾胃虚衰。本案例发于产后，主要是由于产后气血两亏，脾胃虚弱，又因调摄失宜，脾胃运化失职，后天精气供养不足，阳气未复，而阴气盛极，阴盛则命门火益衰。刘奉五教授认为患者具有脾肾阳虚的主要证候，如：黎明之前脐下作痛，腹鸣则泻，腹部畏寒，时有作胀；四肢不温，浮肿，便稀，小便清长；舌质胖淡、无苔，脉沉缓无力等，辨证为肾虚泄泻，因为“肾为封藏之本”，肾虚封藏不固而作泻。肾虽为水脏而有元阳，肾阳衰不能温脾，又不能固肾气，肾气不振则阴寒更盛，致使腹胀、腹鸣、腹泻。再加上寒中胃肠，脾胃升降失司，清浊不分，胃失腐熟之力，所以除黎明即泄外，白天大便次数也明显增多。便稀便泻日久，脾气更虚，水湿不化，故见浮肿。脾主四肢，阳气不能达于四末，故见肢冷、倦怠神疲、少气懒言等症。又因患者为产后气血虚衰之体，全身症状就更加明显，病程也较长。故治疗上谨守病机，以温补脾肾、通阳散寒为主，随证加减。独特之处是在首次方中加用桂枝一钱，旨在通心阳以温运周身之阳气，故药后四肢见温，腿沉也减轻，精神见好。进而在阳气已见通达的基础上，加用生黄芪、山萸肉益气助阳，育阴敛阳，使之阴平阳秘，正气得复，肿消泻止。虽然在治疗过程中，因为患者过食和服用其他药物致使病情反复、加重，腹泻次数增多，但是刘奉五老中医并未被表面病象所惑，而是根据其病理实质，辨证立法确当，用方虽似平淡，但是层次清楚，善于守方，直至痊愈。

崩漏（异常子宫出血）[16]

史某,女,41岁,1975年6月6日初诊。

月经先后不定期,行经日久近1年。现病史:患者以往月经正常,近1年来月经量多,色紫有血块。去年8月份大出血10余天,以后月经频至,甚至一月二至,量多,行经日久(10余天)。今年1月份因阴道大出血而行诊刮术,病理诊断为“子宫内膜增生”。月经闭止2个月后,阴道出血淋漓不止,持续10余天。曾用黄体酮治疗,之后月经来潮时则淋漓不止,色黑紫,量偏多,有小血块。近2年来性情烦急易怒,伴有胸胁胀满,纳差,腹胀,腰酸痛,大便干,2~3天一行。末次月经4月22日,至今又闭经54天。舌暗红,脉弦滑。西医诊断:异常子宫出血。中医诊断:崩漏(脾肾不足,血热肝旺)。

处方:山药五钱,石莲三钱,菟丝子三钱,续断三钱,生地黄、熟地黄各三钱,白芍四钱,炒荆芥穗一钱半,柴胡一钱半,黄芩三钱,牡丹皮三钱,益母草二钱。

二诊:6月26日。上方服3剂后月经来潮,行经4天,色红,量中等。因胸胁胀疼明显,上方加川楝子三钱,继服7剂。

三诊:8月1日。用药后按月行经2次,6月18日—22日,7月16日—19日,血量减少,行经4天。继服前方5剂。

四诊:9月27日。自6月19日—8月1日共服中药23剂,诸症消失,月经按时行经,血量减少,经期3~5天,正常行经已3次。停药观察,月经又规律来潮2次,周期稍有提前(23~25天)。末次月经为9月24日。

述评:

月经先期、月经频至、轻度子宫出血均有虚实之分。虚证一般多用人参、黄芪补气;桂枝、附子、鹿茸、鹿角补肾,仅适用于纯虚证类。临床上部分患者属于虚中夹实,尤其是女性月经初潮之际脾肾不足,而阳气初升,虚象之中往往夹有热象,表现为脉细、面色萎黄、疲乏倦怠、四肢无力,而月经色黑有块。若妄用人参、黄芪、桂枝、附子之属,则热益内炽,月经更加提前,血量反而增多;若见有热而过用黄芩、黄连之类苦寒之药,则伤正而脾肾更虚。在这种既不能过于温补,又不能苦寒直折的矛盾情况下,刘奉五老中医摸索出平补脾肾、调经固冲的经验方——安冲调经汤。组成:山药、白术、炙甘草、石莲、续断、熟地黄、椿根皮、生牡蛎、海螵蛸。功用:平补脾肾,调经固冲。主治:脾肾不足,夹有虚热所引起的月经先期、月

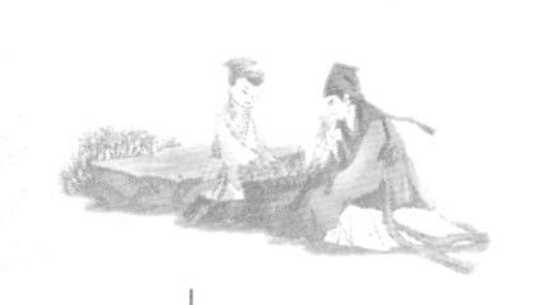

经频至或轻度子宫出血。本案患者月经周期不规律，量多，行经日久，色紫有块，舌黯，脉弦滑。辨证为脾肾不足、血热肝旺，故予安冲调经汤加减治疗以健脾补肾、凉血疏肝。本方主要由补脾、补肾、清热固涩三个药组而组成：山药、白术、炙甘草补脾；续断、熟地黄补肾；石莲、椿根皮、生牡蛎、海螵蛸清热固涩。此方平补脾肾，补而不燥，清热固涩又不伤正。

闭经（继发性闭经）[16]

患者，女，23 岁，1975 年 5 月 26 日初诊。

闭经 9 个月。现病史：患者近 3 年经常闭经。1974 年 5 月及 8 月各行经 1 次，量中等、色红，行经 7 天，之后又闭经。现症：头晕，头痛，眼花，急躁，偶有小腹疼痛；食纳尚可，二便正常。舌质黯淡，脉象沉弦。西医诊断：继发性闭经。中医诊断：闭经（阴虚胃燥，气滞经闭）。

处方：瓜蒌一两，石斛四钱，黄芩三钱，枳壳二钱，木香一钱，香附三钱，牛膝四钱，红花二线，益母草五钱，栀子三钱。

二诊：6 月 2 日。服上方 5 剂后，于 5 月 31 日月经来潮，量少、色黑，现已 3 天未净，有轻度腹痛。

处方：上方加减。瓜蒌五钱，石斛四钱，玄参三钱，麦冬三钱，益母草四钱，泽兰三钱，牛膝四钱，瞿麦四钱，车前子三钱（包煎），栀子三钱，连翘三钱。

三诊：6 月 9 日。服上方 5 剂后，于 6 月 6 日经止，继服上方。

四诊：6 月 16 日。服上方 6 剂后，腹痛发胀。

处方：上方去牛膝、栀子、连翘、泽兰，加瞿麦、黄芩、赤芍、延胡索各三钱。

五诊：7 月 14 日。月经于 6 月 17 日来潮，量极少，行经 3 天。仍有烦热，口干喜饮，乳房胀痛。服上方 6 剂后，月经于 7 月 9 日来潮，量比上次增多，色红，有血块。经前腰腹痛及乳房疼痛减轻。继服上方。

六诊：8 月 18 日。自感头痛减轻，稍有急躁，月经已后错 10 天，尚未行经。舌红，脉弦滑。治拟疏肝解郁，佐以清热。

处方：当归三钱，白芍三钱，柴胡一钱半，甘草一钱半，黄芩三钱，牡丹皮三钱，栀子三钱，牛膝三钱，益母草五钱，瞿麦三钱，车前子三钱（包煎）。

七诊：9 月 8 日。服上方后，月经于 8 月 21 日来潮，量少，腰痛，腹痛经期加重。予下方，以固疗效。

处方：瓜蒌六钱，石斛四钱，玄参三钱，麦冬三钱，栀子三钱，黄芩三钱，瞿麦四钱，萹蓄四钱，车前子三钱（包煎），益母草五钱，赤芍三钱，延胡索三钱，川楝子三钱。

述评：

瓜石汤是刘奉五老中医的经验方。组成：瓜蒌、石斛、玄参、麦冬、生地黄、瞿麦、车前子、益母草、马尾连、牛膝。功用：滋阴清热，宽胸和胃，活血通经。主治：阴虚胃热所引起的月经稀发、后错或血涸经闭。此类患者平素多有阳气过盛，肝热上逆，导致胃中燥热灼伤津液。阳明本为多气多血之经，下隶冲任二脉，若阳明津液充实，则冲任精血满盈，月经能以时下；若阳明燥热过盛，津液枯竭，则不能化为月经。轻者月经稀发、后错，重者闭经数年不至。审其临床特点，虽为经闭，但无气血两虚之象，病者反而自觉口干舌燥，心胸烦闷，急躁多梦，甚者胸中发热，五心烦热，脉弦滑沉，一派阴虚血燥之征象。古人曾用三合汤（四物汤、调胃承气汤、凉膈散）治疗本病。原方由当归、生地黄、白芍、大黄、元明粉、甘草、连翘、栀子所组成。在临床实践中，多数病人虽有上述症状，但大便不一定干燥；而且本病又系慢性病，非数剂药能以收功。如若长期服用三合汤，因其中有大黄、元明粉等苦寒泻下之品，更易耗伤津液。而瓜石汤以瓜蒌、石斛为主药，瓜蒌甘寒润燥，宽胸利气，石斛甘淡微寒，益胃生津，滋阴除热，两物合用共奏宽胸润肠、利气和胃之效；另加玄参、麦冬养阴增液。因本病责之于阴虚血燥，故在四物汤中去掉较为温燥的当归、川芎，用生地黄滋阴生血；瞿麦、车前子活血通经；益母草偏寒，通经活血之中又能滋生津液；马尾连（或栀子）清胃热，热去则津液自生；牛膝引血下行，以期达经行血至之目的。本案患者肝胃气滞明显，小腹疼痛，所以加用木香、枳壳、香附梳理肝胃，行气宽胸，配合红花行气活血以通经。在临床应用时若见大便燥结，也可先用三合汤，待阳明燥实已解，仍可改用本方作为治疗。

产后恶露不绝（子宫复旧不全）[16]

娄某，26岁，1974年4月16日初诊。

产后阴道流血4个月。现病史：患者为过期妊娠，足月产后4个月阴道一直出血，血量时多时少，色红或黑红，有大血块或黄带，伴有腰酸；流血多则下腹痛，大血块流出后，腹痛稍有缓解；食纳尚可，二便调。舌质黯淡，脉弦滑略数。西医诊断：子宫复旧不全。中医诊断：产后恶露不绝（血瘀内停）。

处方：当归三钱，川芎二钱，桃仁一钱，红花一钱，延胡索三钱，没药一钱，炮姜

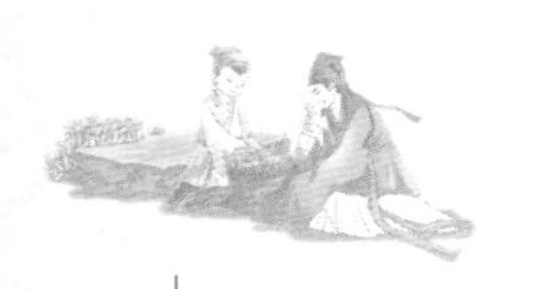

一钱，五灵脂三钱（包煎），小茴香二钱，蒲黄炭三钱（包煎）。

二诊:4 月 19 日。服上方 3 剂后，阴道出血已止，仅有少许粉色白带。腰已不酸，精神尚好。上方继服 2 剂。

三诊:4 月 22 日。服药后粉带已止，但见白带量多而清稀。脉弦滑无力。治拟健脾益气、升阳除湿，以巩固疗效。

处方：党参三钱，白术三钱，柴胡一钱半，炒荆芥穗一钱半，陈皮二钱，车前子三钱（包煎），白芍四钱，炙甘草二钱。

述评：

正常分娩后胞宫内遗留的败血和秽液混浊物均称为恶露。恶露一般于半月内即可排净，如果淋漓不断，持续日久，即称为恶露不绝或恶露不止。产后胞脉空虚，寒邪乘虚而入与败血瘀结，停于胞宫，瘀血不去，新血不宁，气虚不能摄血；劳倦伤脾，中气下陷，冲任不固，阴虚血热内生，迫血妄行，均可引起恶露不绝。发病的原因主要是瘀血内停，气不摄血，或阴虚血热。临床多以瘀血内停为主，且能相互兼见，或夹杂为患。所以治疗重点在于活血化瘀，并根据病情兼用益气养血或养阴凉血等法。本案患者为过期妊娠足月产后，阴道出血持续 4 个月，血量时多时少，色红或黑红，夹有黄带，伴有腹痛和大血块，血块流出后腹痛稍缓解。此例虽为产后气血大伤，出血时间又长，但舌质黯淡，脉弦滑，为虚中夹实、内有瘀血之征。故治以活血化瘀通经为主，方用少腹逐瘀汤去赤芍、桂枝以防活血太过。血止后以健脾益气、升阳除湿而收功。临床中可以“产后生化汤”治疗产后恶露不绝，药物组成是在《傅青主女科》生化汤中加入红花、益母草、泽兰、山楂，方中使用多味轻量活血药，相辅以活血而生新血。临床可用于自然流产、人工流产等引起的产后恶露不绝。

痹症（产后关节痛）[16]

田某，36 岁，1972 年 3 月 29 日初诊。

流产后腰背疼痛 5 周。现病史：患者于 5 周前自然流产，之后逐渐发现腰背疼痛，手脚发凉，头胀，遇冷后症状加重，局部无红肿。化验血沉、抗“O”均正常。舌质淡，脉细滑。中医诊断：产后关节痛（气血两亏，肾气不足）。

处方：当归三钱，白芍三钱，川芎一钱，熟地黄三钱，生黄芪五钱，桑寄生五钱，续断三钱，菟丝子三钱，狗脊三钱。

二诊:4 月 12 日。服上方 10 剂后,手脚渐温,头不胀,腰背疼痛稍减,但仍怕冷。

处方:生黄芪五钱,桑寄生五钱,续断三钱,菟丝子三钱,狗脊三钱,茯苓四钱,干姜二钱,甘草一钱,白术三钱。

三诊:4 月 24 日。服上方 5 剂后,症状皆除,基本痊愈。

述评:

产后关节痛属于中医“痹症”范畴,多因产后气血两虚,营卫失和,腠理不固,外感风寒湿邪而致;也有因素体阳气偏盛,感受风寒化热为害,而出现一系列湿热证候。因此,分为寒痹和热痹两大类。风为“百病之长”,遇寒合为风寒,遇热合为风热,遇湿合为风湿。风寒湿邪痹阻关节、经络,气血不能畅达,则肢体、关节疼痛、酸楚、重着或麻木。因本病发于产后,而产后气血虚是其内因特点,亦即正虚而邪实。本案患者属于虚寒型中偏于气血两亏、肾气不足。肾虚不荣见腰背痛,气血不能上注则头胀,阳气不能达于四末则手脚发凉。治以益气养血、补肾扶正。方中四物汤养血活血,生黄芪和当归补气血,桑寄生、续断、菟丝子、狗脊补肾气而强腰脊。而后,在补气血的基础上加用肾着汤(茯苓、白术、干姜、炙甘草)以健脾,祛腰背部之寒湿。在疗程上,先补气血,后祛寒湿,先扶正而后祛邪。如清代罗美于《古今名医汇粹 · 诸痹门》中云:“治外者散邪为亟,治脏者养正为先。治行痹者散风为主,御寒利湿仍不可废,大抵参以补血之剂,盖治风先治血,血行风自灭也。”

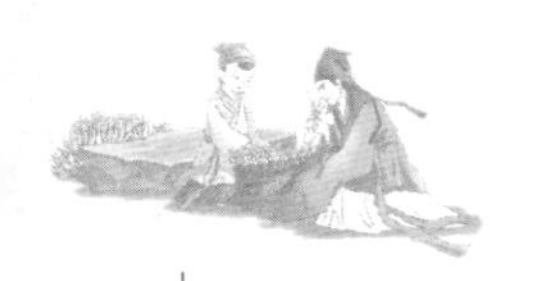

刘敏如

不孕症（原发性不孕、多囊卵巢综合征）[17]

季某,女,32岁,已婚,2016年3月16日初诊。

已婚4年,未避孕不孕3年余。患者月经2～3个月一行1年余,经量逐渐减少。16岁月经初潮,周期37～40天,经期4～5天,末次月经2016年2月16日。

现症:月经周期29天,排除妊娠;平素情绪急躁,易疲倦,口干不苦,纳可眠佳;面部、背部痤疮严重,经前加重,体多毛;大便偏干,1～2天一行,小便调。舌红,苔白腻,脉滑。

检查:2013年月经第3天性激素检测结果为FSH 7.72 mIU/mL,LH 21.86 mIU/mL;糖耐量检查结果偏高。超声检查示双侧卵巢增大呈多囊样改变。诊断为多囊卵巢综合征,服用克龄蒙、补佳乐半年。西医诊断:原发性不孕;多囊卵巢综合征。中医诊断:不孕症。辨证:痰湿互结,冲任瘀滞。治拟软坚散结,行气活血,调理冲任。

处方:西洋参10 g,麦冬10 g,五味子6 g,枳壳12 g,王不留行12 g,夏枯草20 g,莪术10 g,橘核15 g,荔枝核15 g,山楂15 g(带核),皂角刺12 g,车前子15 g(包煎),生牡蛎15 g(先煎),益母草15 g,三七粉3 g(分3次冲服)。14剂,水煎服。嘱服药期间暂避孕,待月经来潮停药,经净后续服余药。

二诊:4月24日。服上方后月经来潮,末次月经3月28日,量少,3天净。现为月经周期第27天,基础体温呈单相型。4月24日超声检查示:右侧卵巢见1.6 cm×1.2 cm优势卵泡。面油,痤疮严重,纳眠可,大便偏干。舌红,苔黄腻,脉滑尺沉。治法同前。

处方:守上方去牡蛎,加土茯苓20 g。14剂,水煎服。排卵同房后禁服,余药待经净后续服。

三诊:5月20日。末次月经5月11日,5天净,量较前增多。5月19日卵泡监测见:左侧卵巢卵泡最大约0.8 cm×0.6 cm。上周期基础体温呈双相型,痤疮较前好转。舌红,苔白,脉沉。治以补肾调冲为主,兼行气活血。

处方:淫羊藿15 g,山茱萸12 g,当归6 g,川芎6 g,菟丝子15 g,枸杞子10 g,鹿角霜10 g(先煎),荔枝核15 g,枳壳15 g,莪术12 g,车前子15 g(包煎),皂角刺

12 g,仙鹤草 15 g,薏苡仁 20 g,王不留行 10 g。10 剂,服法同前。嘱超声监测排卵。

四诊:6 月 29 日。停经 49 天,尿 HCG 检测结果呈阳性,时恶心,无腹痛,无阴道流血。舌红,苔白,脉滑。诊断:早孕。辨证:脾胃不和,肾气虚证。治以健脾益肾,和胃安胎。

处方:北沙参 15 g,麦冬 10 g,五味子 6 g,竹茹 10 g,紫苏叶 10 g,陈皮 10 g,炒白术 10 g,砂仁 6 g(后下),淫羊藿 12 g,山茱萸 10 g,菟丝子 15 g,杜仲 15 g。

后电话随访顺利生产。

述评:

痰湿瘀滞为多囊卵巢综合征标实的主要病因,更是导致不孕的常见病理因素。正如《万氏妇人科》云:“惟彼肥硕者,膏脂充满,元室之户不开;挟痰者,痰涎壅滞,血海之波不流。故有过期而经始行,或数月经一行,及为浊,为带,为经闭,为无子之病。”由此可见,月经后期、闭经、不孕、肥胖等病变与痰、湿、瘀存在内在联系。

本案患者自初潮起月经稀发,先天肾精亏虚。《傅青主女科》有云:“经水出诸肾。”肾精血不足,冲任血海亏虚,加之劳倦伤脾,易生痰湿;情志伤肝,肝郁气机阻滞,血行不畅成瘀。痰、湿、瘀互结,壅塞胞宫,发为诸症。故先治以软坚散结,行气活血通经。气病血必病,血病气必伤,故以生脉散益气养阴,气阴充足则血得滋养,气行血行则瘀滞得消;橘核、荔枝核、枳壳疏肝散结同时加强破气消积,药力直达病所;配合消积化滞药物王不留行、莪术、皂角刺、三七粉,辅以软坚散结之夏枯草、牡蛎,相辅相成。张仲景在《金匮要略·水气病脉证并治》中指出“血不利则为水”,车前子及益母草令湿邪得除,水出则血利。二诊药后经期已届,超声监测可见优势卵泡,病情好转,故守前方去牡蛎,加土茯苓清热解毒缓解痤疮情况。三诊时患者月经周期逐渐恢复,诸病渐瘥,湿脂之邪渐消,盖因其本虚在肾,用药当以补肾调冲为本,兼以行气活血,补而不滞。四诊后发现早孕,现症虽无肾虚表现,盖其先天禀赋欠缺,加之维持妊娠有赖肾气强盛,故治法亦当补肾健脾为主,益肾固胎同时加入紫苏叶、竹茹、陈皮、白术、砂仁健脾和胃安胎,生脉散益气养阴。

本案患者为常见的月经不调,胞中脂膜壅塞,排卵功能障碍导致不孕。刘敏如教授治疗时注重遵循“治孕先治病,治病先调经”原则,正如《丹溪心法》所谓“种子之道,莫如调经”,故选用破气消瘀散结药为主消除胞中积聚,恢复月经周期为要;同时强调女子以阴为本、以血为养的气血相关性,气血阴阳同调,将固肾消积贯穿治疗始终。

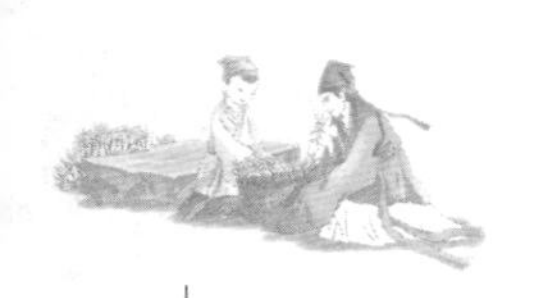

闭经（多囊卵巢综合征）[18]

余某，女，18 岁，未婚，2018 年 7 月 28 日初诊。

月经周期延后 2 年余，停经 8 月余。末次月经 2017 年 11 月（具体日期不详）。患者 15.5 岁初潮（2016 年 3 月），月经 2～4 个月一行，经期 5～7 天，夹血块。自 2017 年年初至 2017 年 10 月，月经半年未至，经西医治疗，服黄体酮 5 天后月经来潮 1 次，此后月经至今未潮。患者多毛，易长痤疮，眉毛粗浓。舌质红，苔薄黄，脉沉滑。中医诊断：闭经。辨证：肝郁肾虚血瘀证。治宜补益肝肾，活血散结。

处方：土茯苓 20 g，薏苡仁 20 g，仙鹤草 15 g，莪术 15 g，皂角刺 15 g，荔枝核 15 g，马齿苋 20 g，益母草 20 g，蒲公英 20 g，王不留行 20 g，菟丝子 15 g，山萸肉 15 g，鸡血藤 20 g，枸杞子 15 g，枳壳 12 g。每日 1 剂，水煎服，分 2 次服，每次 100 mL，共 10 剂。

二诊：8 月 15 日。患者服药后无不适，现白带正常，无乳胀，大便每日一行，质地不黏；口渴，出汗少，痤疮好转，小便正常，睡眠梦多。患者已检查性激素六项，自诉睾酮升高。舌尖红，苔少，脉滑。

处方：当归 10 g，川芎 10 g，生地黄 10 g，白芍 12 g，鸡血藤 15 g，王不留行 12 g，枸杞子 15 g，香附 10 g，黄精 15 g，车前子 15 g，枳壳 10 g，红花 6 g。每日 1 剂，水煎服，分 3 次服，每次 100 mL，连服 5 日。停药 3 天月经未潮，赴医院就诊；服黄体酮 10～14 天后出现撤退性出血。

三诊：2019 年 6 月 30 日。患者于 2018 年 9 月 9 日服黄体酮后出现撤退性出血 1 次，10 月 10 日、11 月 4 日、12 月 30 日正常行经 3 次，末次月经为 2018 年 12 月 30 日，现月经半年未至。面部少量痤疮，白带正常，无乳胀。舌尖红，苔薄白，脉滑。

处方：当归 10 g，川芎 10 g，鸡血藤 20 g，川牛膝 12 g，桔梗 10 g，淫羊藿 15 g，山萸肉 15 g，黄精 15 g，槐花 15 g，皂角刺 12 g，莪术 12 g，马齿苋 20 g，薏苡仁 20 g，枳壳 12 g，藿香 10 g。15 剂，每日 1 剂，水煎服，分 3 次服，每次 100 mL。嘱如有不适复诊。

述评：

闭经病因病机无外乎虚实两端；实者多为邪气阻隔，冲任瘀滞，脉道不通，经不得下。本案患者为青春期女性，自初潮起月经稀发，禀赋先天肾气不足，天癸失调，脾肾亏虚，气化失司，肝郁气机郁滞，气血津液运行不畅，则成痰、生湿、结瘀，痰、湿、瘀壅塞胞中，月经失调；天癸泌至失衡，阴阳失调，出现多毛。《素问·生气通天论》记载："膏粱之变，足生大疔。"脾胃失健，肥甘令人中满，内生滞热，瘀热留滞肌肤，发为痤疮，故治以补益肝肾，活血散结，化痰除湿。方中五子衍宗丸去覆盆子补肾益精，补而不滞；蒲公英、马齿苋、土茯苓、益母草清热消肿散结，除壅塞胞宫日久之湿、痰、瘀；《本草新编》言薏苡仁"最善利水，不至损耗真阴之气，凡湿盛在下身者，最适用之"，仙鹤草消痈散结，消中寓补之力优，两药配伍增其消肿散结之效；佐以辛味药行气散结以解胞中气血瘀阻，并以养血活血之鸡血藤行中有补。患者服药后二诊时痤疮好转，舌脉转佳，结合口渴阴虚表现，肾水不能上济心火，心肾不交则多梦、舌尖红；故减清热散结药物，增加养血活血之四物汤，以清热凉血之生地黄替换熟地黄，黄精、枸杞子养阴益肾填精以充血海之源，车前子清热利湿而不伤阴，余药共奏活血行气散结之功。三诊时可见用药已奏初效，行经三月如期而至，然服药中断故以复发；治疗以宗原法，加强疏肝调畅气机，以佛手散加鸡血藤活血养血，黄精、枸杞子、山茱萸、淫羊藿补益肝肾，川牛膝、桔梗调畅气机升降，槐花入血分凉血清肝，继予活血化瘀行气散结除湿药，如此攻补兼施，必奏其效。

综上而言，其为多囊卵巢综合征所致的闭经，刘敏如教授由"有诸内必形诸外"创新性命名此类疾病为"胞中脂膜壅塞诸证"。成因复杂，禀于先天，损于后天：其本在肾，天癸失调；痰、湿、脂、瘀壅塞为标，变化在胞中。故治疗强调顾护肾气、消瘀化积，常选用质坚性灵的种子类药物，重视对脾胃的固护；同时多使用辛味药行气散结，常在化瘀消脂、软坚散结的基础上，佐以活血理气、健脾化痰、补肾疏肝和清热解毒等法。临证之时当细辨病证之侧重，侧重于不同治法，发挥中医的整体观念以应对病证的复杂多态性。

胞中脂膜壅塞诸证（多囊卵巢综合征）[19]

孙某，女，23 岁，未婚，2018 年 3 月 29 日初诊。

近 3 个月月经周期延后 7 天以上。末次月经 2018 年 3 月 29 日，前次月经 2018 年 2 月 1 日，再前一次月经 2017 年 12 月 14 日，5～7 日净，量少、色黯、有血块，伴经期腹痛。患者平素易烦躁、困乏，手足心汗多，冬天手足冰凉，体毛多，偏肥胖，偶有痤疮。舌淡紫有瘀点，苔白厚腻，脉滑。超声检查示：双侧卵巢多囊样

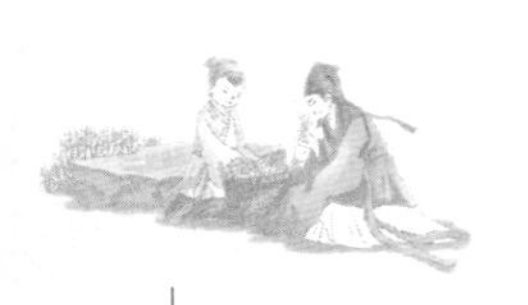

改变,子宫内膜1.3 cm。性激素检测示:FSH 4.5 mIU/mL,LH 10.08 mIU/mL。西医诊断:多囊卵巢综合征。中医诊断:胞中脂膜壅塞诸证。辨证:肾虚肝郁,血瘀脂积。治法:补肾疏肝,活血化脂。

处方:菟丝子15 g,枸杞子15 g,山茱萸15 g,枳壳10 g,柴胡10 g,白芍15 g,陈皮6 g,薄荷6 g(后下),王不留行12 g,蒲公英15 g,薏苡仁20 g,白芷6 g,土茯苓20 g,马齿苋20 g,车前草15 g,白茅根20 g。7剂,每日1剂,分3次服,经净后服,连服3个周期。

二诊:4月29日。末次月经4月16日,前次月经3月29日,服中药后本次月经周期延后5天,量较前增多。舌黯淡,苔白腻,脉滑。

处方:上方加山楂12 g、皂角刺12 g。7剂,每日1剂,分3次服,经净后服,连服3个周期。

三诊:5月30日。末次月经5月16日,7日净;前次月经4月16日,4日净,色黯,量可。有痤疮,脱发明显,流鼻涕,咳痰色白,易疲倦。舌淡红,苔白,脉沉。

处方:枸杞子15 g,山茱萸15 g,黄精10 g,薏苡仁20 g,仙鹤草15 g,蒲公英20 g,夏枯草15 g,莪术15 g,马齿苋20 g,土茯苓20 g,车前子15 g(包煎),野菊花15 g,白茅根20 g,僵蚕10 g,蝉蜕10 g。10剂,每日1剂,分3次服。

四诊:7月28日。末次月经6月15日,7日净;前次月经5月16日,7日净,色量可。痤疮明显好转,白带黄,近日受凉易抽筋。舌淡红,苔白腻,脉沉。超声检查示:子宫双附件未见明显异常。

处方:菟丝子15 g,明党参15 g,王不留行15 g,鸡血藤20 g,香附15 g,川芎10 g,薏苡仁20 g,仙鹤草15 g,莪术15 g,山楂12 g,马齿苋20 g,白茅根20 g。7剂,每日1剂,分3次服,连服3个周期。

后电话随访得知近1年月经周期28~30天,痤疮好转。

述评:

《金匮要略·妇人杂病脉证并治》所云"至期不来"即当下所说的月经后期,众多医家认为其病因病机不外乎虚实两端:虚者多为先天,实者多为后天。

本案患者因月经后期3个月兼有痤疮、多毛、肥胖来诊,舌淡紫有瘀点,超声检查示双侧卵巢多囊样改变。此病所发始于先天而成于后天,肾虚则痰湿易生,尤以肾阳虚衰,气化不利,加之脾虚运化失调,肝郁阻滞气血,脂湿瘀积聚于胞中不化,发为诸症。患者以肾虚为本,痰、脂、瘀互结为标。如王冰对《素问·上古天真论》所注"肾气全盛,冲任流通,经血渐盈,应时而下",强调了补肾之重要性,故治以补肾疏肝,活血化脂。方以左归丸为基础,菟丝子、枸杞子、山茱萸补益肾气、滋补肝肾以顾肾;基于"肝肾同源""肝脾相侮",予四逆散加陈皮、薄荷疏肝理气,通调气机，顾本同时侧重标实；王不留行、白芍活血化瘀，蒲公英、薏苡仁、白芷散结化脂，土茯苓、马齿苋、车前草、白茅根清热凉血利湿，使邪有出路。二、三诊时患者月经情况好转，故二诊加入山楂、皂角刺继续加大散结化脂的力量，三诊守前方加黄精顾肾补肾，加夏枯草、莪术等加强散结消癥之力。正如《黄帝内经素问吴注》所云“热甚则痛，热微则痒，疮则热灼之所致也”，针对痤疮加入野菊花等清热凉血，解毒利湿；蝉蜕、僵蚕取自升降散，升阳之中清阳以治脱发。如此谨守病机、审时度势调整药味，月经恢复正常，诸症皆瘥，故四诊以继续补肾益气活血、化瘀消癥化脂及清热凉血利湿善后巩固疗效。

本病病变虽为积聚，以邪实为主，但病机乃肾虚，尤以脾肾阳虚为主，故治疗应先选用左归丸益肾，正本清源，而后对于痰、瘀、湿等不同标实侧重选药，同时善用五行生克乘侮理论优选方药，以顾肾消积理念贯穿治疗始终，以应对胞中脂膜壅塞诸证的先天性、多态性、复杂性及难治性。

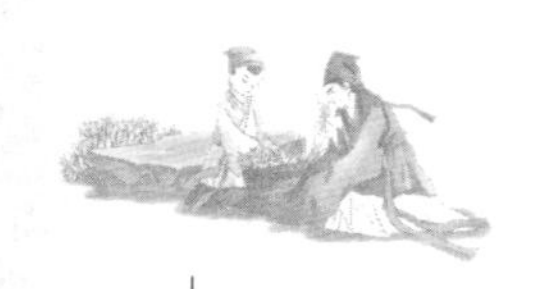

刘瑞芬

月经过少（异常子宫出血）[20]

米某,38 岁,2018 年 10 月 15 日初诊。

月经量少 4 个月。患者既往月经周期 30 天,经期 7 天,量中,色红,经期偶有腰酸。4 个月前因计划外妊娠行人工流产术。术后近 4 个月月经周期同前,但量少,经期前两天排黑褐色分泌物,仅第 2 日量稍多,色黯、有少许血块,经期乏力腰酸,经前乳胀。末次月经 2018 年 9 月 22 日,量少同前。平素畏寒,劳累后腰酸,近 1 个月偶有气短乏力,面色萎黄,头昏沉。纳差眠可,大便偏干,小便正常。白带正常。舌暗红,苔少,脉沉细。生育史:2 – 0 – 3 – 2,现采用宫内节育器避孕。妇科彩超:子宫双附件未见明显异常。

诊断:月经过少(脾肾气虚兼血瘀证)。

处方:党参 30 g,炙黄芪 30 g,当归 12 g,紫石英 30 g(先煎),熟地黄 15 g,白芍 12 g,桑葚 18 g,茯苓 12 g 炒白术 12 g,淫羊藿 18 g,续断 18 g,香附 15 g,柴胡 12 g,川芎 12 g,红花 12 g,丹参 18 g,陈皮 12 g,木香 12 g,砂仁 12 g(后下),牡丹皮 12 g,黄芩 12 g,莲子心 12 g,麦冬 18 g,鹿角胶 6 g(烊化),阿胶 10 g(烊化),炙甘草 6 g。14 剂,水煎服,每日 1 剂,早晚饭后分服。

二诊:11 月 12 日。末次月经 10 月 22 日,周期 30 天,量稍多于前,色红、血块少许,7 天净。经期腰酸乏力减轻,经前乳胀,头痛易怒。现腰酸、乏力、畏寒症状减轻,纳可,失眠,二便调,白带正常。舌脉同前。

处方:上方加炒酸枣仁 18 g、枸杞 12 g、菊花 12 g、佛手 12 g、郁金 12 g。14 剂,水煎服,每日 1 剂,早晚饭后分服。

如此治疗 3 个月后,患者月经量恢复正常,腰酸乏力、乳胀、易怒等症状均消失。

述评:

月经过少是指月经量明显减少,少于平时正常经量的 1/2,或行经持续时间仅 1 ~2 天,甚或点滴即净。患者近 4 个月月经量较之前大幅减少,可诊断为月经过少。

《女科证治准绳》曰："经水涩少，为虚为涩。"月经过少可由虚实两种原因造成。临床上月经过少的病机多为虚实夹杂，肾虚血瘀是其主要原因。

患者2次生产，3次人工流产，共有5次妊娠史，且初诊4个月前刚行1次人工流产术，损伤肾气。肾藏精，主生殖，乃先天之本，元气之根。《傅青主女科》云："经水出诸肾。"肾气与天癸是促成女性月经产生的根本，肾气的盛衰决定着天癸的至与竭，肾气足，天癸至，任脉通，太冲脉盛，则月事以时下。若先天禀赋不足，或平素劳累过度，房事不节，或产多乳众，致肾气受损，冲任不调，血海亏虚，经血化源不足，胞宫失于濡养，以致经行量少。

首诊患者腰酸乏力、气短，面色萎黄兼纳差，可知其脾气虚弱，运化无力；又因人工流产术损伤胞脉，血流瘀滞，表现为经血色黯有块；金刃损伤使肾气受损加重，兼之素有脾虚，气血生化更加无源。其血海难盈又兼胞脉阻滞，故经血不得畅通，属脾肾气虚兼血瘀证，舌脉俱为佐证。故用药以党参、紫石英、当归为君，补肾益气活血，以淫羊藿为臣，温肾阳，续断温补肾阴肾阳，炙黄芪、茯苓、炒白术益气健脾，红花、丹参、川芎调经活血。佐熟地黄、桑葚、麦冬、白芍、阿胶阴中求阳，以益肾填精，滋补阴血；柴胡、香附宣畅气机，补而不滞；木香、陈皮、砂仁醒脾和胃理气；牡丹皮、黄芩化瘀清热，补而不滞；莲子心清心火，养心神；鹿角胶补肝肾，益精血；炙甘草调和诸药。上药共用，有补肾化瘀、益气健脾、疏肝养血之功，又能预防津停为水，瘀久生热。二诊时患者月经量稍多于前，腰酸乏力也有减轻，但经前乳胀、头痛易怒等肝郁气滞的症状浮显，故加用枸杞、菊花清利头目，佛手、郁金疏肝行气解郁；患者失眠，加用炒酸枣仁养肝宁心安神。

月经过少的病因虚实夹杂，虚实互为因果，主要源于肾虚和血瘀；治疗上应补虚泄实，攻补兼施。运用补法时应注重阴阳互生之理，强调顾护他脏，注重整体，分期治疗，则临床疗效显著。

月经后期（月经稀发）[21]

某女，24岁，未婚。2011年1月2日初诊。

停经2个月。患者近3年来月经45~50天一行，量少，5天净，色黯、有血块，伴有小腹隐隐坠胀不适，腰酸腿软，经前乳房胀痛。末次月经为2010年11月4日，余同前。现停经2个月，身体无明显不适感，白带量少，纳眠可，二便调。舌暗红，苔白，脉沉细。超声检查示：双侧卵巢探及数个小囊泡区；子宫内膜厚度为6 mm。

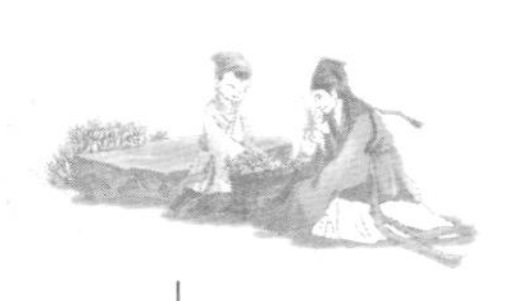

诊断:月经后期。

处方:调经1号方加减。熟地黄18 g,山药12 g,菟丝子18 g,续断30 g,枸杞子12 g,紫石英60 g(先煎),淫羊藿18 g,川牛膝15 g,当归18 g,红花12 g,牡丹皮12 g,香附12 g,茯苓15 g,陈皮9 g,柴胡12 g,桑葚18 g,白芍18 g,炙甘草6 g。6剂,水煎服,每日1剂,分早晚2次分服。

二诊:2011年1月9日。服6剂后,自觉白带较前增多,见白色透明拉丝,余无不适。

处方:上方改川牛膝18 g,加王不留行12 g。因患者远方来诊,复诊不便,予汤药12剂,并嘱后6剂与右归胶囊同服,煎服法同前。

患者于2011年10月复诊时告知,服上药后,月经于2011年1月23日来潮,之后半年余月经每月一潮,如期而至。

述评:

月经后期是妇科常见疾病之一,是指月经周期延后1周以上,甚至3~5个月一行,连续2个月经周期以上。病情严重者可发展为继发性闭经、崩漏、不孕症等其他疾病。

月经后期以肾虚为本,《傅青主女科》谓"经本于肾""经水出诸肾",肾对月经起主导作用。《诸病源候论·虚劳精血出候》云:"肾藏精,精者血之所成也。"肾虚精乏,则经血无以生也。肾气虚,亦无法推动血液循环,日久导致血瘀。故治疗月经后期以补肾兼理气活血化瘀为原则。

本患者平素月经延后,量少色黯伴腰酸腿软,初诊时停经2个月,超声检查显示子宫内膜较薄为6 mm,没有成熟卵泡,皆为肾虚精血不足之症;月经有血块,乳房胀痛,小腹胀痛,为气滞血瘀的表现。治疗上以调经1号方为基础方,改紫石英为60 g以促进卵泡发育,改当归为18 g,加白芍、桑葚以养血滋阴补肾,促进内膜的生长;乳胀较剧加柴胡以疏肝理气,全方共奏阴阳双补、活血化瘀之功。二诊时患者诉见透明拉丝样白带,此时为重阴转阳、阴盛阳动之时,故加重川牛膝用量,加王不留行通络化瘀,促进卵子顺利排出。后6剂加服右归胶囊取其温补肾阳之功,顺应肾中阴阳之变,使月经得以正常来潮。

月经后期以肾虚为本,气滞血瘀为标,临证治疗时还要遵循月经周期中肾阴肾阳的变化规律,这为临床治疗本病提供了很好的诊疗思路。

经行腹痛（痛经）[22]

李某,22岁,未婚,2011年6月26日初诊。

经行腹痛8年。患者14岁月经初潮,月经周期规律,28天一行,6天净,月经量中等,每逢经期第1、2天下腹冷痛,疼痛不可忍,得热稍舒,影响日常生活,伴暗紫色血块,经前双乳胀痛。曾服用元胡止痛片、芬必得,可片刻缓解。末次月经6月6日,现月经周期第21天,纳眠可,二便调。舌黯,苔白,脉沉涩。

诊断:痛经。辨证:寒凝血瘀,气血不畅。治则:温经止痛,活血化瘀。

处方:自拟痛经方(小茴香、肉桂、炮姜、当归、川芎、白芍、蒲黄、五灵脂、元胡、吴茱萸、香附、白芥子、炙甘草等)加柴胡、乌药、白芷。水煎服,每日1剂。嘱其月经周期第25天开始服药至经期第4天,经期及经前忌生冷之品,注意避寒,忌食辛辣厚味之品。

二诊:7月14日。患者自诉经期腹痛明显缓解,无乳房胀痛。嘱继续服用5个周期。

随访上述症状逐渐缓解消失,半年未再复发。

述评:

妇女正值经期或经行前后,出现周期性小腹疼痛或痛引腰骶,甚至剧痛晕厥者,称为痛经,又称经行腹痛。患者自初潮起经行腹痛8年,可诊断为原发性痛经。

痛经病位在子宫、冲任,以“不通则痛”或“不荣则痛”为主要病机。寒凝、血瘀、瘀热可致“不通则痛”,而肝肾不足、气血亏虚可致“不荣则痛”。此证也有虚实之分。本案患者每逢经期第1、2天下腹冷痛,疼痛不可忍,得热稍舒,伴暗紫色血块,经前双乳胀痛,舌黯,苔白,脉沉涩,属寒凝血瘀、气血不畅之实证。经期前后,气血由盛实而骤虚,气血变化剧烈,易受致病因素干扰,经期受寒或过食生冷,寒客冲任与血相搏,以致子宫、冲任气血失畅。经前、经期气血下注冲任,子宫气血壅滞,不通则痛。

治疗原发性痛经的用药主张有四点:第一,用药宜偏温,因经血得温则行,通则不痛,根据“妇人之生,有余于气,不足于血”的特点,对大辛大热、大苦大寒的药须慎用。第二,宜选既能理气化瘀又可止痛的药物缓解子宫痉挛。第三,配合使用疏肝解郁药物。痛经的患者往往心情紧张、恐惧,故缓解情绪亦显得非常必

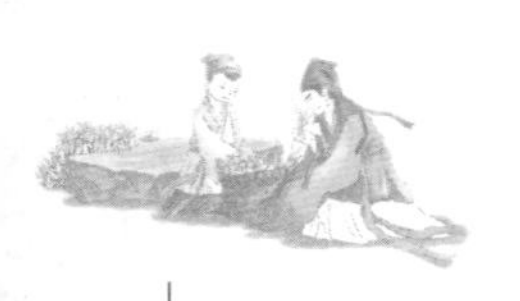

要。第四,在审因辨证的基础上随证加减,若经行时大便溏泄,则加白术、茯苓等健脾止泻;若经行时四肢冰凉,则加菟丝子、艾叶、乌药、巴戟天温阳散寒止痛。原发性痛经宜经前、经期用药,内外同治疗效更好。本病经及时、有效的治疗常能痊愈。

本病重在温经止痛、活血化瘀,依少腹逐瘀汤加减化裁,刘瑞芬教授自拟痛经方,临床疗效显著。

不孕症(未破裂卵泡黄素化综合征)[23]

患者,李某,26岁,2016年9月13日初诊。

未避孕未孕2年。病史:患者13岁月经初潮,平素月经周期40~60天,经期5~7天,量中、色红、有块,经行轻微小腹隐痛。末次月经2016年9月4日,量、色、质同前,6天净。1年前行性激素六项及超声检查,被确诊为多囊卵巢综合征,予达英-35治疗3个月,停药后复查性激素六项基本正常。之后予克罗米芬促排卵治疗3次,于卵泡成熟时肌肉注射绒促性素5 000单位,均出现卵泡未破裂而形成黄素化囊肿的情况。本周期于月经第5天服克罗米芬50 mg,每天1次,共5天,现停药1天。阴道彩超:左侧卵泡12 mm×13 mm,6 mm×7 mm,右侧卵泡7 mm×8 mm;子宫内膜厚约7 mm。患者平素易感腰骶酸痛,情绪低落,倦怠乏力,失眠多梦。舌质黯淡、胖大,苔薄白,脉细涩。妇科检查:外阴、阴道未见异常;宫颈光滑,宫体前位,常大,活动尚可,无压痛;右侧附件增厚,轻压痛,左侧附件未见明显异常。

综合脉症,中医诊断:不孕症(肾虚血瘀兼气郁痰湿证)。

处方:予调经1号方加减。菟丝子30 g,续断30 g,紫石英30 g(先煎),淫羊藿18 g,枸杞子12 g,熟地黄18 g,当归12 g,山药18 g,茯苓15 g,柴胡12 g,醋香附12 g,川牛膝15 g,红花12 g,牡丹皮12 g,炙甘草6 g,薏苡仁30 g,合欢皮12 g。5剂。

二诊:9月19日。妇科彩超:左侧卵泡18 mm×16 mm,9 mm×8 mm,右侧同前;子宫内膜厚约9 mm。中药予促排卵方。

处方:桃仁12 g,红花12 g,赤芍12 g,川芎15 g,三棱12 g,莪术12 g,醋延胡索18 g,柴胡12 g,香附12 g,路路通12 g,炮山甲粉①3 g,生黄芪30 g,当归12 g。

---

① 炮山甲粉由穿山甲鳞片炮制后研粉制成。穿山甲于2020年升为国家一级保护动物,2020年版《中国药典》(一部)未继续将其收载。

3剂。嘱患者隔天同房1次。

三诊:9月22日。妇科彩超提示:左侧优势卵泡消失,子宫内膜厚约10 mm。中药予毓麟珠方。

处方:党参30 g,炒白术12 g,茯苓9 g,熟地黄24 g,白芍12 g,当归12 g,川芎9 g,菟丝子15 g,杜仲12 g,甘草9 g。7剂。

四诊:10月15日。现停经42天,尿妊娠试验结果为阳性,超声检查见宫内妊娠囊。

述评:

未破裂卵泡黄素化综合征指卵泡发育成熟或未成熟时,因卵泡中的颗粒细胞受黄体生成素的刺激,卵泡未排出而在原位黄素化形成黄体并分泌孕激素,从而使效应器官产生类似排卵周期的变化。未破裂卵泡黄素化综合征是排卵障碍性不孕的一种特殊类型,也是导致不孕的重要原因。

中医古籍中无本病名记载,根据症状其可归属于"不孕症"范畴。本病多由外邪、饮食内伤、情志内伤、久病耗伤所致,主要与肾、肝、气血及冲任失调关系密切,责之于肾虚、肝郁、血瘀及痰湿,其核心为肾虚血瘀。

本案患者多年未孕,月经周期延后,盖因其素体肾虚,天癸不充,月事不能按期而至,经不调无以受孕;且有盆腔炎症,瘀阻脉络,腰为肾之府,故腰骶酸痛;长期受来自家庭及社会的压力,肝郁气滞,木旺乘土,脾虚运化失职,痰湿内生,故倦怠乏力、舌体胖大;久病难愈,耗伤心神,故失眠多梦。治疗上当补肾疏肝,活血化痰,养心安神。

针对肾虚血瘀兼气郁痰湿的病因病机,治疗时可采用补肾疏肝、活血祛痰的治法,分期辨证用药:初期不可妄加攻伐之品,本着"若欲通之,必先充之"的原则;经后期予调经1号方,补肾填精,活血调经;经间期即排卵期予促排卵方,活血化瘀,行气通络;经前期补肾健脾,助孕安胎,顺应月经周期阴阳变化规律调整用药。

不孕症(多囊卵巢综合征)[24]

患者,25岁,2015年4月7日初诊。

主诉:未避孕未孕1年。患者17岁初潮,周期40~60天,经期4天,量少,色黯,有血块,行经腰酸。末次月经2015年2月25日,量偏少,色黯,有块。面部痤

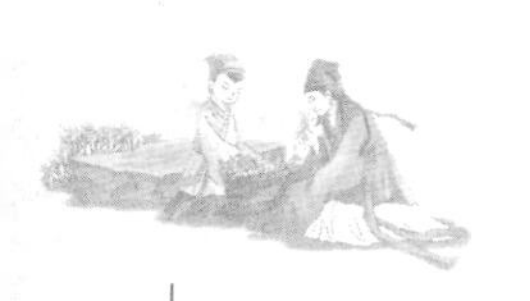

疮较多,纳可,眠欠佳,二便调。舌黯,苔薄白,脉沉细涩。2015 年 2 月 27 日性激素检测示:FSH 5.37 mIU/mL,LH 9.88 mIU/mL,E_2 46.29 pg/mL,P 0.37 ng/mL,T 0.82 ng/mL,PRL 8.94 ng/mL。超声检查示:双侧卵巢多囊样改变。

处方:① 非经期予调经 1 号方加减;② 7 天后服黄体酮软胶囊,睡前 2 丸,连服 6 天;③ 经期服丹黄祛瘀片;④ 下周期第 5 天服炔雌醇环丙孕酮片,每日 1 片,连服 21 天,若无不适,连用 3 个周期。

二诊:7 月 25 日。末次月经 7 月 20 日,量少,色淡,痤疮明显改善,眠可。7 月 22 日性激素检测示:FSH 6.71 mIU/mL,LH 4.65 mIU/mL,T 0.5 ng/mL。

处方:① 非经期予上方加阿胶 12 g(烊化)、鹿角胶 12 g(烊化)、紫河车 3 g(先煎),以血肉有情之品峻补其虚;② 雌二醇片/雌二醇地屈孕酮片(芬吗通),早晚各 1 片,若无不适,连用 3 个周期。

三诊:10 月 20 日。末次月经 10 月 16 日,量可。近 2 个月卵泡发育不良,基础体温呈单相型。

处方:① 非经期中药继服;② 月经第 5 天服克罗米芬,每日 2 片,连服 5 天。

四诊:11 月 3 日。卵泡检测为右侧 24.5 mm × 19.0 mm,左侧 7.1 mm × 8.4 mm,子宫内膜厚度 9.9 mm。

处方:① 人绒毛膜促性腺激素,10 000 单位肌肉注射;② 守方续服;③ 排卵 5 天后改服补肾安胎方加减。

五诊:11 月 10 日。早孕三项示:HCG 132.60 mIU/mL,E_2 621.60 ng/mL,P 25.43 ng/mL。

处方:① 地屈孕酮片,早晚各 1 片;② 补肾安胎方去柴胡,加竹茹 12 g,清胃热止呕,7 剂;③ 定期复查。

述评:

多囊卵巢综合征是由内分泌失调而引起的一组症候群,多由排卵功能障碍导致无正常卵子与精子相结合而致不孕,常伴有卵巢多囊样改变,以及多毛、痤疮等雄激素增高的表现,半数以上患者伴有肥胖。多囊卵巢综合征所致不孕症散见于古代医籍。《素问 · 上古天真论》云:“肾气盛……天癸至,任脉通,太冲脉盛,月事以时下,故有子……任脉虚,太冲脉衰少,天癸竭,地道不通,故形坏而无子也。”

本病病机以肾虚血瘀为本,气滞痰湿为标,涉及脏腑有脾、肝、肾。肾藏精,主生殖,卵泡由肾中阴精所化生,赖肾阳鼓动而排出。若肾阴亏虚,卵泡无以生;若肾阳不足,则排卵无力。素体先天不足,房劳伤肾,或后天不足,水谷不化,肾精不得资助等,皆可损伤肾元以致不孕。肾气虚,无力运血,血行不畅可致血瘀,瘀血阻滞胞络,引起排卵不畅,加之肾气虚排卵力逊,无阴卵受纳阳精,始胚不成。肾阳不足，无以温煦脾土；或饮食不当，脾失健运，脾虚不能运化水饮，积而成湿，聚则为痰。痰湿日久必浸润胞宫，不能成妊，还可阻滞气机，进而加重血瘀。工作、生活以及久而未孕会带来巨大压力，病患常见有情绪急躁或心情抑郁等肝郁表现，肝郁则气机不畅，冲任涩滞不通。肾-天癸-冲任-胞宫轴任何一个环节出现问题皆可致不孕。

本案患者先天肾气不足，肾虚精亏血少，冲任亏虚，血海不能按时满溢，故经行后期且量少。腰为肾之府，肾虚则经行腰痛。血行不畅，瘀阻胞宫，故患者月经量少色黯有块。根据患者临床表现，四诊合参，辨证为肾虚血瘀证，治疗上以补肾活血为主，佐以健脾祛湿、疏肝理气之法。在此基础上，又根据月经周期中不同阶段的特点，灵活运用方药并形成中药人工周期治疗。同时，中西医结合治疗在月经周期的建立、“的候”时间的把握以及提高受孕率方面都取得了显著效果。

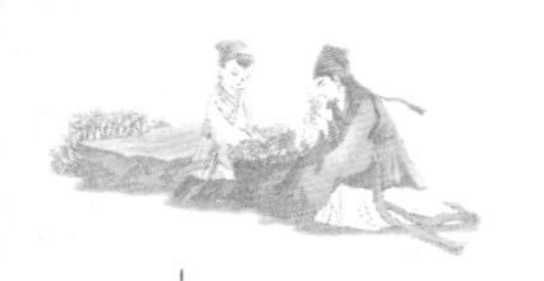

米子良

经行腹痛(痛经)[7]

患者,女,42岁,2011年5月16日初诊。

患者自诉经行腹痛,痛连腰骶,伴腹凉腹胀,经色暗红、有血块、量偏少,行经约4~5天。下肢时常肿胀20余年。末次月经5月15日。

现症:腹痛伴恶心,右胁下痛数月,下肢肿胀。舌淡、边有齿痕,脉沉细。中医诊断:痛经。证属:肝脾冲任失调,肝郁气滞血瘀。治法:疏肝理脾调冲任,化瘀祛湿止疼痛。

处方:柴胡10 g,枳实10 g,白芍15 g,炙甘草6 g,香附10 g,延胡索10 g,续断15 g,茯苓15 g,桂枝10 g,白术20 g,当归10 g,没药10 g,黄芪15 g,车前子20 g(包煎)。7剂,水煎服。

二诊:5月23日。服上方后,腹痛减轻,行经约5天,经量增加,右胁下痛减轻,腿肿减轻,现胃脘不适,时心烦。

处方:守方去炙甘草、枳实、白芍,加牛膝10 g、牡蛎15 g(先煎)、泽泻10 g、防风10 g。

继服20余剂调理而愈。

述评:

痛经多为气血运行障碍所致。《傅青主女科》对痛经的病因做了详细论述,分为寒湿、肝郁、肾虚三因。其中肝郁之象为:“妇人有经水忽来忽断,时疼时止,寒热往来者……肝气不舒乎!”肝藏血,主疏泄,若肝气郁滞,疏泄失司,血为气滞成瘀,瘀阻冲任,阻滞胞宫,不通则痛。治疗痛经中病机属肝脾气滞证者,可以四逆散为主方,随证加减。四逆散出自《伤寒论·辨少阴病脉证并治》:“少阴病,四逆,其人……或腹中痛……四逆散主之。”方以柴胡、芍药、枳实、甘草四味药组成。柴胡为君,入肝胆经,升发阳气,疏肝解郁;枳实理气,泻热破结,二者一升一降,舒畅气机之力倍增;白芍养肝血,柔肝止痛,全方共建疏肝解郁、理气止痛之功。

本案中患者腹痛伴胁痛、恶心,结合舌脉,辨为肝郁型痛经,予四逆散加味。因值经期,加入通阳理气止痛之品如桂枝、延胡索、没药、香附等;患者亦伴下肢肿胀且舌有齿痕，故加入茯苓、车前子以利水渗湿。二诊肝郁之象稍解，留柴胡去余三味，随证加入宁心安神之品。

该患者既有气机阻滞之征，又有水液代谢障碍之象，属少阴之为病所致枢机开合不利导致，为四逆散证。此方可治疗各类肝胆、脾胃及妇科杂病等证，症状中手足厥冷、小便不利为关键证候。本案中以四逆散治疗痛经即是多种变法治疗中的一种。辨证论治之法，如遇静态证应守法，效不更方；如为动态证则须圆活，随证而变；如遇错杂证宜调平。如《素问·至真要大论》所言："审察病机，无失气宜。"

不孕症（不孕）[25]

岳某，女，32岁，2016年3月25日初诊。

患者月经不调3年余未孕，闭经2月余。超声检查示：右侧卵巢囊肿25 mm×27 mm，盆腔积液24 mm×12 mm。

现症：月经不定期，1月15日经行，量少，行经2日，以后未行经，寐少梦多。舌质红，苔微黄，脉细弦，双关显。此为肝郁血虚，冲任失调，治宜调经理气，祛瘀安神。

处方：四物汤合桂枝茯苓丸加减。当归15 g，赤芍20 g，生地黄20 g，香附10 g，怀牛膝10 g，益母草20 g，桂枝8 g，茯苓15 g，桃仁12 g，红花15 g，三棱10 g，莪术10 g，凌霄花10 g，夜交藤50 g。水煎服，7剂，每日1剂，早晚分服。

二诊：4月1日。3月27日经行，量少，行经2日。近日牙痛，寐差。宜清热解毒、调经安神。

处方：清胃散加减。升麻10 g，黄连5 g，生地黄15 g，当归10 g，牡丹皮10 g，赤芍15 g，柴胡10 g，益母草15 g，香附10 g，夜交藤30 g，炒枣仁30 g，石菖蒲15 g。煎服法同上。

三诊：4月8日。服药后牙不痛，前阴瘙痒不适。

处方：继用初诊方加熟地黄15 g、蛇床子15 g。煎服法同上。

另外洗方：苦参15 g，蛇床子15 g，芒硝10 g，黄柏15 g，地肤子15 g。3剂，水煎洗阴部，1日2～3次，1剂用2天。

四诊：4月15日。用药后，阴道不痒。超声检查示：右侧卵巢囊肿23 mm×21 mm，较前略小。寐差。

处方：继用上方汤剂加合欢皮15 g、泽兰20 g，以增疗效。煎服法同上。

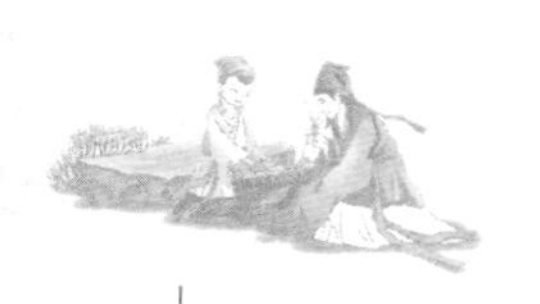

五诊:5月13日。上方进服28剂,4月末行经,别无不适,拟用调经活血养血安神之剂。

处方:逍遥散加减。当归10 g,赤芍15 g,柴胡10 g,茯苓12 g,白术10 g,甘草5 g,熟地黄30 g,益母草15 g,怀牛膝12 g,泽兰15 g,三棱10 g,桃仁12 g,红花12 g,太子参15 g,合欢皮15 g,夜交藤40 g。煎服法同上。

六诊:6月6日。药进16剂,5月20日经行,色量正常,行经6日。有时手心热,面色潮红。

处方:继续服用5月13日方,方中去怀牛膝、三棱、桃仁、红花,加生地黄20 g、白芍15 g、地骨皮15 g、菊花15 g,以增养阴凉血之效。煎服法同上。

七诊:6月24日。近日阴道排少量咖啡色分泌物,P 102.5 ng/mL,HCG 576.6 mIU/mL,确诊妊娠。

处方:上方去泽兰、益母草、赤芍、香附,加黄芩10 g、续断15 g,以固胎助孕。煎服法同上。

至此共服药51剂。随诊:足月产女。

述评:

不孕症指女子与配偶同居,正常性生活,未避孕一年未孕。该病名首见于《周易》:"妇三岁不孕。"《黄帝内经》将不孕病因分为外因和内因两种。外因见于《素问·五常政大论》:"岁有胎孕不育,治之不全,何气使然?岐伯曰:六气五类,有相胜制也。"其指出了外部自然环境对胎孕的影响。内因见于《素问·骨空论》:"督脉为病……其女子不孕。"该条文认为冲任督脉受损,气血失调,失其所倚,致难以孕受胞胎。后世医家就此提出多种辨证治法,其中《傅青主女科·种子》中描述了10种不孕症的症状及其治法方药,归纳病机可分为肾虚、肝郁、痰湿、血瘀四型,书中首创的养精种玉汤、温胞饮、开郁种玉汤等方仍沿用至今。

本案患者症见月经后期,舌红苔黄脉细弦,为经血瘀滞不行、郁而化热所致的月经不潮、胞胎不孕。治疗应以活血化瘀、养血调经为主,故一诊先予四物汤合桂枝茯苓丸加减。四物汤以地、芍、归、芎四味药组成,为养血、补血、活血之要方;桂枝茯苓丸出自《金匮要略·妇人妊娠病脉证并治》,具有活血化瘀消癥之功。两方配伍主治血证,养血补血活血化瘀,并辨证加入破血消癥、宁心安神之品。二诊瘀血得行,月经来潮,郁热之象俱显,上蒸头面,发为牙痛,故予清胃散对症治之。三诊热象缓解,继服首诊之方,以求瘀血畅行,冲任调和。五诊始,癥瘕渐小,故换活血化瘀消癥之桂枝茯苓丸为健脾调肝之逍遥散加味,以疏肝解郁、调经助孕为主要目的,如叶天士《临证指南医案》所述:"女子以肝为先天。"若肝之疏泄功能恢复,血行气畅,冲任胞宫充盈,则胎孕易受。

不孕症患者病程一般较长，且病症时时变化。《景岳全书·妇人规》即言：“种子之方，本无定轨，因人而药，各有所宜。”如本案中患者不孕症证型即先后经历了瘀滞胞宫、肝气郁结，故我们遣方用药时不可拘泥于一时一型，应及时顺应变化，辨证施治。

绝经前后诸证（围绝经期综合征）[26]

王某，女，49岁，2012年3月17日初诊。

患者闭经1年余，时烘热汗出，高血压病史10年。

现症：时烘热汗出，心烦易怒，胸闷、胃脘胀闷，浑身不适、乏力，手足肿胀。舌质偏红，苔腻，脉弦。中医诊断：绝经前后诸证。辨证：肝旺脾弱，阴阳失和。治法：疏肝健脾，调和阴阳。

处方：醋柴胡12 g，炒黄芩9 g，半夏12 g，党参25 g，龙骨20 g（先煎），牡蛎20 g（先煎），茯苓15 g，桂枝12 g，大黄5 g，炒干姜3 g，黄连6 g，麦冬12 g，五味子12 g，葛根30 g，全瓜蒌20 g，炙甘草12 g，大枣12枚，生姜3片。水煎服，每日1剂。

二诊：3月21日。服上方3剂，胃脘胀闷、烘热、心烦易怒好转。

继服20余剂诸症除。

述评：

绝经前后诸证是指妇女在绝经期前后，围绕月经紊乱或绝经出现的明显不适证候，如烘热汗出、烦躁易怒、潮热面红、眩晕耳鸣、心悸失眠、腰背酸楚、面浮肢肿、情志不宁等。古医籍对该病无专门记载，多散见于“脏躁”“百合病”“不寐”等病证中，直到近代才由中医妇科专家卓雨农提出证名并纳入教材。

《素问·上古天真论》曰：“七七，任脉虚，太冲脉衰少，天癸竭，地道不通，故形坏而无子也。”女子“七七”，肾脏虚衰，无以充养天癸，故月事失调甚则不来。肾为先天之本，肾病常累及他脏，而其他脏腑病变，亦加重肾脏阴阳失衡，如《景岳全书》言：“五脏之伤，穷必及肾。”当肾阴不足，不能上济心火，心火亢盛，热扰神明，出现心悸失眠；上蒸头面，发为潮热面红；乙癸同源，肾阴不足，无以涵养肝木，致肝肾阴虚，肝失柔养而上亢，发为烦躁易怒；阴虚不能上荣头目脑窍，故眩晕耳鸣；脾肾先后天互相滋养，肾阳虚则脾阳亦失温煦，水湿内停，泛溢肌肤则面浮肢肿。因此该病发病常由肾脏虚损兼发心、肝、脾三脏功能失调所致，又因其阴阳虚

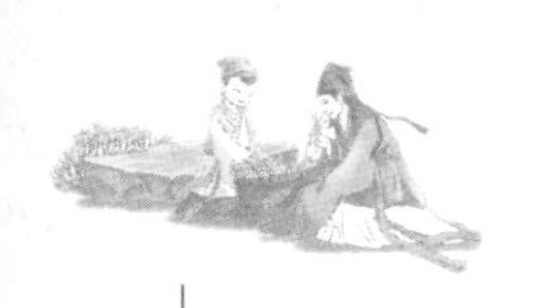

衰程度不同常分为肾阳虚、肾阴虚与肾阴阳两虚三型。该病的治疗原则,因肾虚为本,故常以固护肾气、平调阴阳为要,并且注意有无痰湿、脾虚、血瘀、肝郁等兼证综合治之。其中,《伤寒论》之小柴胡汤、黄连阿胶汤,《金匮要略》之百合地黄汤、甘麦大枣汤等经方仍沿用至今,颇具疗效。

米子良教授常用伤寒方之柴胡加龙骨牡蛎汤治疗该病:“伤寒八九日,下之,胸满烦惊,小便不利,谵语,一身尽重,不可转侧者,柴胡加龙骨牡蛎汤主之。”方由柴胡、龙骨、黄芩、桂枝、茯苓、半夏、大黄、牡蛎、铅丹、人参等组成,方以肝胆为主,又兼涉少阴、太阳、太阴、阳明各经,全方兼具理肝健脾、镇惊止悸之功。其中桂枝与龙骨牡蛎之配伍在《金匮要略》(卷上)亦见:“夫失精家,少腹弦急,阴头寒,目眩,发落,脉极虚芤迟,为清谷、亡血、失精。脉得诸芤动微紧,男子失精,女子梦交,桂枝加龙骨牡蛎汤主之。”桂枝温通调营卫,配合龙牡,使阳能固摄,阴能内守,而达阴平阳秘、精不外泄之功。柴胡、茯苓、半夏等调肝理脾,后天脾气充足则肾亦盛,肝气条达,气机疏降有司,则脏腑气血协调。本案患者心烦易怒、舌红脉弦,是肝火旺盛之象,而脘胀足肿,则是脾虚无力运化、水湿泛溢所致,证属肝旺脾弱、阴阳失和之证,以柴胡龙牡汤加减治之。加入五味子、麦冬养阴生津,收敛固涩,缓解汗出之症;瓜蒌苦寒,可宽胸散结,配合半夏去胸闷痰饮;加入葛根与桂枝相配,温通宣痹,既可助火温通肾阳,亦可中和瓜蒌、大黄等苦寒之性。全方阴阳同调共济,二诊效不更方,继服 20 余剂而愈。

绝经前后诸证虽本质为肾脏虚衰,然而证候表现各不相同。由于体质或阴阳转化等因素,肾阴阳之虚象可有兼夹,并可兼气滞、血瘀、痰湿等复杂病机,治疗时应该随证治之。经方中如治疗百合病、脏躁、不寐、心悸、惊恐、郁证等方亦可灵活运用,随证加减。所谓“异病同治”不外如此。

许润三

不孕症（继发性不孕）[27]

患者，女，28 岁，2018 年 10 月 18 日初诊。

未避孕未孕 1 年。患者结婚 2 年，婚后夫妇未避孕 1 年未孕。末次月经 2018 年 10 月 10 日。平素情绪欠佳，乏力明显，伴有腰酸，纳可，多梦，二便调。舌淡红，苔薄白，脉弦细。既往史：无盆腔炎、结核、阑尾炎病史，无手术史，无药物过敏史。月经及孕产史：12 岁月经初潮，月经规律，27 天一行，经量中，有少量血块，无经行腹痛，伴有经前乳房胀痛；行人工流产术 1 次，宫外孕 1 次（2017 年 3 月右侧输卵管异位妊娠，腹腔镜下行右侧输卵管切除术）。男方精液常规检查无异常（A 级精子 37%）。辅助检查：① 基础体温呈双相型；② 规律性监测卵泡 3 个周期，均提示有优势卵泡（直径 >18 mm）排出；③ 2018 年 8 月 24 日子宫输卵管碘油造影显示，右侧输卵管不通，左侧输卵管通而不畅，形态迂曲，20 分钟后盆腔弥散欠佳。西医诊断：继发性不孕。中医诊断：不孕症（气滞血瘀证）。治法：理气活血，化瘀通络，以通络煎加味。

处方：北柴胡 10 g，枳实 12 g，赤芍 15 g，甘草 10 g，路路通 10 g，穿山甲 9 g，丹参 30 g，水蛭 10 g，三七粉 3 g（冲服），黄芪 30 g，土鳖虫 10 g，蜈蚣 5 条，桂枝 30 g，威灵仙 15 g，莪术 30 g，远志 6 g。21 剂，每日 1 剂，水煎分早晚两次温服，经期停服。同时辅以中药经验方灌肠，嘱用药期间避孕。

二诊：11 月 23 日。患者自诉服药后腰酸，腰腹部有牵扯感，大便偏稀。舌淡，苔薄白，边有齿痕，脉弦细。

处方：上方通络煎加味基础上加补益肝肾之菟丝子 50 g、桑寄生 30 g，健脾益气之麸炒白术 30 g。21 剂，每日 1 剂，用法同前。睡前保留中药灌肠 5 ~ 7 小时，经期停用。

三诊：12 月 28 日。患者服药期间腰酸、乏力等症状消失，无特殊不适，纳眠可，二便调。故继服二诊处方 2 个周期（21 天为 1 个周期）。同时予中药灌肠方继续灌肠。

四诊：2019 年 3 月 2 日。患者目前服用通络煎，并用中药灌肠方灌肠各 105 剂（完成周期治疗）。现有生育诉求。末次月经 2 月 26 日，现为月经周期第 6 天，

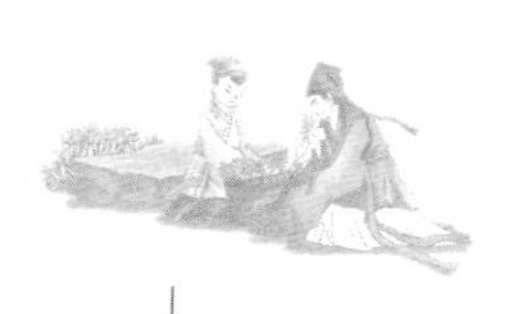

规律监测卵泡(月经周期第 12 天起监测)。改用调冲方补益肝肾以辅助卵泡生长。

处方:北柴胡 10 g,紫河车 10 g,山萸肉 10 g,山药 20 g,熟地黄 20 g,红花 3 g,鹿茸片 3 g(另煎),当归 20 g,香附 6 g,益母草 20 g。21 剂,每日 1 剂,分早晚两次温服。

五诊:3 月 25 日。末次月经 3 月 24 日,周期 26 天,今为月经周期第 2 天。患者未诉特殊不适,故继服调冲方 14 剂,同时监测卵泡,待有优势卵泡(平均直径 > 18 mm)后指导同房。

六诊:4 月 28 日。月经未来潮,尿 HCG 检测结果呈阳性,提示早孕。

七诊:5 月 10 日。盆腔彩超示:子宫增大,宫内可见妊娠囊 3.5 cm×1.6 cm,胎芽 1.0 cm,可见胎心搏动。患者一般情况可,转入产科建档。

2010 年 6 月电话随访,顺产一健康男婴。

述评:

女子未避孕,性生活正常且与配偶同居 1 年而未孕,称为不孕症。概括其病因病机无外乎肾虚、肝郁、痰湿及瘀滞。《诸病源候论·妇人杂病诸候》云:“结积无子候。”可见瘀滞成积阻塞冲任胞脉为不孕病机之一。而究其病因,血瘀为患最为常见。结合本案患者症状、体征及相关辅助检查,考虑输卵管疾病引起的继发性不孕。患者既往两次妊娠手术史,血脉为金刃所伤,血行不利留滞成瘀,瘀血停滞于胞脉,使两精不能相合而致不孕。加之患者生育要求强烈,久不受孕而情志不畅,结合舌脉,辨证为气滞血瘀证,治以理气活血,化瘀通络。

叶天士在《临证指南医案》中指出“女子以肝为先天”,同时朱丹溪在《格致余论》序言中提出“人之一身,阴不足而阳有余”,故选用四逆散加味为主方来宣达因求子心切而情志失畅的郁滞,气行则血行,同时辅以通络灌肠外治法局部治疗加强化瘀之效。方中北柴胡、枳实疏肝解郁,调畅气机而散瘀结;赤芍入肝经,善走血分,活血散瘀;甘草能行足厥阴、阳明二经污浊之血;丹参既助赤芍活血散瘀,又可养血防止阴血耗伤;穿山甲入肝经,善于走窜,性专行散,引药上行入血脉达病所,又可散瘀滞;蜈蚣、土鳖虫等虫类药物及莪术等均可破血逐瘀,散结通络;三七粉化瘀定痛;血不利则为水,桂枝、路路通、威灵仙等利水通经;黄芪益气同时补虚扶正。二诊出现腰酸乏力、脾肾两亏症状,考虑单用化瘀通络之品导致耗气较多,故在原方基础上加用菟丝子、桑寄生以补肾益精,炒白术以健脾祛湿。三诊时诸症消失。巩固疗效后,四诊依患者求子意愿调整用方,以紫河车、山萸肉、鹿茸片等补肾填精助孕,同时兼顾气机调治,是以最后顺利妊娠。

输卵管粘连、堵塞可致血瘀为患,血行通畅则易受孕,故采用具有疏肝理气、活血化瘀作用的四逆散进行治疗，辅以虫类药破血行气及利水通络药加强通络之效，中药灌肠更是能促进盆腔血液循环，助癥瘕消散，加强治疗效果。但需要注意的是，活血药易耗伤气血，故临证时需要注意加入温肾养血之品，使全方配伍有攻有补，有散有通。

痛经（子宫腺肌病）[10]

陈某，女，42岁。1999年9月3日初诊。

经行腹痛6年，进行性加重。患者13岁月经初潮，无明显痛经。近6年来无明显诱因下出现经行腹痛，并且逐渐加重，需要服用止痛药物治疗。到协和医院就诊，超声检查后诊断为子宫腺肌病。患者近3年月经不规律，月经周期30天～3个月，经期5～15天，经量多，有大血块，痛经剧烈，需要用药镇痛。平时下腹隐痛时作时止，白带正常，腰部有时酸痛，饮食正常，大便干。舌质紫黯，舌苔薄白，脉弦。诊断：痛经（子宫腺肌病）。证属：气滞血瘀。

处方：桂枝15 g，桃仁10 g，土鳖虫10 g，水蛭10 g，虻虫10 g，当归20 g，刘寄奴15 g，鬼箭羽10 g。7剂，水煎服，每日1剂。

复诊：9月10日。服药后下腹痛明显减轻。患者腹痛渐平，癥瘕成为主要病症，上方加强软坚散结功能药物治疗癥瘕。

处方：桂枝10 g，茯苓10 g，丹参30 g，水蛭10 g，莪术10 g，土鳖虫10 g，生黄芪30 g，桃仁10 g，生牡蛎30 g（先煎），三七粉3 g（分冲），昆布10 g。60剂，水煎服，每日1剂。

经治3月余，患者腹痛渐平。盆腔超声检查结果显示子宫较前略缩小。月经第一次复潮轻度腹痛，能忍受，无须服用止痛药。

述评：

子宫腺肌病所致痛经可属中医“癥瘕”范畴。明代王肯堂在《女科证治准绳》中有言：“妇人癥瘕，并属血病……宿血停凝，结为痞块。”可见痛经的发生与瘀血关系密切，病因病机多从血瘀立论，本案患者尤为典型。

该患者为生育年龄女性，平时性情急躁，肝气郁滞，气滞则易致血瘀，阻滞胞宫胞脉，不通则痛，导致经行腹痛明显。胞宫蓄血留瘀日久则成癥瘕。舌脉亦为气滞血瘀之象。综合脉症，病位在冲任胞宫胞脉，病性属实。患者目前疼痛明显，遵循急则治其标原则，治宜理气活血，化瘀止痛，方拟抵当汤加减。王晋三在《绛

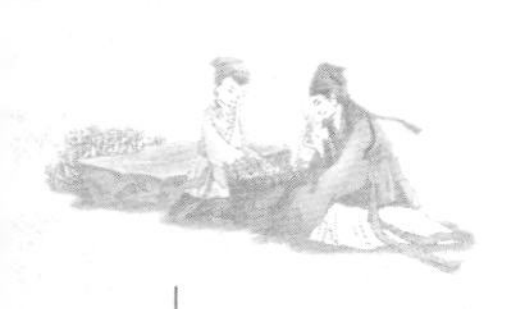

雪园古方选注》曰："抵当者，至当也。蓄血者，至阴之属，真气运行而不入者也，故草木不能独治其邪，务必以灵幼嗜血之虫为向导。飞者走阳路，潜者走阴路，引领桃仁攻血，大黄下热，破无情之血结，诚为至当不易之方，毋惧乎药之险也。"是以其方有攻逐蓄血之功，去大黄选用土鳖虫类药及刘寄奴、鬼箭羽破血消癥，去顽固之瘀血；桂枝温通以助血行，当归补血活血，通经止痛，以防寒凉破血太过，如此血瘀得除而不伤正也。复诊时疼痛明显减轻，此时癥瘕为主要病症，故选和缓之剂桂枝茯苓丸为主方，易牡丹皮为丹参加强祛瘀止痛之效，辅以莪术、牡蛎、三七粉加强软坚散结，化瘀止痛；血不利则为水，昆布在软坚同时亦能利水。气愈虚则血愈滞，一味攻伐反而欲速不达，故加生黄芪补气扶正，以减轻久用攻伐药物而耗伤气血，提高患者自身抗病能力。如此攻补兼施，徐徐图之，腹痛渐平。

本病发病机制为经血不循常道，离经之血蓄积盆腔成瘀，故治疗原则应以活血化瘀为主，遵循标本缓急治法同时，考虑患者体质，决定破血攻伐还是徐徐图之。另外本病病程长，反复迁延，出血量多，正气耗损，气血愈虚则血行愈滞，治以活血的同时应不忘补肾以充养女性生殖之本，益气养血以扶正祛邪，如此病症结合，方证相应，疾患得除。

妇人腹痛、不孕症（盆腔炎性疾病后遗症、继发性不孕）[28]

患者，女，29岁，2018年9月27日初诊。

下腹痛伴腰骶酸痛2年，加重2个月。患者2年前行人工流产术，术后出现小腹刺痛，带下量多、色黄、有异味，阴式超声检查提示盆腔积液3.0 cm×1.8 cm。当地医院诊断为"盆腔炎"，予康妇消炎栓、妇乐片治疗，症状缓解，仍间断性下腹痛。2个月前感寒后下腹痛加重，每日约发作4次，得温痛减，伴四肢冰凉，带下量多、质清稀。刻下患者小腹冷痛、拒按，连及腰骶部，纳可，眠可，小便调，大便偏干。月经及孕产史：12岁初潮，月经周期24～26天，经期7天，经量少、色红，少量血块，伴有经前腹痛，可耐受。末次月经2018年9月15日。孕1产0，婚后一年半未避孕未妊娠。配偶精液常规检查结果正常。妇科检查：外阴、阴道无异常；宫颈光滑，无抬举痛；子宫前位，活动可，轻压痛；双侧附件触及增厚，均有压痛；清洁度Ⅱ度，未见滴虫、念珠菌。西医诊断：盆腔炎性疾病后遗症（慢性盆腔疼痛）；继发性不孕。中医诊断：妇人腹痛、不孕症（寒凝血瘀证）。治则：温经散寒，化瘀止痛，以桂枝茯苓丸加味。

处方：桂枝10 g，茯苓20 g，丹参30 g，桃仁10 g，赤芍10 g，黄芪30 g，续断

30 g，三七粉 3 g（冲服），蒲公英 30 g，三棱 15 g，莪术 30 g。14 剂，每日 1 剂，水煎分早晚两次口服。

二诊：10 月 12 日。下腹胀痛有缓解，劳累后加重，发作频次减少，少量白带，纳可，眠可，二便调。舌黯，脉沉细。末次月经 10 月 9 日，周期 24 天，经量少、色红，夹少量血块，轻度痛经。患者白带量减少，提示湿邪已除，但腹痛仍持续，考虑病程迁延，故加强活血之力。

处方：以初诊方去蒲公英，加水蛭 10 g。14 剂，每日 1 剂，水煎分早晚两次口服。

三诊：10 月 26 日。下腹胀痛缓解明显，伴有腰骶部酸痛，少量白带，纳可，眠可，二便调。腹痛缓解，仍有腰酸。

处方：在二诊方基础上去水蛭、三棱破血耗气之品，加桑寄生 15 g、菟丝子 30 g以补肾填精、强腰脊。14 剂，每日 1 剂，水煎分早晚两次口服。

四诊：11 月 10 日。治疗 6 周后，下腹痛基本痊愈，现有生育要求。性激素六项：E_2 163.11 pg/mL，FSH 5.02 mIU/mL，LH 1.59 mIU/mL，T 0.31 ng/mL，PRL 317.45 mIU/L，P 0.2 ng/mL。既往月经提前，考虑现有生育要求，处方调整如下。

处方：北柴胡 10 g，当归 10 g，川芎 10 g，山萸肉 10 g，紫河车 10 g，丹参 30 g，三七粉 3 g（冲服），鸡血藤 30 g，莪术 30 g，益母草 20 g。继服 14 剂后经量较前增多，月经周期 28 天。后连续服用 2 个月，患者成功妊娠。

述评：

盆腔炎性疾病后遗症是盆腔炎性疾病的遗留病变，以往称为“慢性盆腔炎”，中医上归于“妇人腹痛”，患者多有腹盆腔操作病史。盆腔炎性疾病若未及时治疗而使病程迁延，将会发展为此病。炎症疼痛常因外感或内伤因素反复发作，病因常概括为湿、热、瘀、寒、虚五个方面。

本案患者以寒为诱因，虚、瘀为本，发为此病。人工流产术后患者冲任气血受损，运行无力，导致瘀血壅遏胞宫，不通则痛；又因病程迁延不愈耗伤气血，气血不足冲任失于濡养，不荣则痛。两者相互影响，气血运行不畅，瘀血难消，故而余邪难去，下腹疼痛反复发作。外感寒邪更是加重病情，伴有四肢冰冷、带下清冷量多等寒象，辨证为寒凝血瘀证。故采用温经散寒、化瘀止痛之法，予桂枝茯苓丸加味。桂枝茯苓丸出自《金匮要略》，整体偏温，血得温则行，温性药能通利血脉、消除瘀滞，对于虚寒或者感受寒邪所致的慢性盆腔疼痛尤为适合。故原方基础上易丹皮为丹参，减寒凉之性，增养血之效，同时加三棱、莪术等破血药散结消瘀。《济阴纲目·调经门》曰：“经事不来而腹亦痛者，皆血之不调故也。欲调其血，先调其气。”故而佐以黄芪益气，气旺推动血行；三七粉补血祛瘀，能通能补；蒲公英清

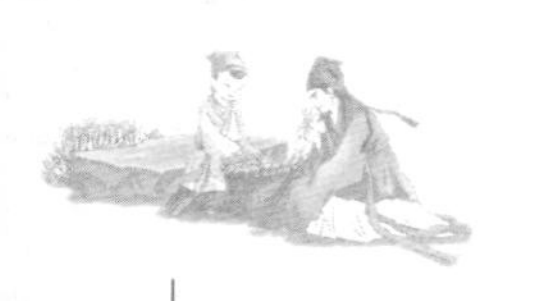

热消痈利湿,同时平和温药;续断补肾强脊,破瘀生新。如此寒温并用,消补兼施,药证相符则腹痛渐平。二诊考虑湿邪已除,着重平腹痛,故去蒲公英,短期运用水蛭虫类药破血消癥、通络散结。腹痛缓解后,考虑患者久病耗伤精血,故三诊时加用菟丝子、桑寄生等补肾填精后腹痛痊愈。四诊时结合患者有生育要求,故腹痛痊愈后补肾调冲任,助其妊娠。

盆腔炎性疾病后遗症的痛症多为瘀阻,故以活血化瘀为原则,但因其有病程较长、反复发作的特点,单纯活血化瘀反而会多耗气血,血行迟滞而痛。血属阴,有赖气之推动,故用药时多温,同时加入益气活血药。根据病患病程长短、体质虚实强弱及病邪寒热盛衰,在温经化瘀基础上辨证施治,疼痛得除。

崩漏(异常子宫出血)[29]

患者,女性,44 岁,2019 年 2 月 1 日初诊。

月经紊乱 3 年,阴道不规则出血半月。患者既往月经规律,3 年前无明显诱因下月经紊乱,经期延长,量时多时少,数日不止。曾行宫腔镜下诊刮术(未见病理,具体不详)。术后月经仍淋漓不尽。末次月经 2019 年 1 月 18 日,量中、色黯,无痛经,持续至今半月未止。刻下患者月经出血仍较多,色暗红,不伴明显腰酸腹痛;面色萎黄,疲倦乏力,纳眠可。舌淡黯,苔薄白,脉细。中医诊断:崩漏,证属气虚失摄、冲任不固。治以补气摄血、固摄冲任,予加味当归补血汤加减。

处方:生黄芪 60 g,当归 25 g,三七粉 3 g(冲服),桑叶 30 g,山萸肉 15 g,水牛角粉 50 g。7 剂,水煎服,每日 1 剂,早晚分服。

二诊:2 月 22 日。患者自诉初诊服药后阴道出血止,2 月 13 日行胸腔镜下肺部肿物剔除术,术后当晚阴道再次出血,量较多。2 月 16 日起自行服用原方,出血量初见减少,今日又增多,色黯、无血块。现气短、乏力、腰酸,纳可、眠一般,大便不顺畅(日一行)。舌淡黯,苔薄白,脉沉细略滑。因服用原方出血量不见减少,反有渐多之势,脉象虽沉细但滑而有力,故考虑现阶段为血热妄行证,应以清热凉血、固经止血为要。更方以犀角地黄汤加减。

处方:水牛角粉 50 g,生地黄 30 g,白芍 30 g,牡丹皮 10 g,金银花 30 g,藕节炭 30 g,荆芥炭 10 g。7 剂,水煎服,每日 1 剂,早晚分服。

三诊:3 月 1 日。患者自诉服上方 2 剂后,阴道出血止。现仍乏力、气短,晨起腰酸,纳可、眠差。舌淡红,苔薄白,脉细。现阶段出血已止,应注重固本善后,调理恢复,治以补益肝肾、调经治本。

处方：柴胡 10 g，当归 10 g，白芍 10 g，山萸肉 10 g，紫河车 10 g，鹿茸片 3 g（另煎），沙苑子 30 g，续断 30 g，西红花 2 g，香附 10 g，益母草 20 g。14 剂，水煎服，每日 1 剂，早晚分服。

2 个月后电话随访，患者未再出现异常出血。

述评：

崩漏是妇科常见疑难急重病证，以经血非时暴下不止或淋漓不尽为特点，是月经周期、经期及经量严重紊乱的疾病，多相当于现代医学排卵障碍性异常子宫出血。崩漏的病因病机比较复杂，历代医家均有论述，可归纳为肾虚、肝郁、气虚、血热、血瘀等。《黄帝内经・素问》云："肾气盛……天癸至，太冲脉盛，月事以时下。"故许润三教授认为引发崩漏的根本原因为肾气受损、冲任不固。从肾-天癸-冲任-胞宫轴来看，月经的依时来潮有赖于以肾气盛为基础的天癸充盛，故而肾气主导女性的月经及生殖功能。

本案患者月经紊乱数年，加之曾为金刃所伤，肾气亏损，同时结合初诊时阴道出血淋漓不尽已半月，血量较多，以及面色无华、脉细等证候，辨为肾气虚衰，摄血无力，冲任不固。明代医家方约之提出"塞流、澄源、复旧"的"治崩三法"，并在《丹溪心法附余》中指出："初用止血以塞其流，中用清热凉血以澄其源，末用补血以复其旧。"故出血时当以塞流治标，有形之血不能速生，无形之气急固，予加味当归补血汤加减，辅以水牛角粉清血中之热、凉血止血，山萸肉味酸而涩、补益肝肾，又兼收敛固涩、加强止血之力。二诊时虽仍为出血之时，但其脉沉细但滑而有力，考虑其出血日久，阴液耗伤，水亏火旺，迫血妄行，乃血热之象，故转变治则为养阴清热、凉血止血，更方为犀角地黄汤，辅以炭类药收敛止血，金银花清热解毒，预防感染。阴道出血止后以复旧为本，补肾养血，调理冲任，以达固本澄源、预防复发之效。三诊时运用柴胡、当归、白芍疏肝理气、养血和血，同时加入血肉有情之品及滋补肝肾之药补肝肾、益精血，调节卵巢功能，辅以益母草、西红花活血调经、祛瘀生新，全方共奏补肝肾、调冲任、固本澄源之佳效。

崩漏病因虽错综复杂，但究其根本为肾虚，肝肾调节功能失调，以致冲任二脉不能制约经血。治疗时塞流治标，复旧治本，澄源贯穿始终。出血期间常见的三种病理机制为血热、气虚、血瘀。不同病因决定了不同的治法，选方用药亦不相同，治疗时要根据不同病因辨证施治，同时也要注重脉诊的舍从，正如《类经・脉色类》所云："夫脉者气血之先也，气血盛则脉盛，气血衰则脉衰，气血热则脉数，气血寒则脉迟，气血微则脉弱，气血平则脉和。"故二诊时结合脉象沉细但滑而有力辨证用药：气虚者，脉沉细或细数，按之无力；血热者，脉滑或滑数，按之有力。如此临证四诊合参，脉症结合，用药如用兵，药少而力专，取得奇效。

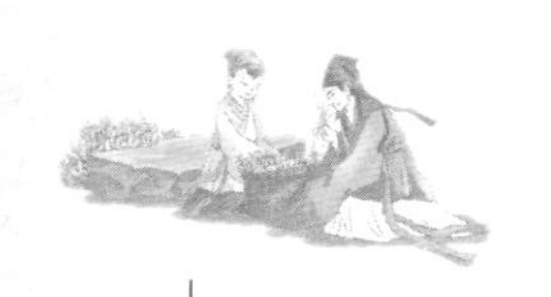

闭经（继发性闭经）[30]

余某，女，30岁，已婚，1995年1月6日初诊。

停经1年余。患者18岁月经初潮，周期40天，3～4天净，量少，色黯，无血块，无痛经，末次月经1993年12月。孕0次。患者自1994年年初至今，月经一直未潮，曾在外院做尿妊娠试验，结果为阴性。盆腔超声检查示：子宫偏小，双附件正常。性激素检测示：E_2偏低，PRL、T、FSH、LH均正常。曾服中药治疗3个月，仍未行经。刻下患者精神疲惫，腰酸乏力，白带很少，大便偏干，2天1次。舌质正常，脉沉细无力。证属：肾虚精亏。治法：温肾填精，养血调经。

处方：仙茅10 g，仙灵脾10 g，巴戟肉10 g，鹿角胶10 g（烊化），紫河车20 g，枸杞子20 g，沙苑子20 g，山萸肉10 g，当归30 g，白芍15 g，香附10 g，益母草25 g。14剂。

二诊：1月27日。服上方后精神转佳，腰酸减轻，大便正常，舌脉同前。继服上方20剂。

三诊：2月24日。患者自诉近日小腹隐痛，白带增多。舌质正常，脉细略滑。此为药物奏效、月经将至之征兆，当因势利导，故在补肾的基础上，加大活血通经之力。

处方：仙茅10 g，仙灵脾10 g，巴戟肉10 g，紫河车20 g，枸杞子20 g，续断30 g，当归30 g，赤芍15 g，红花10 g，生牛膝10 g，香附10 g，益母草25 g。7剂。

四诊：3月20日。7剂药后，月经来潮，量不多，色黯淡，小腹坠痛，经2天净。自觉症状改善。舌质正常，脉沉细。继续用1月6日方调治3个月后，月经恢复正常。

述评：

闭经病因多端，病机复杂，但总归冲任俱虚、血海干涸与冲任滞涩、胞络阻隔的虚实两端，以虚为主。正如《傅青主女科·年未老经水断》所言："肾水本虚，何能盈满而化经水外泄。"故肝血肾精不足，冲任不充，无血可下为虚证之原因之一。本案患者即属于此。

本案患者初潮晚至，月经后期，子宫偏小，先天禀赋不足，肾气虚衰。《素问·上古天真论》有云："女子七岁，肾气盛，齿更发长；二七而天癸至，任脉通，太冲脉盛，月事以时下，故有子……七七，任脉虚，太冲脉衰少，天癸竭，地道不通，故形坏而无子也。”故肾是促使月经产生和维持正常月经的原动力,对天癸的成熟和冲任二脉的通盛起着主导作用,决定了月经是否按时行止。肾虚是闭经根本,肾阴是月经产生的物质基础,肾精亏虚,无以化生经血,而致闭经。结合患者精神疲惫,腰酸乏力,乃肾阳虚弱之象,虚寒滞血,故治疗以温补肾阳、滋补肾阴并举,兼以养血调经。方选二仙汤,禀性辛温,专壮肾阳,巴戟肉温而不燥,补阳之中又具补阴之性。诸药合用可大补肾阳,以促使下丘脑-垂体-卵巢轴功能的恢复。鹿角胶、紫河车等血肉有情之品,补肾填精滋阴,以促进子宫发育;枸杞子、沙苑子、山萸肉滋阴补血;佐以当归、赤芍、香附、益母草养血理气调经。诸药合用,肾阳振奋,阴精充足,气血调畅。二、三诊方已奏效,更兼三诊时有月经将至征兆,故四诊时在原方基础上加用红花活血行血,川牛膝活血同时引血下行,加大通经之力,故而经自渐复。

闭经之本,源于肾虚,故治疗以补肾为主,兼顾冲任二脉的调治。因冲为血海,任主胞胎,任脉气通,冲脉血盛,则月事以时下,故用药突出对冲任药物的应用,如当归、香附调冲任之气血等。同时注意把握阴阳互根理论,补阳而不伤阴,滋阴而不伤阳,阴阳并补。另外补肾药物大多滋腻易滞气血,故常辅以行气活血之品,使补而不滞,通补并用,寓攻于调理气血之中,因势利导,经易自复。

滑胎(复发性流产)[31]

患者,女,30岁,2019年2月22日初诊。

近2年流产2次。患者于2017年因孕8周胚胎停止发育行清宫术,2018年9月孕11周因胎停育清宫。既往月经规律,周期28~30天,经期5天,量中、色红、无痛经,末次月经2019年2月4日。平素易腰酸、手脚凉,纳眠可,二便调。舌黯,苔薄白,脉细。西医诊断:复发性流产。中医诊断:滑胎,属肾虚肝郁证。治以补肾温阳、疏肝解郁,方用调冲方加减。

处方:山茱萸10 g,紫河车10 g,鹿茸片3 g(另煎),柴胡10 g,当归10 g,川芎10 g,穿山甲9 g,香附10 g,益母草10 g。水煎服,每日1剂,早晚分服。建议完善相关检查。

二诊:3月8日。末次月经3月4日,4天干净,量偏少、色红,轻微痛经,腰酸。饮食、二便可,多梦易醒。舌黯,苔薄白,脉细。3月6日查性激素水平,均在正常范围。配偶精液常规检查:A级精子24.95%。诊断同前。

处方:上方加女贞子、墨旱莲各20 g。此后以补肾调肝为基本治法,随证

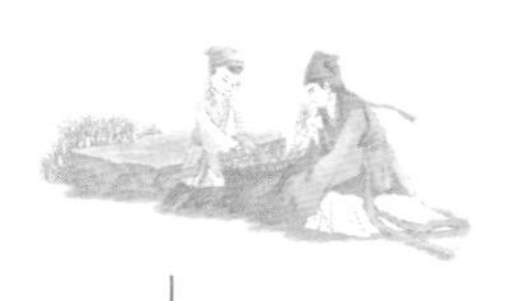

加减。

三诊:4 月 26 日。末次月经 4 月 26 日,量中、色红,痛经明显,腰痛酸。纳食可,大便调,尿频,睡眠欠佳。舌淡红,苔薄白,脉细滑。

处方:菟丝子 50 g,山茱萸 10 g,紫河车 10 g,鹿茸片 3 g(另煎),柴胡 10 g,当归 20 g,川芎 15 g,丹参 30 g,鸡血藤 30 g,穿山甲 9 g,月季花 10 g。服药 3 个月后试孕。

四诊:9 月 6 日。末次月经 7 月 21 日,孕 6 周 +6 天。现腰酸,小腹坠胀,阴道偶有少量褐色分泌物,偶有恶心、气短。纳眠可,二便调。舌淡红,苔白,脉细。8 月 27 日查血 β-HCG 4 765 IU/L;8 月 30 日 β-HCG 12 925 IU/L,P 35.729 nmol/L;9 月 6 日 β-HCG 45 674 IU/L,P 31.104 nmol/L。诊断为胎漏,治以补肾固冲、养血止痛。

处方:桑寄生 10 g,续断 10 g,菟丝子 50 g,阿胶 10 g(烊化),白芍 30 g,生甘草 20 g,鹿茸蜡片 5 g(另煎),太子参 15 g,砂仁 3 g(后下),仙鹤草 30 g,苎麻根 10 g。

五诊:9 月 27 日。患者自诉腰酸、小腹胀气、恶心、气短,无腹痛及阴道出血。纳食可,多梦易醒,二便调。舌黯,苔白腻,脉细滑。9 月 16 日超声检查示:子宫后位,宫体大小 6.5 cm×6.5 cm×5.6 cm;肌层回声不均,前壁可见低回声结节,直径约 1.3 cm;胎心搏动可见。诊治同前。

处方:桑寄生 10 g,续断 10 g,菟丝子 50 g,当归 6 g,白芍 10 g,鹿茸蜡片 10 g(另煎),太子参 15 g,陈皮 10 g,竹茹 10 g,生姜 3 片。

患者服此方至孕 12 周,胎儿发育正常。2020 年 5 月电话随访,足月顺产一子,母子体健。

述评:

《医宗金鉴·妇科心法要诀》云:“数数堕胎,则谓之滑胎。”中医学把连续发生 3 次或以上的堕胎、小产称为“滑胎”,亦称“数堕胎”“屡孕屡堕”;西医学称之为“复发性流产”。而事实上多数专家认为,连续发生 2 次流产因其再次出现流产的可能性与 3 次相近,故应重视并开始评估。历代医家认为本病以虚为主,责之于肾、肝、脾三脏。《医学衷中参西录》云:“男女生育,皆赖肾气作强……肾旺自能荫胎也。”肾气亏虚是复发性流产的根本病因。肾为先天之本,主藏精,主生殖,胞络系于肾,若肾中精气充盛,则生殖功能正常,胞胎稳固;若肾中精气不足,则冲任失养,气血不调,胞胎不固。

本案患者数堕胎,平素手脚凉、易腰酸,肾为冲任之本、气血之根,肾虚则冲任不固，气血运行失常，温煦失职，无力护胎载胎，则致此病；肝主疏泄、主藏血，以血为体，以气为用，女子经、孕、胎、产均以血为用，因屡堕胎耗亏气血，并因多次堕胎心情长期抑郁，损伤肝之气血，气滞血瘀，瘀阻胞络，故辨为肾虚肝郁证。治疗以补肾温阳、疏肝解郁为主，预培其损，孕前以调冲方加减，山茱萸、紫河车、鹿茸补益肝肾，温肾益精，调养冲任，共为君药；柴胡、当归疏肝养血，共为臣药。补益药物大多滋腻，易滞气血且碍胃，故加以行气活血之品，补中有通。川芎行气活血，为“血中之气药”；穿山甲入肝经，性善走窜，可引药入血，调畅气血胞脉；香附疏肝解郁，理气宽中；益母草活血调经，理气与活血相配，同为使药。诸药相合，共奏调肝补肾、温补冲任之效。二诊时据其多梦易醒、舌质黯，阴分亦不足，加入二至丸，阴中求阳。三诊考虑小便频、睡眠欠佳，加强温肾壮阳、活血通经之力后试孕成功。孕后患者胎动不安，脉细滑，为肾气不足所致，故四、五诊以寿胎丸为基础，补脾益肾，固冲安胎。《医学衷中参西录》曰：“寿胎丸乃于最易流产者屡次用之皆效。”其中鹿茸蜡片为血肉有情之品，温补肾阳效果甚佳；加入陈皮、竹茹，可降冲逆之气，和胃止呕；苎麻根清热止血安胎；仙鹤草补虚同时收敛止血，对症处理。如此辨证论治，防患未然，胎元稳固，喜得一子。

肾主生殖，肾阳不足、肾气虚为受孕困难、胎元不固的根本；加之久难孕产，情志不舒，久则肝气郁结，以致冲任瘀阻而难成孕。治疗时强调补肾温阳，疏肝解郁。孕前注重通补，调畅情志；孕后补肾养血，固冲安胎。如此提前干预、后期巩固以显奇效，正如《胎产秘书》所提出的“预先服药，方保平安”。

阴痒（老年性阴道炎）[32]

患者，女，60岁，2018年3月26日初诊。

阴道干痒不适2月余。患者近2个月阴道灼热、干痒，子宫脱垂。现多梦，腰酸，耳鸣。舌质紫黯，布满瘀斑，脉无力。就诊检查后确诊为阴痒（老年性阴道炎），证属肝肾阴虚、气机下陷证，治宜清虚热、升提固摄气机。

处方：黄柏8 g（盐炒），知母8 g（盐炒），仙茅15 g，淫羊藿15 g，巴戟天15 g，当归10 g，黄芪25 g，土鳖虫10 g，桃仁10 g，红花10 g，党参15 g，升麻6 g，葛根12 g，白术8 g（炒），陈皮8 g，柴胡8 g，甘草6 g（炙），石斛10 g，三七10 g（制粉冲服）。7剂，水煎服，每日1剂，早晚分服。

二诊：4月3日。阴道干痒明显好转，子宫脱垂感觉如前。舌质紫黯，瘀斑较前减少，脉较前有力。

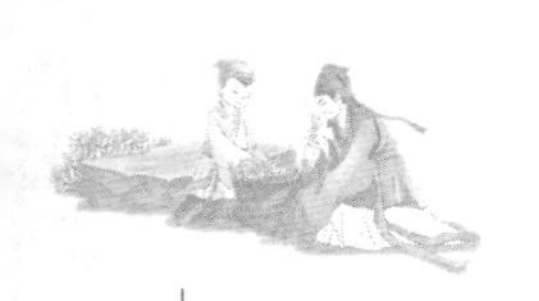

处方:依上方去三七,加土鳖虫 15 g,改黄芪 50 g。7 剂,水煎服,每日 1 剂,早晚分服。

三诊:4 月 10 日。阴道干痒较前减轻,子宫脱垂感稍有改善,舌质稍紫黯,少量瘀斑,苔稍黄腻,脉稍无力。

处方:依上方 14 剂,水煎服,每日 1 剂,早晚分服。同时给予外洗方 7 剂:花椒 30 g,艾叶 50 g,百部 30 g,苦参 15 g。

3 个月后患者因他病来诊,告知阴道炎症状已经痊愈,未见复发。

述评:

女性外阴及阴道瘙痒,甚则痒痛难忍,坐卧不宁,或伴带下增多者称为"阴痒",又称"阴门瘙痒",也可归属于"带下病"范畴。其病因病机可分为虚实两端:虚者为肝肾阴虚、精血亏损、外阴失养而致,实者则为肝经湿热下注或生虫而致。总体来看,"火热"为痒的主要原因,正如《类经》中所云:"热甚则疮痛,热微则疮痒。""火热"可分为虚火和实火。老年人所得阴痒者,往往是由于年过半百肝肾亏虚、精血耗伤、阴血阴分不足而致虚火旺盛,阴窍不得濡养而生风、化燥、生火,从而阴道干痒灼热。《素问·阴阳应象大论》云:"年四十,而阴气自半也。"本案患者尤为典型。

本案患者除阴痒外,还伴有子宫脱垂等其他不适,究其根源均为年老体弱天癸衰竭、肝肾不足。肾主纳气,年老肾气衰竭,气虚无力升提则气机下陷,子宫脱垂;肾主骨生髓,肾精耗损,髓海不荣,虚阳上扰蒙蔽清窍,则腰酸耳鸣;阴血阴分不足,虚火内生,热扰心神,故多梦。病机总属肝肾阴虚,气机下陷,故治疗以补益肝肾、滋阴清热、升提气机为主,方选二仙汤和补中益气汤化裁。方中黄柏(盐炒)、知母(盐炒)、石斛滋肾阴同时清虚热,仙茅、淫羊藿、巴戟天补肾阳而阳中求阴。《景岳全书》有云:"善补阴者,必于阳中求阴,则阴得阳升而泉源不竭。"同时,湿得阳化则除之,气得阳盛则固摄藏精,以防下陷。黄芪重用,配伍党参、白术(炒)、甘草(炙)调补中气,升提气机;辅以升麻、柴胡、葛根加强气机升提之力,当归养血润燥使血充燥化而痒止;佐以陈皮理气化滞,补而不滞,调畅气机。血为气之母,血行则气自行,针对气机不畅致血行不畅之证,加桃仁、红花、三七活血化瘀。全方共奏补益肝肾、升提气机功效。二诊在症状减轻的基础上去三七,加土鳖虫类药加强行瘀之力,黄芪倍增补气之效。三诊加外洗方增强止痒功效,疗效显著。三诊之后患者诸病皆瘥。

《诸病源候论》曰:"肾荣于阴器,肾气虚……虚则为风邪所乘,邪客腠理,而正气不泄,邪正相干,在于皮肤,故痒。"老年性阴道炎的阴痒多由肾阴不足、阴窍不得濡养而生风化燥、燥而生火所致,多为虚火;同时老年女性年老体弱,肾精亏虚，阴血耗损，气虚下陷摄带无权，故而伴有子宫脱垂及失眠多梦等不适。故其在治疗时强调“治痒先治火，治火分虚实”“治带先治气”，补肾益气，滋阴清热，虚热得除，则痒亦除。此外，气血相互依存，故而许润三教授在补气同时不忘行血，气血调和则瘙痒易瘥。

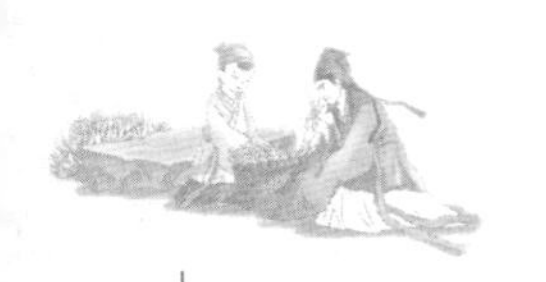

李祥云

不孕症（卵巢储备功能减退）[33-34]

吕某，女，35岁，2016年12月21日初诊。

婚后未避孕2年未孕。患者近2年来月经稀发，经量少而色深，2～3个月一行，曾闭经半年，为求子嗣而来就诊。患者平时工作压力大，经常熬夜加班，作息不规律。2016年11月20日外院性激素检查：FSH 24.5 mIU/mL，LH 15.8 mIU/mL，E_2 30 pg/mL，P 0.3 ng/mL，PRL 351 μIU/mL。末次月经2016年10月15日。

现症：自觉疲倦乏力，腰酸，白带量少，纳可，寐安，二便调。舌质红，苔薄，脉细。诊断：不孕症。辨证：肾虚血瘀。治法：补肾活血，调经助孕。

处方：补肾活血基础方加减。当归12 g，川芎9 g，白芍15 g，熟地黄30 g，枸杞子30 g，菟丝子15 g，肉苁蓉15 g，淫羊藿12 g，鸡血藤15 g，香附12 g，杜仲15 g，桑寄生15 g。每日1剂，水煎服。

并嘱患者自测基础体温，了解排卵情况；化验AMH，了解卵巢储备功能情况。同时要调整作息，避免熬夜。

二诊：2017年1月13日。查AMH 0.01 ng/mL，卵巢储备功能严重不足；基础体温未升。上方加用血肉有情之品鹿角胶6 g（烊化、冲服）。

三诊：1月27日。白带增多，有拉丝，且基础体温已升。嘱患者继服上方，另拟活血通经方。

处方：当归12 g，川芎9 g，赤芍12 g，川牛膝15 g，桃仁9 g，红花9 g，鸡血藤15 g，香附12 g。5剂，经来服用。

四诊：2月14日。2月8日行经，经血颜色好转，量中等，无痛经。在补肾填精、活血调经基础上继续治疗半年。

五诊：9月18日。基础体温已上升12天，患者自诉家中尿妊娠试纸自测呈阳性。即刻测血HCG 220.57 IU/L，P 31.8 nmol/L。患者偶有腰酸，无阴道出血。拟以补肾健脾安胎。

处方：杜仲15 g，山药30 g，桑寄生15 g，续断15 g，菟丝子15 g，黄芩12 g，白术15 g，党参15 g。

后期定期检测，9月21日查血HCG 1 800 IU/L，P 51.2 nmol/L，TSH（促甲状

腺激素）3.45 mIU/L；9 月 27 日查血 HCG 11 914 IU/L，P 77.91 nmol/L，TSH 2.68 mIU/L；10 月 9 日查血 HCG 114 416 IU/L，P 48.1 nmol/L，TSH 1.51 mIU/L。10 月 9 日超声检查显示：胎芽 12.4 mm，见胎血管搏动。后续保胎至 11 月 20 日，转产科就诊。

后续电话随访，孕期顺利，2018 年 5 月 28 日剖宫产生下一男婴，体重 3.6 kg。母子平安。

述评：

卵巢储备功能减退指卵巢内卵母细胞数量减少和/或质量下降，同时伴有 AMH 水平下降、窦状卵泡数量减少、FSH 水平升高，因其没有显著的临床症状，亦称为隐匿性卵巢功能不全。卵巢储备功能减退造成的排卵障碍是导致不孕的原因之一。诊断标准包括临床症状、超声窦状卵泡计数及生化指标，常见临床表现有闭经、月经错后、月经量少等，AMH 下降、FSH 升高是主要的实验室指标。

卵巢储备功能减退在中医学中与“不孕症”“月经后期”“闭经”相似。《广嗣纪要》言：“女人无子，多因经候不调，此调经为女子种子紧要也。”调经是种子之基础，肾-天癸-冲任-胞宫轴功能正常，正常月经周期及排卵恢复，方才助孕有道。《傅青主女科》言：“经本于肾。”肾中精气的盛衰主宰着女性生殖功能的成熟和衰退，肾气与冲任气血对卵巢卵子成熟、排卵与卵子运送起到调控作用，对女性的生殖轴调节及月经来潮有期至关重要。同时，肾气不足又造成冲任气血运行不畅，引起血瘀。《血证论・阴阳水火气血论》言：“运血者，即是气。”气能行血，气行则血行，气虚则无力推动血行而致血瘀。因此肾虚血瘀是卵巢储备功能减退的基本病机，临床治疗以补肾活血为主。肾中精气包含肾阴及肾阳，其中肾阴起滋养濡润作用，肾阳有温煦蒸化作用。《圣济总录・妇人无子》云：“所以无子者，冲任不足，肾气虚寒故也。”《女科经纶・嗣育门》引朱丹溪语：“妇人久无子者，冲任脉中伏热也……其原必起于真阴不足。”补肾治法包括了滋肾阴、补肾阳两个方面，应据其月经周期及症脉不同加减治之。此外结合活血化瘀之法，使瘀去血生，气血通畅，以达到濡养卵巢、改善卵巢储备功能的目的。

本案患者生化指标提示卵巢储备功能严重下降，又多年不孕，伴见月经稀发。所谓调经种子，治疗应以调经为要，种子为根本目的。首诊患者月经 2 个月未潮，症见疲倦乏力，乃气血亏虚之象，故以四物汤为基础方加减，养血活血。另症见腰酸、白带量少，是肾气虚衰、精亏血枯、瘀血内停、阴津不能润泽所致，故治以补肾活血。方中加入枸杞子、杜仲、桑寄生滋肾阴，肉苁蓉、淫羊藿补肾阳，菟丝子阴阳平补，诸药合用，平调肾之阴阳；加入鸡血藤增活血补血之功，配合香附理气，使气行血行，补而不滞。诸药共奏调经助孕之功。三诊正值经期，改方以活血通经，下

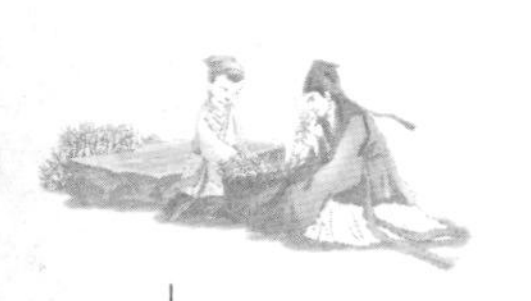

瘀血，生新血。以此法周期调之半年得孕，后予补肾健脾之法安胎，终母子平安，诸症告愈。

治疗不孕症以调经为主，治肾为本。如朱丹溪言："求子之法，莫先调经。"调经以中药人工周期疗法，据各期不同生理状态辨证治之。《傅青主女科》言："经水出诸肾。"故调经不离补肾，补肾应以肾之阴阳平衡为目的，使肾精充足，功能强盛，任冲脉盛，以益于种子受孕。

痛经（子宫内膜异位症）[33, 35]

罗某，女，26岁，2015年12月1日初诊。

渐进性痛经近10年，近1年明显加剧，婚后1年未孕。患者在某妇产科医院检查，被诊断为子宫内膜异位症。因排卵障碍，曾用氯米芬治疗无效。月经周期规律，量中，色黯，夹小血块。末次月经11月19日，4天净。生育史：0－0－0－0。妇科检查：外阴已婚式，阴道无异常；宫颈轻度柱状上皮异位；宫体后位，正常大小，活动可；左侧附件增厚，右侧未见明显异常，后穹窿触及多个结节，触痛。

现症：恶心欲呕，肛门有下坠感，腰酸乏力。苔薄，脉细小弦。西医诊断：子宫内膜异位症。中医诊断：痛经。辨证：肾气不足，冲任瘀滞，瘀阻脉络。治则：活血化瘀，补肾调经。

处方：当归12 g，川芎6 g，附子6 g（先煎），桂枝3 g，香附12 g，川楝子12 g，鸡血藤15 g，仙灵脾15 g，三棱9 g，莪术9 g，路路通12 g，土鳖虫12 g，肉苁蓉12 g，菟丝子12 g，苏木9 g，夏枯草12 g，浙贝母9 g。7剂，水煎服，每日1剂。

二诊：2016年1月8日。末次月经2015年12月15日，4日净，痛经较前减轻；大便溏薄，神疲乏力，基础体温上升迟缓。2015年12月21日超声检查示：子宫57 mm×53 mm×44 mm，子宫肌层回声不均，内膜4 mm；左侧卵巢囊肿45 mm×33 mm，右侧卵巢21 mm×29 mm×30 mm；提示子宫腺肌病，左侧卵巢囊肿。苔薄，脉细。治则：活血化瘀，补肾调经。

处方：当归12 g，川芎6 g，附子6 g（先煎），桂枝6 g，香附12 g，桃仁9 g，红花9 g，熟地黄12 g，土鳖虫12 g，莪术9 g，巴戟天12 g，锁阳12 g，龟甲18 g（先煎），鹿角片9 g（另煎）。7剂，水煎服，每日1剂。

三诊：2月12日。末次月经1月20日，7日净，少腹坠胀，腰膝酸软，基础体温缓行上升，带下色黄。舌淡，苔薄，脉细。治则：补肾祛瘀，活血通络。

处方：三棱9 g，莪术9 g，赤芍9 g，丹参12 g，牡丹皮12 g，香附12 g，土鳖虫

12 g,路路通 9 g,夏枯草 12 g,苏木 9 g,附子 9 g(先煎),仙灵脾 15 g,肉苁蓉 12 g,菟丝子 12 g。7 剂,水煎服,每日 1 剂。

随后按上述三诊方随证加减变化调理至 3 月 22 日,基础体温呈高相 17 天,尿 HCG 检测结果呈阳性,成功妊娠,尔后服保胎中药。

述评:

子宫内膜异位症指具有生长功能的子宫内膜组织出现在子宫腔被覆内膜及宫体肌层以外的其他部位所引起的一种疾病,常有进行性加重的痛经病史或不孕史。临床表现为月经异常及痛经,约 50% 的患者伴有不孕,约 40% 发生自然流产,妇科检查可扪及硬性、触痛结节。因卵巢型子宫内膜异位症形成的囊肿常俗称“巧克力囊肿”。该病为女性常见的良性疾病,少数恶变,但造成的不良后果及生活质量的降低应引起重视。

中医学中并无该病,据其临床表现,可归属“痛经”“月经过多”“癥瘕”“不孕症”等病证中。《古方汇精・妇科门》中首见子宫内膜异位症相关论述:“忽遇痛经渐至增多,服药无效。此乃少年新娘,男女不知禁忌,或经将来之时,或行经未净,随而交媾,震动血海之络,损及冲任,以致瘀血凝滞。每至行经,断难流畅,是以作痛,名曰逆经痛。患此难以受孕。”此段论述了该病所致痛经的发病病因,指出逆经痛以瘀血凝滞为主要病机,且可继发不孕。《景岳全书・妇人规》亦论述了子宫内膜异位症相关癥瘕发生的病因病机:“瘀血留滞作癥,惟妇人有之。其证则或由经期,或由产后,凡内伤生冷,或外受风寒……或忧思伤脾,气虚而血滞,或积劳积弱,气弱而不行,总由血动之时,余血未净,而一有所逆,则留滞日积,而渐以成癥矣。”《血证论》云:“瘀血不行,则新血断无生机。”因此治疗应以活血化瘀为总则,瘀血得化,新血方生。李祥云教授亦认为该病以血瘀为主要病机,提出“三步渐进法”治之,分为:“动摇根基”之破瘀散结类剧烈猛攻的中药,如三棱、莪术、土鳖虫等;“松动癥结”之软坚散结类中药,如威灵仙、浙贝母、夏枯草等;“消散化解”之活血利水之物,如茯苓、车前子、桃仁、红花等。

本案患者有进行性加重的痛经病史,且妇科查体在阴道后穹隆可及触痛结节,可诊为子宫内膜异位症。临床伴见不孕、痛经等,应诸病合治,调经助孕。患者久病伤及正气,气不足则无力推动血行,渐致瘀血内阻;瘀则不通而痛,故见经行腹痛;久病则虚,不荣则痛,而见腹痛进行性加重;月经色黯有血块、腰酸乏力是肾气亏损、瘀血内停之象。结合症脉,辨为肾虚血瘀之证,治疗以活血化瘀、补肾调经为主。方中当归、川芎、鸡血藤养血活血,三棱、莪术、土鳖虫破血消瘀,夏枯草、浙贝母散结,各药配伍使瘀祛血行,是三步渐进法的体现,刚柔并济,祛邪而不伤正,使瘀得化。另加仙灵脾、菟丝子、肉苁蓉补肾阳,温煦固摄肾中精气;桂枝、

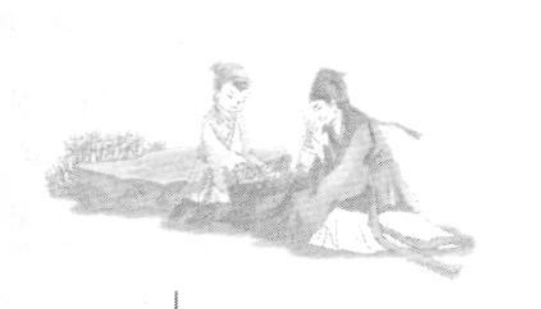

附子温阳止痛;川楝子、香附、苏木理气行气,气机畅通,气行血行,以助瘀结得解。全方通中兼补,治以调经助孕。二诊妇科彩超发现卵巢囊肿,故方中加入桃仁、红花等破血消癥之品,痛经稍减;但便溏乏力、体温上升缓慢均是肾脉虚衰、肾阳无以上荣、肾阴不得滋养所致,故加入巴戟天、龟甲滋肾阴,锁阳、鹿角胶补肾阳,诸药合用,共滋先天之本,以活血补肾为要。李祥云教授以三步渐进法配合补肾治疗该病1年余,补肾之谓平调肾中阴阳,根据月经周期生理不同调之,扶正而不恋邪,最终邪去正安,胞胎得孕。

三步法须根据患者症脉或有先后,或可同步治之,并结合患者月经周期具体分析应用。该法对各类癥瘕结聚类妇科病证或证属肾虚血瘀的子宫内膜异位症、盆腔炎性疾病、子宫肌瘤等均适用,此为"异病同治"之理。

绝经前后诸证(围绝经期综合征)[36]

史某,女,47岁,2003年7月23日初诊。

绝经8年,经常咳吐痰涎夹血丝,伴烘热汗出,烦躁易怒。患者于39岁即绝经,至今8年,近几年来常咳嗽,随季节环境变化而加剧,咳出黏液状痰,痰中夹血丝。初始在胸科就诊,怀疑患肿瘤,并行CT(计算机断层扫描)、超声检查、胃镜检查,均未发现异常,服用大量化痰止咳药治疗,无好转,反加重。现来妇科就诊。月经16岁初潮,周期30天,经期4天,39岁月经不潮。生育史:1-0-0-1。

现症:咳吐痰涎,烘热汗出,烦躁易怒,周身酸楚,腰膝酸软,头晕耳鸣,神疲乏力,胸闷腹胀,两乳作胀,夜寐欠安。舌淡红,苔薄微黄,脉细。病机:肾阴虚,虚火灼津生痰,上干于肺,致肺肾阴虚。诊断:绝经前后诸证(围绝经期综合征)。治以补肾,止咳,养心安神。

处方:淮小麦30 g,生铁落30 g(先煎),荔枝核12 g,桑白皮12 g,炙紫菀9 g,炙款冬9 g,生枇杷叶12 g(去毛),枳壳6 g,青果9 g,夜交藤30 g,合欢皮30 g,麦冬12 g,何首乌12 g,太子参15 g,煅龙骨30 g(先煎),煅牡蛎30 g(先煎)。7剂,水煎服,每日1剂。

二诊:8月11日。服上方后咳嗽已减轻,仍有汗出,咳而呕吐。苔薄,脉细。治以补肾,止咳,养心安神,止汗。

处方:于上方加姜半夏9 g、糯稻根须30 g。14剂,水煎服,每日1剂。

按上方再服14剂后症状渐缓,进而病愈。

述评：

围绝经期综合征是指女性在绝经前后，围绕月经紊乱或绝经出现明显不适症候，常见有烘热汗出、眩晕耳鸣、心悸失眠等，主要为绝经前后女性体内激素变化导致，症状出现往往三三两两，轻重不一，病程亦长短不一。《素问·上古天真论》曰："七七，任脉虚，太冲脉衰少，天癸竭。"可见肾脉虚衰是发病之根本。如《医宗必读》言："肾为脏腑之本，十二脉之根。"肾之阴阳失调，常易累及他脏，如肾阴不足，不能上济心火，则见心火亢盛；乙癸同源，肾阴不足，精亏无以化血，则见肝肾阴虚，肝失柔养而上亢；脾肾先后天互相滋养，脾阳赖肾阳以温煦，肾阳虚则脾阳亦虚；肾阴虚，虚火灼津生痰，上干于肺，则致肺肾阴虚。治疗应以滋肾益阴扶阳为本，平调肾中阴阳，对其心肝郁火、脾虚、痰湿、肺火等兼夹证综合治之，但清热不过于苦寒，祛寒不过于温燥，亦不可妄用攻伐，以免犯虚虚实实之戒。

本案患者39岁始月经不潮，是卵巢功能衰竭，肾虚精亏，天癸无所下所致。《素问·咳论》曰："五脏六腑皆令人咳，非独肺也。"本案患者反复咳嗽数年，是肾阴虚致肺阴虚、虚火灼津生痰所致，治疗应以金水相生之法，治肺以补肾，以求标本同治，达补肾止咳之目的。方中生铁落性辛凉质重，归心肝经，可平肝镇惊，木平则火降，心肝平而经之火可降，镇潜浮躁之神气，可使心有所主，是治心烦失眠易怒之要药，如《本草纲目》所述："生铁落……平肝去怯，治善怒发狂。"余淮小麦、合欢皮、夜交藤配伍养心安神，荔枝核、桑白皮、枇杷叶清肺化痰止咳，麦冬滋肺阴，何首乌、龙骨、牡蛎滋肾阴，肺肾同补，加入太子参补益脾肺，补土生金。全方以补肾养心为本，化痰止咳为标，肺、肾、脾同治。二诊咳症缓解，出现汗出、呕吐等脾阳虚衰之证，故加入姜半夏以温中止呕，糯稻根须以益胃生津止汗，二者配合滋阴助阳，共济补肾宁心、益肺止咳之功。

该病症状繁杂，治疗难以面面俱到，应先抓主症，继而因势利导，逐步缓解诸症，增强医患双方信心，从而疾病得愈。而该病所需补肾之药常非一般草木之品，《素问·阴阳应象大论》言："形不足者，温之以气；精不足者，补之以味。"需血肉有情之品填精补髓，如龟甲、鹿角粉、阿胶、海螵蛸、煅龙骨、煅牡蛎、紫河车等。

本病症状表现繁杂，轻重各异，患者情绪变化与外界环境息息相关，故精神安慰疏导与药物治疗是同等重要的，临床注意医患沟通，争取患者信赖，帮助患者克服紧张情绪，心理治疗与汤剂同治，使患者保持心情舒畅，以助痊愈。

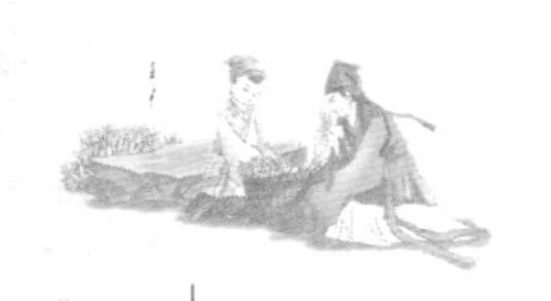

滑胎（复发性流产）[33，37]

患者，女，34岁，2013年1月2日初诊。

孕6周，血小板聚集率增高。患者因既往有2次流产，流产后检查发现系血小板聚集率增高所致。2012年5月再次怀孕，由于血小板聚集率增高，给予肝素、阿司匹林等治疗，效不佳，仍发生流产。目前又妊娠6周多，因医院检查仍发现血小板聚集率增高，担心依然会发生流产，故前来寻求中药治疗。月经14岁初潮，周期30天，经期5天，量中、色黯、无痛经，无乳房胀痛等不适，末次月经2012年11月18日。生育史：0－0－3－0。

现症：孕46天，腰酸明显，无阴道出血，无腹痛。基础体温高相正常。舌淡，苔薄白，脉沉细。西医诊断：复发性流产。中医诊断：滑胎。辨证：肾亏血虚，任脉失养。治则：养血活血，补肾养胎。

处方：党参12 g，黄芪12 g，紫苏叶9 g，杜仲12 g，狗脊12 g，白术9 g，白芍9 g，菟丝子12 g，熟地黄9 g，苎麻根12 g，黄芩9 g，当归9 g，川芎6 g，鸡血藤12 g，香附9 g。7剂，水煎服，每日1剂。

后患者以上方为基础方，并随证加减，服用4个月保胎。根据血小板聚集情况，配合服用阿司匹林，每日25～50 mg。胎儿发育正常。

二诊：5月19日。孕26周，超声检查提示胚胎发育良好。虽继续服用阿司匹林，血小板聚集率较初孕时还高。患者担心胎儿有所不测，同时发现手腕有疹块，色红作痒，胃口欠佳，故要求继续保胎治疗。检查：双手手腕内侧可见红疹，融合成片状，高于皮肤，抓痕明显。舌淡，苔薄，脉滑。治则：健脾补肾，活血清解。

处方：党参12 g，黄芪12 g，怀山药15 g，牡丹皮9 g，丹参9 g，赤芍9 g，陈皮9 g，当归9 g，川芎6 g，黄连6 g，桑葚12 g，苎麻根12 g，谷麦12 g，麦芽12 g。7剂，水煎服，每日1剂。

三诊：6月19日。孕30周2天，胎儿发育良好，手腕皮疹未减。血小板聚集率恢复正常，仍继前服用阿司匹林。舌淡，苔薄白，脉滑。治则：养血补肾，活血清解。

处方：党参12 g，黄芪12 g，怀山药15 g，丹参9 g，赤芍9 g，陈皮9 g，黄连6 g，生甘草6 g，蒲公英12 g，桑葚12 g，苎麻根12 g，谷麦12 g，麦芽12 g。7剂，水煎服，每日1剂。

服上药7剂，手腕皮疹痊愈。之后依据上述方药，随证加减服药，保胎至34周。

随访:2013年8月足月顺产一男婴，母子健康。

述评：

复发性流产指与同一性伴侣连续发生3次及以上的自然流产，中医称“滑胎”。复发性流产的病因甚为复杂，常见有胚胎染色体异常、免疫功能异常、黄体功能不全、甲状腺功能低下、子宫解剖异常、血栓前状态等。治疗应查明病因所在，排除各种非药物因素，并建议在下次妊娠之前全面检查，积极用药助孕保胎，以免屡孕屡堕对夫妻双方的身体和心理造成影响。

中医“滑胎”病名始于清代，《医宗金鉴·妇科心法要诀》言：“数数堕胎，则谓之滑胎。”在清代之前，医家多以堕胎论述。《景岳全书·妇人规》对其病因病机及辨证施治进行了较为全面的论述：“凡妊娠之数见堕胎者，必以气脉亏损而然，而亏损之由，有禀质之素弱者，有年力之衰残者，有忧怒劳苦而困其精力者，有色欲不慎而盗损其生气者。此外如跌扑、饮食之类，皆能伤其气脉。”该条文指出滑胎以气脉亏损为因，并提出胎热、肝肾亏虚、肝脾不和均可致病，可予泰山磐石散、胎元饮等预防治疗该病。后世各医家多认为肾虚为胎堕根本原因。如《女科经纶》言：“女之肾脏系于胎，是母之真气，子所赖也。”若肾气亏损，便不能固摄胎元。王清任在《医林改错》中详细论述了血瘀致滑胎的病因病机，创拟少腹逐瘀汤治疗该病。李祥云教授主张系胎应补肾，滑胎常以肾虚血瘀为因，治疗则以活血补肾为要。

本案患者滑胎为病，西医检查发现血小板聚集率升高，故予肝素、阿司匹林等抗凝治疗，加之中药汤剂结合治之。患者症脉见腰酸脉沉，属肾脉亏虚证，又有高凝趋势，故治以补肾养胎，活血养血。方中黄芩、白术配伍安胎，如朱丹溪言“黄芩、白术为安胎之圣药”。黄芩苦寒泻胎火，白术甘温补脾，二者一寒一温，安胎之力倍增。方中杜仲、狗脊、菟丝子、地黄等补肾益精，党参、黄芪补气血，先后天互相滋补，共培其元；由于患者有高凝趋势，方中加入当归、川芎、鸡血藤等养血活血药，配合香附、紫苏叶顺肝理气，使气行血行，缓解血液的高凝状态，以求胎元无损。全方共奏补肾安胎活血之功，配合西药抗凝，中西医结合固本培元祛邪，则胎稳母健。二诊患者孕中后期血凝加重，方中加入丹参、赤芍等活血化瘀之品，以防瘀血伤胎。本案患者证属肾虚血瘀，又属妊娠状态，有滑胎病史，故予方以不离补肾为宗，结合西医检查加入养血活血之品，配合抗凝药，孕胎全程中西医结合随证加减，最终胞胎得育，是中医与西医结合治病之典案之一。

治疗滑胎者，在发现和解决病因之后，患者休养生息更为重要，应嘱其忌房

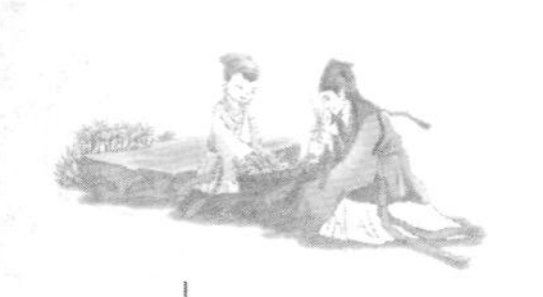

事，勿劳累，勿攀高，勿感冒，保持心情愉快。《景岳全书·妇人规》言："凡治堕胎者，必当察此养胎之源，而预培其损，保胎之法无出于此。"预培其损是滑胎治疗疗程中非常重要的一环，未病先防，孕前补虚纠偏，只有母体冲任强盛，气血平和，才为胎元稳固之基础。

肖承悰

闭经（多囊卵巢综合征）[38]

李某，女，26岁，2018年5月13日初诊。

现病史：患者自14岁月经初潮起，月经周期后错，40天～6个月一行，经期5～7天，量可，有少量血块，无腹痛，伴腰酸。自服“乌鸡白凤丸”等中成药治疗，未见明显好转。末次月经2017年12月10日，前次月经2017年9月6日。就诊时症见：食欲可，大便略溏，日1～2次；体型肥胖（162 cm，94 kg），入睡困难，怕冷，乏力。舌体胖大有齿痕，舌淡黯，苔白略厚，脉沉细无力。既往体健，家族有糖尿病病史。生育史：未婚，否认性生活史。否认药物、食物过敏史。2018年5月12日性激素六项检查：E_2 26 pg/mL，P 0.62 ng/mL，FSH 3.25 mIU/mL，LH 10.5 mIU/mL，PRL 12.6 ng/mL，T 0.23 ng/mL。空腹胰岛素：30.28 mIU/mL。超声检查：子宫大小5.6 cm×6.1 cm×4.2 cm，内膜厚0.7 cm，双卵巢内多个小卵泡发育（≥12个）。生化全项：甘油三酯2.70 mmol/L。西医诊断：多囊卵巢综合征；高胰岛素血症；高脂血症。中医诊断：闭经（肾脾阳虚，痰瘀互结）。

处方：续断15 g，炒杜仲15 g，桑寄生15 g，巴戟天15 g，菟丝子15 g，炒白术15 g，茯苓块15 g，广陈皮10 g，胆南星6 g，法半夏9 g，炒扁豆15 g，泽兰15 g，莲子肉15 g，川牛膝15 g，生荷叶15 g，赤芍15 g，炒枣仁15 g，远志10 g。14剂。嘱适当运动，控制饮食，降低体重，起居有时。

二诊：6月1日。月经仍未至，自觉怕冷减轻，大便略成形，日1～2次；自觉下腹略胀，轻度乳房胀痛，睡眠好转，每遇情绪紧张则入睡难。舌淡黯，苔白略厚，脉沉细略弦滑。体重下降1 kg。上方加合欢皮15 g、马鞭草15 g，再服14剂。嘱患者若经期血量多则停药，并继续降低体重。

三诊：6月15日。患者于6月10日月经来潮，目前仍有少量咖啡色分泌物，量可，有少量血块，无腹痛、腰酸；怕冷减轻，情绪好转，食欲可，大便略溏，日1次，睡眠好转。舌淡黯，苔白略厚，脉沉细略滑。以上方去赤芍、马鞭草、川牛膝，加入骨碎补15 g、补骨脂10 g，30剂。嘱患者监测基础体温，若出现基础体温升高，暂时停药；继续管理生活方式，降低体重。

四诊：7月20日。患者于7月15日出现基础体温升高，至复诊当日晨体温波

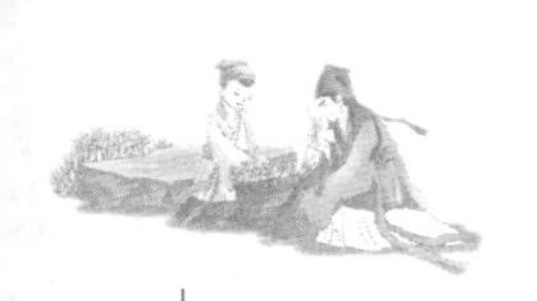

动在 36.7～37.0 ℃，且出现拉丝样分泌物；怕冷症状消失，食欲可，大便成形，眠可，仍感觉倦怠乏力，体重较初次就诊下降 5 kg。以上方加赤芍 15 g、川牛膝 15 g、黄芪 15 g，经期不用停药。嘱患者继续管理生活方式，控制体重。

五诊：8 月 22 日。7 月 30 日月经来潮，量、色、质同上次月经，无腹痛、腰酸，食欲可，大便成形，睡眠可，乏力减轻。继服上方 30 剂，继续监测基础体温，管理体重及生活方式。

六诊：9 月 25 日。患者因工作原因，情绪出现波动，9 月 1 日月经如期来潮，量可，有少量血块，下腹轻微胀痛，伴腰酸，眠可。以上方去补骨脂，加郁金 10 g，再服 30 剂，观察体温及月经情况。10 月 2 日月经正常来潮，无明显不适感，体重较初诊时下降 12 kg。嘱患者暂停药，继续管理生活方式及体重。

述评：

该患者怕冷，乏力，便溏，且舌淡黯，为典型阳虚之象，又兼夹瘀象，苔白厚为痰湿阻滞之象，综合分析属于脾肾阳虚兼杂痰瘀之证。该患者为多囊卵巢综合征临床中较常出现的脾肾阳虚、痰瘀互结型，此型患者多体型肥胖，有脾阳虚、肾阳虚的典型症状。治疗上以温肾培土、调畅天癸为基本原则，再加以化痰活血等药。一诊肖承悰教授以自拟温肾培土调癸汤加减，诸药合用，温肾阳以养先天，培脾土以充盛气血，养后天之本，先后天同补以益癸水之源；再加以理气健脾、利湿活血之药，以化痰调畅气血。二诊考虑患者失眠与情绪因素有关，加合欢皮以解郁安神；根据患者自觉下腹略胀、乳房胀痛等症状，再结合脉象，加大活血利湿的力度，加入马鞭草。三诊月经已来潮，为经后期，加入补骨脂及骨碎补以加强温肾培土的力量，温补天癸。四诊考虑近期患者真机期到来，加入赤芍及川牛膝活血调经，加入黄芪以益气健脾调天癸，既取其健脾充养天癸之意，又取其推动之力，推动天癸顺利运行。六诊患者情绪波动，加郁金以活血止痛，行气解郁。在治疗过程中，虽然该患者无妊娠需求，但仍应注意真机期的到来。真机期前血海空虚，肾阴增长，呈重阴状态；真机期时，重阴转阳，阴盛阳动，以促进卵子突破、排出，故云“主动”。《女科经纶》引袁了凡之言：“凡妇人一月经行一度，必有一日氤氲之候……此的候也……顺而施之，则成胎矣。”本病案用监测基础体温的方法结合临床表现进行分析，真机期到来前着重温肾培土，真机期之后加重活血调经的力度。本案患者证型虽然主要与脾肾关系密切，但与肝亦密不可分。该患者的病情受情绪影响非常大，几次病情反复均与情绪有关，这也与肝脾及肝肾之间的关系有关。情绪焦虑、紧张最易伤肝，肝郁可伐脾土，肝血受损又子病及母，故临床上需要注意情志因素在多囊卵巢综合征治疗中的影响：因肝郁而致失眠者，用合欢皮以解郁安神，并善用郁金入肝、胆、心经，可解郁、清心，又兼行气止痛之功。近年来由于女性生活节奏加快，工作压力增加，熬夜、睡眠少等原因，多囊卵巢综合征发病率呈上升趋势，部分患者确诊后得知“病程长，较难治愈”的疾病特点，更易情志不畅。本病案治疗上除用药外，要注意心理疏导，对患者进行开导、调整其心理状态有助于疾病的治疗。同时建议患者通过调控饮食、加强运动等行为方式减轻体重，体重降低至正常范围内可以阻止多囊卵巢综合征长期发展的不良后果（如糖尿病、高血压、高血脂和心血管疾病等），利于疾病的治疗。

崩漏（异常子宫出血）[38]

患者，女，40 岁，2014 年 4 月 18 日初诊。

阴道淋漓出血 3 月余。现病史：患者末次月经为 2014 年 1 月 5 日，月经量时少时多，色红稍暗，量多时有血块；近 3 天量稍多，伴血块，色鲜红。2014 年 3 月因月经淋漓不尽就诊于当地医院，行诊刮术，术后病理提示子宫内膜单纯性增生。刻下患者轻微贫血貌，头晕乏力，腰酸痛；纳差，睡眠可，二便正常。舌淡黯，苔薄白，脉沉滑略数。月经及孕产史：既往月经尚规律，周期 22 ~ 28 天，经期 6 ~ 7 天，偶有痛经；孕 1 产 1，1998 年顺产一男婴。2014 年 4 月 18 日妇科经阴道超声提示：子宫前位，大小 5.1 cm × 4.9 cm × 4.5 cm；子宫内膜不均，厚 0.6 cm；右卵巢大小为 2.9 cm × 2.0 cm，左卵巢大小为 2.8 cm × 1.6 cm，左右两侧卵巢均可见 3 ~ 4 个无回声区，最大直径为 0.5 cm。2014 年 4 月 18 日血常规：红细胞 3.8×10^{12}/L，血红蛋白 102.0 g/L。西医诊断：无排卵性异常子宫出血；轻度贫血。中医诊断：崩漏（气阴两伤）。

处方：党参 15 g，太子参 20 g，南沙参、北沙参各 15 g，生黄芪 15 g，麦冬 15 g，五味子 10 g，白芍 15 g，煅龙骨、煅牡蛎各 30 g（先煎），生地黄、熟地黄各 15 g，仙鹤草 15 g，益母草 15 g，鹿衔草 15 g，墨旱莲 15 g，马齿苋 15 g，女贞子 15 g，阿胶珠 15 g，三七粉 3 g（分冲）。

二诊：4 月 25 日。服药 5 天后血止，仍有乏力，近 3 天偶有小腹隐痛及腰酸，双侧乳房胀痛；纳差，眠可。舌淡，舌尖稍红，苔薄白，脉细弱。

处方：党参 20 g，生黄芪 15 g，南沙参 15 g，山萸肉 15 g，枸杞子 15 g，女贞子 15 g，墨旱莲 15 g，巴戟天 15 g，白芍 15 g，香附 15 g，山药 15 g，炒白术 15 g，大血藤 15 g，马齿苋 15 g。

三诊：5 月 9 日。二诊后至今未有子宫异常出血情况，服药后小腹隐痛等症状明显改善，双侧乳房轻微胀痛，乏力改善，仍感纳差。舌淡略胖，苔薄白，脉沉细

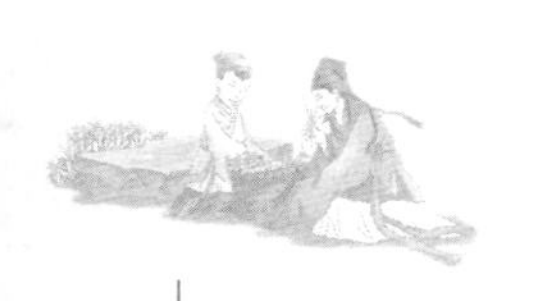

滑。继服二诊方。

四诊:5 月 23 日。5 月 16 日月经来潮,月经量中等,色红,无血块,前一日月经已净。轻微腰酸,小腹隐痛消失,乏力、纳差好转。舌淡略胖,苔薄白,脉沉细滑。5 月 23 日血常规:红细胞 4.2×10^{12}/L,血红蛋白 106.0 g/L。

处方:党参 15 g,生黄芪 15 g,南沙参 15 g,山萸肉 15 g,枸杞子 15 g,女贞子 15 g,墨旱莲 15 g,巴戟天 15 g,白芍 15 g,香附 15 g,山药 15 g,炒白术 15 g,桑寄生 15 g,续断 15 g。

述评:

崩漏是妇科常见病,本着"急则治标,缓则治本"的原则,中医常运用"治崩三法"进行治疗。明代方约之于《丹溪心法附余》云:"初用止血以塞其流,中用清热凉血以澄其源,末用补血以还其旧。"肖承悰教授认为把三法截然分开欠妥,临床治疗时常塞流与澄源、澄源与复旧结合运用,本案患者的治疗即体现了此观点。患者崩漏病史较长,迁延不愈,阴血丢失重,气随血脱,气阴两伤,故一诊治疗以塞流止血为主,同时结合澄源之法。予小西洋参汤合四草龙牡一苋汤加减以益气健脾,养阴止血。小西洋参汤(自拟方)由党参、太子参、南沙参(三药)组成,三药配合益气养阴不动血,止血不化热,效果颇佳。四草龙牡一苋汤中,仙鹤草、益母草均有收缩子宫的作用,且能够祛瘀生新,鹿衔草、旱莲草(墨旱莲)有益肾止血的作用。麦冬、五味子生津以增补阴液,麦冬滋养阴液,五味子敛阴止血;煅龙牡固涩止血,收敛益阴;马齿苋有明显的收缩子宫作用,止血效良,又能清热解毒,预防感染。全方守而不走,旨在益气敛阴,镇守胞脉,固摄冲任。患者轻度贫血,予阿胶珠以加强补血,三七化瘀止血,以防留瘀。二诊血止,采用固本治疗,以复旧与澄源相结合,调节月经周期。予自拟调周系列方,补肾、调肝、健脾、调理冲任,使月经恢复正常。方中山茱萸、枸杞子、女贞子滋肾阴;巴戟天补肾阳,性温而柔润,补而不腻,温而不燥,同时寓有"阳中求阴"之意;白芍、香附养血调肝;山药、白术健脾益气,出血日久,精血必亏,应用调理脾胃之法,使脾气健旺,化生精微,以充精血,起到补后天之本,以后天养先天之作用。崩漏一病,病情易反复,治疗不易,如《景岳全书·妇人规》云:"暴崩者,其来骤,其治亦易;久崩者,其患深,其治亦难。"故临床不仅要重视"暴崩"的及时止血,而且要注重血止后的复旧治疗,以减少"久崩"的出现。

不孕症（原发性不孕）[38]

王某，女，30岁，2001年10月16日初诊。

未避孕未孕4年。现病史：患者结婚4年，未采取任何避孕措施，一直未孕。做过相关西医检查，未发现明显异常。平素常感小腹发凉，经期小腹凉感更甚，隐隐坠痛。时感腰骶酸软，怕冷怕风。刻下患者倦怠，乏力，怕冷，腰腹尤甚，带多，质地清稀，大便稀溏；纳食尚可，睡眠一般。舌淡嫩，苔薄白，脉沉细。月经及孕产史：15岁月经初潮，素来月经错后，40余天一行，经量少、色淡，末次月经为2001年9月15日。西医诊断：原发性不孕。中医诊断：不孕症（脾肾阳虚）。

处方：胡芦巴10 g，杜仲15 g，巴戟天15 g，续断15 g，补骨脂10 g，菟丝子15 g，党参15 g，炒白术15 g，生黄芪15 g，鸡血藤20 g，茯苓15 g，炮姜10 g，甘草6 g。14剂，水煎服。

二诊：10月30日。药后月经于10月20日来潮，经量略增，色正，经期小腹冷痛较前好转。惟药后略感上火，起口疮，口咽干。舌淡红，苔薄白，脉沉细。于上方加肉桂3 g（后下）、牡丹皮15 g。继服14剂。

三诊：11月13日。药后乏力感明显减轻，腰腹凉好转。前一日始感觉乳房微胀，有即将行经之意。于二诊方再加荔枝核12 g。14剂，水煎服。

四诊：11月27日。月经于11月21日来潮，量、色正常，腹凉、腹痛已不明显。予三诊方继续服用10剂巩固疗效。

五诊：12月28日。本月月经过期未潮，近几日胃脘不适，纳差，时泛恶。舌淡红，苔薄白，脉细略滑。查血HCG为350 IU/L。后顺产一子。

述评：

本案患者主要病机为脾肾阳虚、胞宫虚寒。如清代江涵暾《笔花医镜·肾部》云："命门火衰者，虚象百出。"肾阳为一身阳气之根本，故表现为全身阳气衰微之虚寒症状，肾阳不足，虚寒内生，寒性凝滞，阻滞气机，气机不畅，血流受阻，以致血海不能按时满溢，月经错后。精血同源，均为月经的物质基础，肾虚精血不足，血海不盈，肾阳不足，不能温运脾阳，脾虚则气血生化乏源，营血虚少，血海不充，故月经量少、色淡。腰为肾之府，阳虚无以温煦，筋脉腰府失于温养，故常见腰膝酸软；阳虚内寒，胞宫失于温煦，可致子宫虚寒，出现带下清冷质稀、小腹冷痛等；肾主生殖，肾阳不足，命门火衰，胞宫虚寒，不能摄精成孕，以致多年不孕。如

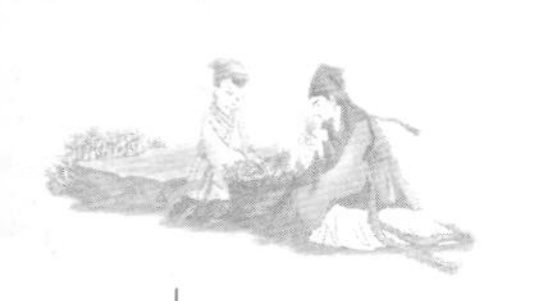

《圣济总录》云:“妇人所以无子者,冲任不足,肾气虚寒故也。”及陈士铎《石室秘录·论子嗣》:“胎胞之脉,所以受物者也,暖则生物,而冷则杀物矣。”可见阳气不足、胞宫虚冷与不孕有密切关系。根据“寒则热之”“虚则补之”的治疗原则,初诊处方以温补脾肾、散寒暖宫为主,拟温阳益气汤加减。方中胡芦巴温肾、祛寒、止痛,补下焦之元阳,逐在里之寒湿;巴戟天补肾助阳,强筋骨;杜仲温肾助阳,暖宫,强筋壮骨;续断补肾壮骨,行百脉,调气血,与鸡血藤相配,以助温阳益气之品所生气血送到四肢百骸,机体得温得养,内寒渐去,阳气复生,冷证则有转机;补骨脂入脾、肾经,补火助阳,温脾止泻;菟丝子既能助阳,又可益精,不燥不腻,为平补脾肾之要药;白术配黄芪加强卫外固表的功能,以防外寒再次侵入(里寒之体易受外寒侵袭)。二诊时,患者病情已有改善,惟略感“虚不受补”而有上火,遂加入肉桂引火归元,丹皮佐制诸药之燥。此后又经过两诊调治、巩固,体内阳气复健,内寒得散,冷证改善,胞宫温煦,终获毓麟。临床女性患冷证偏多,可见月经后期、量少、痛经、闭经、不孕等,治疗上遵循“寒者热之”原则,采用温阳益气、祛寒通络之法,多能奏效。

癥瘕(卵巢囊肿)[38]

张某,女,35 岁,2018 年 3 月 6 日初诊。

现病史:患者 1 年前自觉右下腹轻微胀痛,于附近医院就诊,超声提示:子宫大小正常,子宫内膜厚 0.6 cm,回声均匀;右附件区可见一无回声囊性肿物,大小为 5.1 cm×5.5 cm×4.2 cm,边界清晰,周围无明显血流信号,考虑右卵巢囊肿;左附件区未见异常。肿瘤标志物:CA125 25 U/mL,CA199 16 U/mL。诊断为卵巢囊肿。观察 2 个月后,肿物大小无明显变化,就诊医院建议手术治疗,患者拒绝。自服中成药(名称不详)近 4 个月。就诊时症见:右下腹轻度胀痛,无腰酸,食欲可,大便略溏,每日 1~2 次;心情抑郁,失眠多梦。舌质淡黯,舌体略胖,舌边有齿痕,舌尖略红,苔白厚,脉细略弦。月经及孕产史:月经规律,周期 28 天,经期 6 天,量略少、色黯、有血块,经期无腹痛及腰酸。孕 1 产 1,于 2015 年顺产一名男婴。否认药物、食物过敏史。2018 年 3 月 2 日超声提示:卵巢无回声肿物,大小为 5.3 cm×5.6 cm×5.1 cm,边界清晰,周围无血流信号。肿瘤标志物:CA125 22 U/mL,CA199 18 U/mL。西医诊断:卵巢囊肿。中医诊断:癥瘕①(肝郁脾虚,

① 原病案中中医诊断为“肠覃”,古病名。根据目前中医妇科诊断,病名更正为“癥瘕”。

痰瘀互结)。

处方:当归 10 g,白芍 15 g,川芎 12 g,茯苓 15 g,炒白术 15 g,泽兰 15 g,马鞭草 15 g,赤芍 15 g,莪术 10 g,川牛膝 15 g,合欢花 10 g,炒枣仁 15 g。14 剂。嘱其避免剧烈活动,如发现突然右下腹疼痛及时就诊。

二诊:3 月 21 日。患者自觉右下腹胀痛减轻,睡眠稍好转,但入睡困难;因工作压力大,心情烦躁;食欲可,大便略溏,日 1 次。舌质淡黯,舌尖略红,舌体略胖,舌边有齿痕,苔略黄厚,脉细略弦。

处方:以上方加炒扁豆 15 g、莲子心 3 g、远志 10 g,服 28 剂。

三诊:4 月 20 日。患者自觉右下腹无明显胀痛,心烦、失眠症状明显减轻,大便成形;自觉有乏力感,易困倦,时口干。舌质淡黯,舌体略胖,舌边有齿痕,苔薄白,脉细。

处方:以上方去莲子心,加熟地黄 15 g,再服 28 剂。

四诊:5 月 18 日。患者自觉右下腹无胀痛,乏力、困倦、口干症状明显减轻;食欲可,大便正常,睡眠可。舌质淡黯,舌体略胖,舌边有齿痕,苔薄白,脉细略弦。5 月 16 日超声示:右卵巢无回声肿物,大小为 2.3 cm×2.6 cm×3.3 cm,边界清晰,周围无血流信号。肿瘤标志物:CA125 25 U/mL,CA199 9 U/mL。

处方:上方去合欢花,再服 28 剂。

五诊:6 月 20 日。患者自觉无明显不适感,食欲、大便、睡眠均可。超声示:子宫大小正常,子宫内膜 1.0 cm,双附件未见明显异常。舌质淡黯,舌体略胖,舌边有齿痕,苔薄白,脉细略弦。嘱患者暂停服中药,定期复查超声及肿瘤标志物。

患者于 2019 年 9 月及 12 月定期复查超声及肿瘤标志物均无异常。

述评:

临床观察发现,卵巢囊肿的内容物多为透明或淡黄色浆液性或黏性液体,且大多数患者月经正常,卵巢囊肿被认为属于中医“癥瘕”范畴,本虚标实是卵巢囊肿的病机发展结果。正如《灵枢·五音五味》云:“妇人之生,有余于气,不足于血,以其数脱血也。”血与气是相互依存、相互滋生的关系,气为血帅,血为气母,血病可以及气,气病可以伤血。气能生津,津血同源,气病或血病均可以影响津液,使其运化、疏布不利为病。气、血、水往往相互影响,三者关系失衡是卵巢囊肿发病的主要病机。刘完素《素问病机气宜保命集·妇人胎产论》有云:“妇人童幼天癸未行之间,皆属少阴;天癸既行,皆从厥阴论之;天癸已绝,乃属太阴经也。”该段提出肝经气血在中青年女性发病及治疗中的决定性作用。肝脏体阴而用阳,须时时得血以柔养。若肝血不足,失之柔养,则肝郁不疏,气滞血瘀;肝郁乘脾,脾气虚弱,水湿不运,湿聚成痰,痰湿属阴,重着黏滞,影响血之畅行,又可加重血瘀;瘀血

阻滞，气血失调，水湿不运，又使痰湿加重，终致痰湿互结，阻于冲任，日久而成癥瘕。该患者素性抑郁，日久暗耗肝血，肝失疏泄，克伐脾土，导致水湿失于运化；肝失疏泄，气机不利，形成瘀血，水湿与瘀血聚集于肝经走行之少腹部，遂成卵巢囊肿。治疗上以养肝健脾、化痰活血行瘀为法，以经验方新当归芍药散加减。方中以白芍补肝血柔肝体，疏泄有序，为治本之品；赤芍泻肝活血，散结通络，能行血中之滞，与白芍同用，补散结合，防白芍敛邪之弊；当归养血活血，配白芍以养肝疏肝；白术补气健脾，利湿消痰；茯苓健脾以利水湿下行，增强白术之功；川芎活血祛瘀，行气开郁；泽兰辛散温通，祛瘀散结而不伤正；马鞭草性凉，既可活血化瘀，又可利水，莪术性温，可行气破血，二者合用与卵巢良性肿瘤“血水为病”的病机相契合；川牛膝既有活血化瘀之功，又能引诸药下行，上药相配，肝脾同调，气、血、水同治。因患者烦躁失眠，加合欢花、枣仁以疏肝理气，解郁养血安神。二诊患者自觉左下腹胀痛症状减轻，但肝郁化热之烦躁、失眠症状明显，方中加入莲子心及远志。三诊患者左下腹症状基本消失，烦躁、失眠、便溏等症状消失，自觉乏力、疲倦，脉象也由细弦转为细脉，因渗利、活血、破气药应用2个月恐有伤阴之弊，故此诊治疗时加熟地黄以益肝肾之精血，增加归、芍养肝血之功。四诊患者乏力、口干症状消失，卵巢肿物明显减小，去合欢花后再服28剂，卵巢肿物消失。当归芍药散出自张仲景《金匮要略·妇人妊娠病脉证并治》及《金匮要略·妇人杂病脉证并治》，治疗主症为“妇人怀妊，腹中㽲痛”及“妇人腹中诸疾痛”，临床辨证为肝脾不和、气血郁滞，其导致的腹中拘急、绵绵作痛均可加减用之。

妇人腹痛（盆腔炎性疾病后遗症）[38]

高某，女，32岁，2020年6月18日初诊。

小腹隐痛1年。现病史：患者2016年自娩一女，希望再生育。2008年因“左侧输卵管妊娠”在腹腔镜下行左侧输卵管开窗胚胎清除术。2019年8月再次因“左侧输卵管妊娠”行左侧输卵管切除术。术后输卵管造影显示右侧输卵管通而不畅。患者偶有小腹隐痛，月经规律，痛经，得温痛减，大便2~3天一行，纳眠可。末次月经2020年6月15日。舌质红，苔薄白，脉细滑略数。6月11日盆腔超声提示：子宫内膜厚0.9 cm，盆腔内见液性暗区2.4 cm×0.8 cm。西医诊断：盆腔炎性疾病后遗症。中医诊断：妇人腹痛（肝郁肾虚，瘀热互结）。

处方：当归15 g，赤芍15 g，川芎15 g，炒白术15 g，茯苓15 g，泽兰15 g，虎杖15 g，马鞭草15 g，路路通12 g，大血藤15 g，枳实15 g，生黄芪15 g，川牛膝15 g。

14 剂。

二诊:7 月 2 日。患者服上药后无腹痛,大便黏,寐差。舌红,苔薄白,脉弦数。以上方加桑寄生、续断各 15 g,继续服用 14 剂。

三诊:7 月 16 日。患者纳眠可,大便不成形,小便黄。舌质略红,苔薄黄,脉沉细。

处方:柴胡 10 g,赤芍 15 g,川芎 15 g,枳壳 12 g,郁金 10 g,大血藤 15 g,忍冬藤 15 g,鸡血藤 15 g,茯苓 15 g,路路通 12 g,马鞭草 15 g,生黄芪 15 g,桑寄生 15 g,续断 15 g。服用 14 剂,嘱测基础体温。

四诊:患者末次月经为 7 月 17 日,无明显不适。舌淡红,苔黄,脉滑。基础体温监测显示尚未升温。

处方:桑寄生 15 g,续断 15 g,菟丝子 15 g,阿胶珠 15 g(烊化),巴戟天 15 g,仙灵脾 15 g,炒白术 15 g,女贞子 15 g,枸杞子 15 g,葛根 15 g,升麻 10 g,骨碎补 15 g,白芍 15 g,紫苏梗 12 g,砂仁 6 g(后下),鹿角霜 12 g(先煎),生地黄、熟地黄各 15 g。服用 14 剂,嘱继续测基础体温。

五诊:患者近 2 日轻微乳房胀,偶有小腹不适,轻微恶心,纳眠安,二便正常。舌红,苔根部白,脉滑数。尿妊娠试验结果呈阳性。

处方:生黄芪 20 g,党参 20 g,太子参 20 g,南沙参 20 g,炒白术 15 g,茯苓 15 g,黄精 15 g,石莲子 15 g,桑寄生 15 g,续断 15 g,菟丝子 20 g,生山药 15 g,白芍 15 g,炙甘草 6 g,紫苏梗 15 g,砂仁 8 g(后下)。服用 14 剂。

患者 8 月 27 日盆腔超声提示:宫内胎囊 2.6 cm×2.4 cm×1.9 cm,宫内早孕(相当于 6 周)。血 β-HCG 值为 76 586 IU/L。9 月 3 日盆腔超声提示:宫内胎囊 3.9 cm×1.8 cm,胎芽大小为 0.9 cm,胎心搏动规律。宫内早孕,活胎(相当于 7 周)。后该患者在妇幼保健院定期产检。

述评:

盆腔炎性疾病后遗症是妇科常见病,目前中医对本病病因病机认识不统一,本病案中肾虚肝郁是主要病机。盆腔炎性疾病后遗症患者病情缠绵不愈,病久及肾,或疾病早期过度使用祛邪药物而伤肾,或治疗延误伤肾。其中,因为患者大多曾连续或间断服用过清热解毒药,尤其重度患者反复单纯应用抗生素疗效不佳后,多叠用清热解毒中药攻逐祛邪,从而导致肾气日虚,正气不足。另外妇人多郁,肝气郁结,或湿邪未尽,留滞病所,使肝经受损而疏泄失常,再加上病情迁延,反复发作,以致精神抑郁,气郁血瘀,使胞脉血行不畅,不通则痛,故肝郁肾虚是盆腔炎性疾病后遗症的主要病因病机。该例患者,两次宫外孕病史,切除一侧输卵管,存留一侧输卵管,且通而不畅,主要症状为小腹隐痛,病情迁延,辨证为肝郁肾

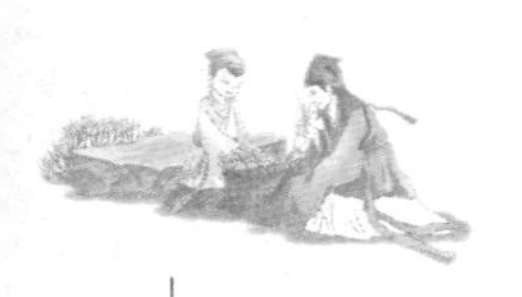

虚、瘀热互结，治疗以疏肝补肾为主，兼以活血清热散结，采用当归芍药散合柴胡疏肝散加减。方药有补有清，治气亦治血，诸药相配，标本同治，疏肝补肾治其本，活血清热散结顾其标。四诊诸症好转后，又补益肝肾，促其受孕，患者成功受孕且为宫内妊娠。孕后予寿胎丸加味以益肾健脾安胎。

吴　熙

不孕症（继发性不孕）[39]

史某，女，32岁，2008年9月20日初诊。

自然流产后未避孕未孕2年余。患者末次月经2008年9月9日。平素月经规律，15岁初潮，平时月经多提前3~5天，色暗红、量中、无血块，经前腹痛乳胀，经行腰酸；白带量多，色黄，无异味。生育史：0-0-1-0。2006年5月孕50余天自然流产1次，之后避孕3个月，后未避孕未孕。形体肥胖，面色欠华，腰酸，带多便溏，经前腹痛乳胀。曾有盆腔炎史。舌淡胖边有瘀斑，苔薄白，脉沉细涩。妇科检查：外阴未见明显异常；阴道畅，见黄色分泌物，稍多；宫颈轻度糜烂①；宫体前位，常大，轻压痛；右侧附件区可触及一肿物，径约3 cm，质软，界清，活动可，无压痛；左侧附件区未见明显异常。辅助检查：男方精液常规检查结果正常。2008年8月超声检查示：右卵巢增大，4.6 cm×3.7 cm；盆腔少量积液。西医诊断：继发性不孕；右附件肿物。中医诊断：不孕症（湿瘀内结型）；癥瘕（湿瘀内结型）。治法：健脾活血，散瘀消结。

处方：防己黄芪汤加味。生黄芪15 g，防己15 g，炒白术15 g，茯苓皮15 g，当归10 g，牡丹皮6 g，赤芍10 g，生地黄12 g，制大黄9 g，大血藤30 g，败酱草30 g，桔梗5 g，夏枯草10 g，海藻12 g，桃仁6 g。

二诊：12月14日。如此调治2个月，超声检查示：右卵巢较前已略小，3.8 cm×2.2 cm；盆腔少量积液。基础体温提示黄体功能不足，超声监测提示卵泡发育至2.0 cm后排出。予健脾补肾。

处方：前方去夏枯草、海藻、桔梗、桃仁，加续断10 g、炒杜仲12 g、巴戟天12 g。14剂。

三诊：2009年3月7日。患者坚持服用上方4个月，超声检查：子宫附件未见异常，盆腔少量积液。基础体温呈双相型，右下腹时有掣痛。

处方：原方加苦参6 g，再进1个月。

四诊：5月12日。末次月经4月8日，月经愆期。尿妊娠试验结果为阳性，提

① 2008年人民卫生出版社出版的第7版《妇产科学》教材正式取消了"宫颈糜烂"一词，以"宫颈柱状上皮异位"生理现象代替。

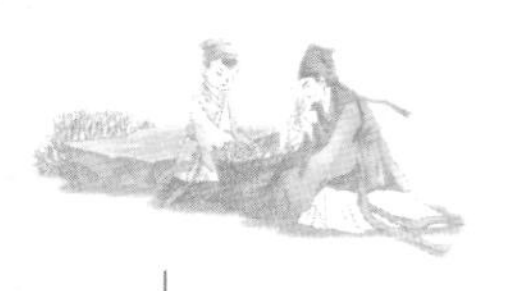

示怀孕。

继予健脾补肾安胎论治。

述评：

女子未避孕，性生活正常，与配偶同居1年而未孕者称为不孕。其中，曾经有过妊娠者称为继发性不孕，孙思邈在《备急千金要方》中将继发性不孕称为“断绪”。《素问·骨空论》指出“督脉者……此生病……其女子不孕”，阐述其发病机理。而《备急千金要方·求子》称“凡人无子，当为夫妻俱有五劳七伤、虚羸百病所致，故有绝嗣之殃”，指出夫妇双方均可导致不孕。不孕症多由肾阴虚、肾阳虚、肝郁、血瘀、痰湿阻滞等原因造成。该案患者2006年自然流产后未避孕2年未孕，超声检查提示右附件区可触及肿物，且男方检查正常，属继发性不孕。附件区肿物在中医学中属“癥瘕”范畴，癥瘕为腹中有结块的病。坚硬不移，痛有定处者为“癥”；聚散无常，痛无定处者为“瘕”。此病多因脏腑失调、气血阻滞、瘀血内结引起。该案患者脾虚湿盛，湿邪重浊黏腻，郁滞下焦胞宫，阻遏气机，故带多便溏，经前腹痛乳胀，腰酸，不能孕；舌淡胖边有瘀斑、苔薄白、脉沉细涩为气滞瘀阻、湿瘀内结之征。

人体是一个有机的整体，五脏均与妇女的经、孕相关联，其中尤以肾、肝、脾关系密切。肾为先天之本，主藏精，肾所藏之精，又分为先天之精和后天之精，先天之精禀受于父母，称为生殖之精。生殖之精在后天之精的滋养下日益充盛，通过肾阳的气化蒸腾，滋生出一种对人体生长发育和生殖起重要作用的阴精即天癸。天癸是促进生殖机能成熟和维持生殖系统功能不可缺少的精微物质。肝藏血，主疏泄，“女子以肝为先天”，肝血充盛，肝气条达，女性月经方能正常并具备生育能力。脾为后天之本、气血生化之源，脾胃健运，气血充足，才能养先天之精，使得天癸充，月事以时下，繁衍子嗣。此外，气为血之帅，血为气之母，气和血相互滋生、相互依存、相互影响，气血不足，冲任虚衰，或气滞血瘀经脉不畅，都是造成月经不调及不孕的重要原因。

本案患者不孕兼有癥瘕，故治疗时祛邪与调经助孕并举，予健脾化湿，活血化瘀散结。首诊以防己黄芪汤加减，防己、黄芪共为君药，防己祛风行水，生黄芪利水消肿效佳，两者相合，祛风除湿，利水消肿；臣以白术补气健脾祛湿，气能行津，津液的输布、排泄等代谢活动均离不开气的推动作用和升降出入运动；佐以茯苓皮利水消肿，《本草纲目》中云茯苓皮“主水肿肤胀，开水道，开腠理”。当归养血活血，牡丹皮，赤芍、桃仁活血化瘀，生地黄清热凉血，制大黄逐瘀通经，大血藤、败酱草、桔梗、夏枯草、海藻理气化瘀，软坚散结。全方共奏健脾化湿，化瘀散结之功。按此法调治2个月，患者右附件肿物缩小，且基础体温示黄体功能不足，故用药时减化瘀散结之品，加入续断、炒杜仲、巴戟天健脾补肾温阳，促进卵泡发育。按此法调治4个月，患者复查子宫附件未见异常，结果提示右附件肿物已消；至于有少量盆腔积液，因患者原有盆腔炎病史，故治疗时在原方基础上加入苦参清热燥湿。继予1个月调治，患者怀孕，孕后予健脾补肾安胎。

闭经（卵巢早衰）[40]

患者，36岁，2015年10月11日初诊。

月经稀发1年余。患者既往月经规律，16岁初潮，周期30天，经期4～5天，经量中、色暗红，无痛经、血块。于2014年10月行人工流产术后，月经周期延长至45天一行，量少，3～4天即净，色暗红，伴痛经、血块。末次月经2015年4月1日，前次月经2015年2月15日，平素自觉胸闷烦躁、烘热汗出，经行伴腰膝酸软，余无明显不适。纳寐可，二便正常。舌质黯淡，苔薄白，脉沉弦。已婚，孕4产2，足月顺产2次，人工流产2次，输卵管结扎避孕。妇科检查：外阴已婚已产式；阴道通畅，少量白色分泌物；宫颈光滑，常大；宫体中位，常大，质软，无压痛，活动度可；双附件未扪及包块，无压痛。尿妊娠试验呈阴性。2015年8月5日患者于外院就诊，查女性内分泌激素：PRL 10.5 ng/mL，LH 43.91 mIU/mL，FSH 68.29 mIU/mL，T 0.28 ng/mL，E_2 73 pg/mL，P 0.38 ng/mL。超声检查示：子宫及双附件未见明显异常，子宫内膜厚度约4 mm。西医诊断：卵巢早衰。中医诊断：闭经（肾虚肝郁，瘀血内阻）。治以补肾疏肝为主，佐以活血化瘀。

处方：自拟吴氏定经汤。当归12 g，白术10 g，茯苓12 g，川楝子9 g，女贞子15 g，墨旱莲15 g，香附12 g，益母草15 g，延胡索12 g，定经草15 g，紫河车20 g，桑葚30 g，黑枸杞30 g。14剂，每日1剂，水煎服，分2次温服。

二诊：10月25日。服药后患者自觉胸闷烦躁、烘热汗出症状明显好转，白带增多，舌脉同前。

处方：继守上方，增桑螵蛸25 g。7剂，每日1剂，水煎服，分2次温服。

三诊：11月1日。病史同前，上诊服药后，月经于10月31日来潮，量中、色红，无伴其他不适，效不更方。

如此，顺应月经周期中阴阳转化和气血盈亏的变化规律调整药物，适时加入益母草、川牛膝、王不留行、路路通等活血通经之品引血下行以调经。服药5个月后，患者自觉症状明显改善，月经基本按时来潮，月经周期为28～32天，量中、色红，无痛经、血块、腰酸等不适。前次月经2016年2月11日，末次月经2016年3月15日，

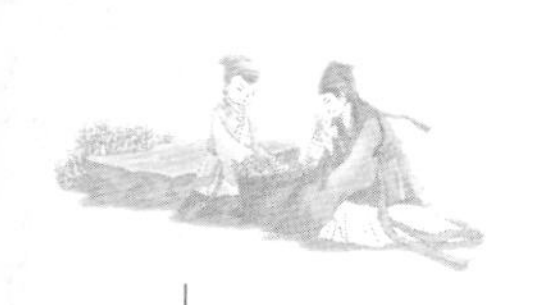

遂于2016年3月17日复查女性内分泌激素：PRL 6.32 ng/mL，LH 2.35 mIU/mL，FSH 6.56 mIU/mL，T 0.42 ng/mL，E_2 70 pg/mL。超声检查示：子宫及双附件未见明显异常。舌质淡，苔薄白，脉沉。嘱患者继续守方治疗2～3个疗程以巩固疗效再行停药。

述评：

卵巢早衰是指卵巢功能衰竭所导致的40岁之前闭经的现象，特点是原发或继发性闭经伴随血促性腺激素水平升高和雌激素水平降低，并伴有不同程度的低雌激素症状，如潮热多汗、面部潮红、性欲低下等。中医学没有"卵巢早衰"的病名，根据其症状可归属于"闭经"范畴。原发性闭经是指女性年逾16岁，虽有第二性征发育但无月经来潮，或年逾14岁，尚无第二性征发育及月经；继发性闭经是指月经来潮后停止3个周期或6个月以上。本案患者既往月经规律，月经稀发1年，属继发性闭经。闭经古称"经闭""不月""月事不来"等。《素问·阴阳别论》曰："二阳之病发心脾，有不得隐曲，女子不月。"《素问·评热病论》曰："月事不来者，胞脉闭也。胞脉者，属心而络于胞中。今气上迫肺，心气不得下通，故月事不来也。"该条文从气机升降失调阐述了闭经的发病机制。

《傅青主女科》中云："经水出诸肾。"月经的产生与天癸成熟、冲任通畅、脏腑气血旺盛有关。肾气化生天癸为主导；冲任受督带的调节和约束，受脏腑气血的资助，在天癸的作用下，广聚脏腑之血，满溢于胞宫，化为经血。心主血，肝藏血，脾胃化生气血，肺气贯百脉，肾藏精，精化血，皆维持月经之正常。肾在肾-天癸-冲任-胞宫轴中起主导作用，肾主藏精，肾精所化之肾气主导着天癸的竭至和月经的潮止，且肾主生殖，故卵巢归属肾。卵巢早衰引起闭经的基本病机是肾虚。根据五行相生相克理论，水生木，肝肾为母子关系：母病及子，肾虚肝亦不足；子病及母，肝郁则肾亦郁。女子以肝为先天，肝藏血，主疏泄，司血海定期蓄溢，参与月经周期、经期及经量的调节，肝通过冲、任、督与胞宫相通，而使子宫行使其藏泄有序的功能，肝肾同源，精血同源，精血互生，为月经提供物质基础。

本案患者辨证为肾虚肝郁、瘀血内阻证，遣方用药以补肾疏肝为主，佐以活血化瘀。首诊以自拟吴氏定经汤。方中紫河车为血肉有情之品，补肾填精效佳；黑枸杞、桑螵蛸、桑葚补益肝肾，滋阴养血，桑葚因其形态上酷似卵巢，结合中医"藏象学说"，故其被认为促进卵泡再生长的效果极佳。黑枸杞和桑螵蛸20～30 g，桑葚30～60 g大剂量使用可以达到补肾、促进卵泡再生长的良效，且无毒副作用。女贞子、墨旱莲合用为二至丸，平补肝肾之阴，以防过度滋阴；香附、川楝子疏肝理气，调经止痛。该患者曾行人工流产术，且人工流产术后月经周期及经量明显改变。瘀血内阻，则新血不生，血海不盈，冲任胞络受损，在治疗上佐以活血化瘀，使瘀血消散。当归既能补血,又能活血调经,《日华子本草》云当归"治一切风,一切血,补一切劳,破恶血,养新血,及癥癖";益母草为妇科调经要药,活血祛瘀调经;定经草为福州道地药材,具有理气活血、调经止痛之功;治疗过程中始终注意顾护脾胃,加白术、茯苓健脾益气,脾胃为后天之本、气血生化之源,脾胃健运,则气血化生充足。全方以补肾疏肝为主,佐以活血化瘀、健脾益气,使肾精充足,肝气条达,血海充盈,胞宫得养,经血自潮,并进一步促使卵巢功能恢复达到排卵,终获佳效。

痛经(子宫内膜异位症)[41]

刘某,女,38岁,2018年12月20日初诊。

渐进性痛经半年。患者近半年来出现经期下腹部疼痛,呈进行性加重,影响正常生活,需要卧床休息,疼痛喜按,伴有肛门坠痛及腰部酸痛,神疲乏力,头晕;月经周期、经期正常,经量较前稍有减少,色淡,夹有血块;纳欠佳,寐尚可,二便自调。舌质淡红,胖大有齿痕,脉沉细。平素月经规律,周期28~30天,经期5~6天,量中、色黯,无血块及痛经,末次月经2018年12月10日。经阴道超声检查:子宫后壁低回声结节23 mm×25 mm,子宫大小67 mm×52 mm×43 mm;右侧附件区含液性包块21 mm×23 mm,左侧附件区未见明显异常。肿瘤标志物CA125:39.8 U/mL。妇科检查:外阴发育正常,阴道通畅;宫颈正常大小,表面光滑;子宫前位,常大,活动尚可,子宫后方可触及一个10 mm的疼痛性结节;右侧附件区有增厚感,轻压痛;左侧附件区未扪及明显异常,无压痛。患者既往体健。生育史:1-0-4-1。西医诊断:子宫内膜异位症;子宫平滑肌瘤。中医诊断:痛经(气虚血瘀兼肝郁肾虚)。

处方:吴氏痛经膏。党参、炒白术、生地黄、全当归、炙甘草、川芎、茯神、炒山药、熟地黄、炒白芍、石斛、菊花、桂枝、续断、沙苑子、杜仲、菟丝子、炒萸肉、肉苁蓉、泽泻片、牡丹皮、炒枣仁、枸杞子、三棱、莪术、陈皮、制香附、鹿角、龟甲胶、阿胶、冰糖、蜂蜜。每次1剂(10 g),每日2次,共10天,温水调服。

二诊:2019年1月17日。末次月经2019年1月10日—16日,量中、色淡红,偶有血块,仍有痛经,较前缓解;纳寐尚可,二便调。舌质淡红,苔薄白,脉沉细。

处方:继守上方。3个月经周期治疗后,痛经症状基本改善,嘱其注意生活作息及饮食习惯,定期进行超声检查并复查肿瘤标志物,门诊随访。

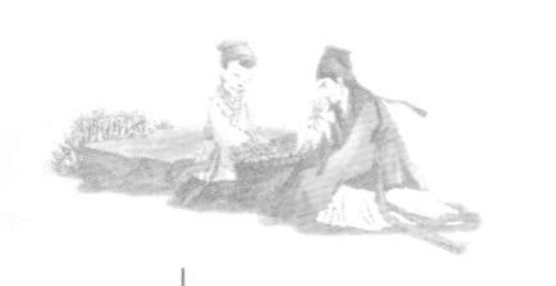

述评：

子宫内膜异位症是子宫内膜组织侵袭、浸润、转移以及黏附到子宫腔以外的身体其他组织器官继续生长，主要临床表现包括下腹坠痛、慢性盆腔疼痛、渐进性痛经和性交痛等，其中渐进性痛经是其主要症状。中医学没有“子宫内膜异位症”病名，根据其主要症状可归属于“痛经”范畴。痛经，指行经前后或月经期出现下腹部疼痛、坠胀，伴有腰酸或其他不适。痛经分为原发性和继发性两类，由子宫内膜异位症引发的痛经属于继发性痛经。有关痛经的记载首见于《金匮要略·妇人杂病脉证并治》：“带下，经水不利，少腹满痛，经一月再见者，土瓜根散主之。”该条文指出了痛经的周期性特点，且多由瘀血内阻而致。张介宾将痛经的病机总结为“经行腹痛，证有虚实”。实者多因气滞、寒凝、痰浊致瘀阻胞宫，气血运行不畅，为“不通则痛”；虚者多因气血不足或肾气亏虚致冲任胞宫失于濡养或温煦，为“不荣则痛”。到了清代，傅青主等又补充了肝郁化火、肝肾亏损、寒湿等病因病机。现代女性在工作、生活上的压力日益增大，且饮食作息习惯不良，加之许多病人病程较长，久病体虚，临床上虚性痛经多为虚实夹杂、本虚标实，本虚多为气血亏虚、肝肾亏虚，标实为瘀血阻滞。脾失健运，气血生化乏源，无力推动血行，致瘀血内阻胞宫，不通则痛；肾藏精，经水出诸肾，肾精亏损，血海空虚，胞宫失于濡养，不荣则痛。肝肾同源，肝肾为母子关系，肾精亏损，水不涵木，肝失疏泄，则气滞而血瘀。

膏方又称膏滋、煎膏，指将多味药材合理配伍组方，反复煎煮，过滤去渣取汁，经蒸发浓缩后再掺入胶类、炼蜜或糖类等进行收膏，最终熬炼成稠厚、半流质膏状或冻状制剂，具有易于保存和携带、使用方便的特点。“吴氏痛经膏”治以健脾益气、调补肝肾、行气活血。方中重用党参补中益气；白术健脾燥湿乃补气健脾第一要药，茯苓渗湿利水，茯苓、白术合用健脾助运，使参补而不滞；山药气阴同补，肝脾肾同补。四药共补脾气、养脾土，使气血生化有源，血行得以推动而通畅。生地黄滋阴凉血；当归活血补血并举；芍药酸寒以养阴和营，柔肝止痛；川芎辛温走窜，为“血中之气药”，擅活血行气止痛，使补而不滞，四药入血分，补血、和血、活血，共奏补血调经止痛之效。巴戟天、肉苁蓉温肾壮阳，山萸肉、菟丝子、沙苑子、续断、杜仲、枸杞子等药温补肝肾而益精血。同时，方中配伍有熟地黄，滋阴补肾，填精生髓，与山萸肉、山药合用“三阴并补”，滋补肝、脾、肾三脏；泽泻利湿泄浊，茯苓健脾渗湿，牡丹皮清泄相火，三药谓之“三泄”，泄湿浊而降相火，防滋腻药物助湿碍胃，致血行瘀滞。六药合用取景岳六味地黄丸之义。莪术与三棱合用破血逐瘀，行气止痛。贾所学在《药品化义》中云：“蓬术味辛性烈，专攻气中之血，主破积消坚，去积聚癖块，经闭血瘀，扑报疼痛。与三棱功用颇同，亦勿过服。”陈皮行气燥湿化痰，防中焦气滞；香附行气解郁，调经止痛，正如《汤液本草》云："香附子，益血中之气药也。方中用治崩漏，是益气而止血也。又能化去凝血，是推陈也。"同时佐以石斛、菊花等清热养阴之品，以防滋阴厚腻之品化热，耗损津液；阿胶为血肉有情之物，补血滋阴，养心安神；鹿角胶、龟甲胶肾阴阳并补；再加入有重浊、厚腻之性质的冰糖、蜂蜜，以通达冲任，而养奇经八脉，调和诸药同时可收汁成膏。该方用药在益精血的同时注意顾护阴精，健运脾胃，以求温而不燥，补而不滞，并兼顾情志因素，全方共成健脾益气养血、调补肝肾、活血行气之力，以奏调经止痛、消癥之功。

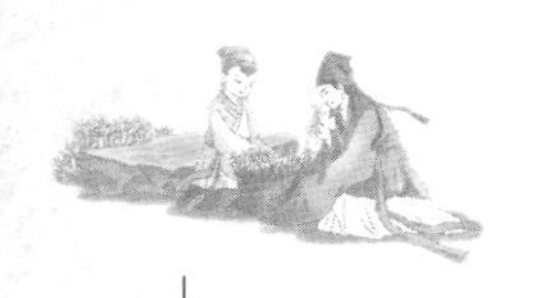

何任

崩漏（异常子宫出血）[42-43]

案1:患者,女,35岁,某年4月9日初诊。

患者月经过期未行,昨日突起排红,量多、色鲜,心悸倦乏。苔白薄,脉软。宜先止崩。

处方:蒲黄炭12 g(包煎),炒当归6 g,牡丹皮6 g,棕榈炭12 g,荆芥穗炭6 g,生地黄15 g,阿胶珠12 g(烊化),血余炭9 g,地榆炭12 g,制香附9 g,炒白芍12 g。5剂,水煎服。

上方服2剂以后,崩中已止,服完5剂体力渐复而愈。

案2:患者,女,29岁,1992年5月11日初诊。

患者近2年汛行淋漓,每行提前7~10天,面色白,时有悸动,腰酸乏力,带下绵绵。脉细,苔微白。冲任不足,月事失调,治宜补益冲任。

处方:小茴香3 g,炒当归9 g,鹿角霜4.5 g(先煎),党参15 g,肉苁蓉9 g,炙龟甲9 g(先煎),枸杞子12 g,补骨脂9 g,淡竹茹15 g,阿胶12 g(烊化),沙苑子9 g,紫石英12 g(先煎)。7剂,水煎服。

二诊:6月30日。本月汛行好转,仅提早5日,经量适中,腰酸,带下,心悸。

处方:炒当归6 g,女贞子12 g,墨旱莲12 g,紫石英12 g(先煎),沙苑子9 g,炙龟甲12 g(先煎),补骨脂15 g,淡竹茹15 g,夜交藤9 g,党参12 g,枸杞子12 g,炒蒲黄12 g(包煎),阿胶12 g(烊化),补心丹12 g(分吞),黄芪12 g。

连服2个月,经行如常,诸症悉除。

述评:

现代医家治疗崩漏的原则多遵循明代医家方约之在《丹溪心法附余》中提出的"治崩三法":初用止血以塞其流,中用清热凉血以澄其源,末用补血以复其旧。何任教授的治疗崩漏大法,在此基础上进行变革,大体上可分为两类:一者以黑蒲黄散主塞流,一者以补益奇经主复旧。如《素问·标本病传论》所言:"急则治其标,缓则治其本。"塞流必期显效,复旧至为重要。本案两患者均出血量多且急,伴阳气衰微之症,为急性期予黑蒲黄散止崩之法适用范围。黑蒲黄散出自《陈素庵妇科补解》(卷一),治以清热凉血、升阳补阴,可以止涩杜其崩血之流。方中蒲黄、血余、地榆、棕榈、荆芥穗均炭用,炒炭后固涩止血之力倍增;加入香附、牡丹皮、当归、川芎等行气活血之品,化瘀而不伤正,止血而不留瘀。若未见腹痛而有瘀者,方中当归、川芎二药当减用或不用,免再动血。

患者崩止之后,需要复其体力,以益气血、补冲任之法治其根本。如徐灵胎谓:"崩漏必用补血大剂,而兼黑色之药,大概轻剂不能中病。"可见崩漏治本为重中之重,不可血止即停治,须及时断根,以防再作。何任教授自拟补益冲任汤,即是以补益冲任两大奇经而作的治本之法。冲为血海,任主胞胎,冲任上渗诸阳,下灌三阴,与十二经相通,两脉又出自胞中,在女性生理中起着重要作用,妇科之疾与冲任受损有关。若冲任功能正常,肝、脾、肾亦可有所司,则崩漏自愈。此方组成以通补奇经丸化裁而来,原方出自《温病条辨》(卷五)。全方以甘咸微辛为法,阴阳刚柔并济,小茴香、当归、阿胶、枸杞子、党参温补,鹿角霜、紫石英入奇经。何任教授在原方基础上加入二至丸滋补肝肾、清热止血,佐竹茹以清热调平,全方补而且通,无滋腻之弊。据证情辨证加减,为止血以后澄源、复旧之措施。

"急则治其标,缓则治其本"是中医基本理念之一,临床遇上证候复杂的病证,分清标本缓急是诊治的基石。

癥瘕(子宫肌瘤)[44]

黄某,女,34岁,1989年8月29日初诊。

患者于1989年8月2日在省妇幼保健医院做检查,结果提示:子宫增大如妊娠50天,子宫前壁可触及包块。超声检查示:子宫前壁黏膜下肌瘤5 cm×5 cm,建议手术治疗。患者生1子,人工流产2次(后上环)。其不愿手术而前来就诊。

现症:经行量多,淋漓10天,少腹有牵掣痛。

处方:附桂消癥汤加味。制香附9 g,川楝子9 g,蒲黄炭9 g,延胡索9 g,桂枝9 g,木通9 g,丹参15 g,藤梨根15 g,茜草根15 g,鳖甲15 g(先煎),桃仁12 g,夏枯草12 g。

二诊:9月20日。服上药7剂后,腹痛明显减轻;续服21剂,腹痛消失。遂予上方去蒲黄炭、茜草根、延胡索,将基本方研制成水泛丸剂,嘱其每日2次,每次服9 g。

三诊:1990年2月15日。服丸剂4月余,月事准期,经行量常,5日净。妇科及超声检查提示肌瘤消失,子宫正常大小。病告痊愈。

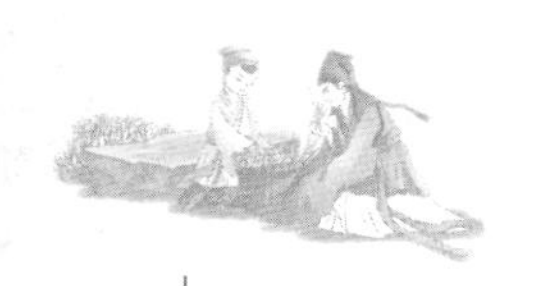

述评：

子宫肌瘤是女性最常见的一种生殖器官良性肿瘤，病因目前仍不清楚，多数患者无自觉症状，其按生长部位可分为黏膜下肌瘤、浆膜下肌瘤、肌壁间肌瘤三类。其中黏膜下肌瘤凸向宫腔，易引起月经过多，甚则崩漏。该病在中医学中被归为"癥瘕"一类。《灵枢·水胀》言："石瘕生于胞中，寒气客于子门，子门闭塞，气不得通，恶血当泻不泻，衃以留止，日以益大，状如怀子，月事不以时下。"此条文解释了癥瘕所致月经不调之病机。后世亦发现，癥瘕常伴月经失调、不孕症、带下病类、盆腔炎性疾病等病，治疗时一般多病同治。根据搏结胞宫的不同病理产物，癥瘕的中医证型可分为气滞、瘀血、痰湿、湿热等实证，亦有肾虚、气虚无力行血、瘀滞胞宫之虚证。其中瘀血凝滞聚于冲任胞脉为其根本原因，故治疗亦以活血化瘀、破结消癥为大法。

本案患者因黏膜下肌瘤引起月经量多、淋漓不尽，治病求本，故散结消癥为根本目的，予何任教授自拟附桂消瘕汤加减。全方由香附、川楝子、木通、丹参、鳖甲、桃仁、夏枯草、桂枝、藤梨根九味组成，行气活血并重，治以散结消癥、温通经脉。香附、川楝子、预知子三味配伍理气止痛，气为血之帅，气行则血行；丹参、桃仁、鳖甲配伍活血化瘀，破血消积；加入桂枝温通经脉，引血上行。诸药配伍，血行气畅，瘀结自解。一诊患者经血淋漓，故加茜草、蒲黄炭活血止血，延胡索行气止痛。二诊后血止痛休，病情稳定，故去上三味，以丸药缓调之，最终病症全消。

治疗癥瘕积聚，凡辨证为实证者，均以攻下祛邪之法治之，邪去正安；若为正不甚虚而邪实不能安者，当予急治；若为邪实正虚者，则治当不伤正，用药以气血流畅为贵。附桂消癥汤即是予行气活血之品以求"癥瘕尽而营卫昌"。

不孕症（输卵管性不孕）[45]

患者，女，35 岁，1986 年 5 月 3 日初诊。

婚后八载未孕。患者检查示双侧输卵管不通，曾做过输卵管通气术，未效。

现症：月经推迟，经量少、色紫黯、有血块，经前乳胀明显，情绪抑郁，皮肤干燥。舌质暗红，舌下纹紫黯，脉弦涩。证属肝郁血虚，兼有瘀血。治以疏肝理气，养血活血。

处方：当归 9 g，合欢皮 9 g，制香附 12 g，枳实 9 g，路路通 9 g，青橘叶 30 g，白术 9 g，娑罗子 9 g，郁金 6 g，乌药 6 g，丹参 30 g，川芎 9 g。14 剂，每日 1 剂，早晚分服。

二诊:5 月 17 日。服上方 14 剂后,经期乳胀明显减轻,月经量较前增多。舌暗红,脉弦涩。原方化裁续进。

处方:当归 9 g,制香附 12 g,路路通 9 g,青橘叶 30 g,郁金 6 g,乌药 6 g,丹参 30 g,川芎 9 g,橘核 12 g,枳实 9 g;逍遥丸 30 g(另服)。14 剂,每日 1 剂,早晚分服。

三诊:7 月 2 日。上方先后服 28 剂,汛事转准,经量较前增大,经色亦转鲜红,血块减少,经前偶有胸胁不舒。仍以疏肝活血兼益肾为治。

处方:柴胡 6 g,炒白芍 9 g,白术 12 g,制香附 9 g,娑罗子 9 g,路路通 9 g,枳实 9 g,青橘叶 30 g,乌药 6 g,当归 9 g,合欢皮 9 g,郁金 6 g,丹参 30 g,川芎 9 g,菟丝子 9 g,续断 9 g。

以上方为主,略做化裁,先后服药半年,患者于 1986 年 11 月中旬终于怀孕,次年 8 月剖宫产一男婴。

述评:

不孕不育是生殖健康的不良事件,属慢性难治性疾病。女性孕育胞胎需要各个器官协调合作,不孕症可由排卵障碍、输卵管因素以及子宫、阴道、外阴等异常导致,病因复杂,临床表现多样,常见于多囊卵巢综合征、子宫内膜异位症、高催乳素血症及盆腔炎性疾病后遗症等妇科疾病,亦与多种内、外科疾病密切相关。同时应关注男方因素,倡导夫妻双方同治,如《备急千金要方·求子》言:"凡人无子,当为夫妻俱有五劳七伤、虚羸百病所致,故有绝嗣之殃。"

不孕症的病因多样,常见病因病机有肾虚、瘀滞胞宫、肝郁、痰湿内阻。其中,瘀血导致的不孕由《针灸甲乙经·妇人杂病》首次提出:"女人绝子,衃血在内不下,关元主之。"清代王清任认为少腹逐瘀汤"种子如神",提出活血化瘀治不孕之法,强调祛瘀生新并调经治之,此法常为后世沿用。不孕不育属慢性病,久病入络,活血化瘀之法按理可通用,然理应分清主次:若患者瘀血证候明显,应以活血化瘀为主;反之,则应在其他治法中辅以活血,促进气机流畅、脏腑功能调整以利于孕育。如此辨证治之,如《景岳全书·妇人规》言:"种子之方,本无定轨,因人而药,各有所宜。"

输卵管性不孕为输卵管丧失输送功能而致,病位在盆腔,多由慢性炎症导致,与中医学中的"癥瘕"相似,其发生与气滞血瘀所关。《女科经纶》指出:"夫痃癖癥瘕,不外气之所聚,血之所凝,故治法不过破血行气。"本案患者双侧输卵管不通,结合症脉辨为肝郁血瘀。肝气郁滞,血气不通,发为不孕,如《景岳全书·妇人规》言:"产育由于血气,血气由于情怀,情怀不畅则冲任不充,冲任不充则胎孕不

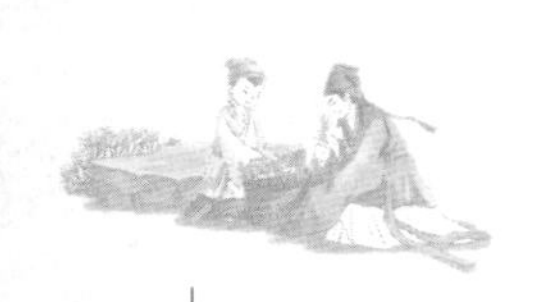

受。”冲任阻滞，气聚血凝，瘀于胞脉，则见输卵管不通；血为气滞，运行不畅，血海不能如期满溢，则见月经错后；经前冲气偏盛，循肝脉上逆，乳络不畅，则发为乳房胀痛。治疗以疏肝理气、活血养血为大法，方中加入大量疏肝理气、和胃通络之药，如制香附、枳实、路路通、青橘叶、白术、娑罗子、郁金、乌药等，配合活血养血之当归、丹参、川芎。诸药合用，使肝气可疏，瘀血得行，气机畅通，生血有源。二诊肝气稍疏解，减少量行气之品，配合成药逍遥丸疏肝补脾缓调之。三诊见血瘀大散，改治法为疏肝活血益肾，加入菟丝子、续断培补其元，以达填精助孕之效。

本案病程先后半年之久，须以缓治。治疗慢性疾病，不可操之过急，徒增心理负担，于治病无益，只要辨证准确，用药得当，必得痊愈，如《医宗金鉴·妇科心法要诀》所言：“细审其因，按证调治，自能有子也。”

何子淮

缺乳（泌乳过少）[46]

蒋某，女，26 岁。

患者初产后 20 天，乳汁不行，挤而仅见数滴。恶露 10 天全净。

现症：面色憔悴，眼花目眩，脉虚细。西医诊断：泌乳过少。中医诊断：缺乳。辨证：气虚血少。治则：补气血，充乳源。

处方：党参 30 g，炙黄芪 30 g，当归 30 g，羊乳 30 g，熟地黄 15 g，黄精 15 g，焦白术 12 g，通草 5 g，天花粉 9 g，王不留行 9 g。每日 1 剂，水煎服，连服 5 剂。

二诊：充养后，乳房作胀，乳汁能下少许，但腰酸脚软。原方佐补肾填充之品。

处方：党参 30 g，炙黄芪 30 g，当归 30 g，玉竹 30 g，羊乳 30 g，熟地黄 15 g，肉苁蓉 12 g，枸杞子 12 g，续断 12 g，狗脊 24 g，炙甘草 5 g。每日 1 剂，水煎服，连服 5 剂。

药后腰酸减轻，乳汁增多，原法调理。

述评：

产后哺乳期内，产妇乳汁甚少或全无，不足以喂养婴儿，称为“缺乳”，又称“乳汁不足”“乳汁不行”。乳汁由气血化生，受阴阳调控。《诸病源候论》认为其病机为“妇人手太阳、少阴之脉，下为月水，上为乳汁……即产则血水俱下，津液暴竭，经血不足者，故无乳汁也”。《妇人大全良方》有云：“元气虚弱，则乳汁短少。”《傅青主女科》论治产后缺乳着眼于“阳明之气血自通，而乳亦通矣”。《格致余论》云：“乳子之母，不知调养，怒忿所逆，郁闷所遏，厚味所酿，以致厥阴之气不行，故窍不得通，而汁不得出。”因此，本病病机不外乎化源不足与瘀滞不行两端。

产后乳汁稀少或不行，临床以气虚血少者多见。气血虚而乳汁稀少者，症见乳汁量少或不行，无乳胀感，以手揉之濡软，挤之仍无乳汁泌出或仅见点滴，质多清稀而淡；面色㿠白无华，精神疲倦，头目眩晕，心悸或盗汗，食欲不振；脉虚细或细数。治当壮脾胃以滋血化源，佐以通乳。方用自拟益源涌泉饮，其中党参、黄芪、当归、熟地黄、白术壮脾胃，补气血，以滋气血生化之源；佐以天花粉养胃阴而生乳源；羊乳增补气之效；王不留行、通草宣通乳络，促进乳汁分泌。诸药合用，使

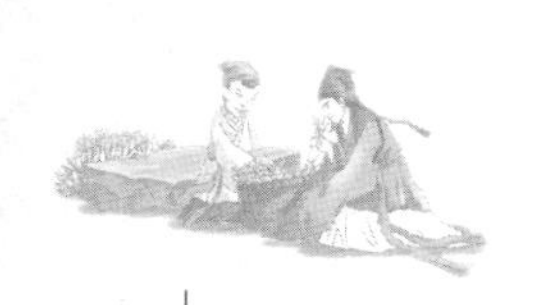

气血充沛，乳汁自生。二诊乃调补培本、补肾填精之治，盖气血充足，化源有材，则乳汁自增，不必依赖通药即能奏效。然此方宜在食欲正常时服用，如纳谷不香，则使脾胃湿热壅滞，更难生化。

临床尚有肝郁而乳汁不行者，症见乳胀有硬块作痛（有时也不作痛），挤之不出，两胁肋胀痛，胸闷嗳气，饮食少思，脉弦。仿《傅青主女科》"大舒其肝木之气"的理论，治宜疏肝通乳，药用青皮、橘叶络、通草、柴胡、炒白芍、郁金、木通、漏芦、路路通等。此类乳汁不行者，易郁而化热成痈，故对乳房有块伴发热者，应在早期作乳腺炎预防处理。

月经后期（月经稀发）[47]

陈某，女，34 岁。

患者病起于 4 年前产后饮食不节，损伤脾胃；3 个月前月经逐月延期，量少色淡，2 天即净。

现症：常服营养之品，大便溏薄，便次增多，消瘦易倦。舌质胖，苔薄，脉沉细。中医诊断：月经后期伴量少。辨证：元阳已虚，脾胃生化无源。治则：健脾和胃，以充化源。

处方：炒党参 15 g，焦白术 15 g，茯苓 15 g，炒扁豆 12 g，炒谷芽 12 g，炒麦芽 12 g，怀山药 24 g，砂仁 3 g（后下），陈皮 4.5 g，炙甘草 6 g，红枣 7 枚。每日 1 剂，水煎服，连服 5 剂。

二诊：患者大便转实，胃纳转香。原法续进 5 剂。

三诊：患者月经准期来潮，量仍不多。原方加养血之品。

四诊：经过 3 个月调理，患者的胃肠功能恢复，体重增加，月经量尚少，再投补养调冲之治。

处方：巴戟天 9 g，补骨脂 9 g，菟丝子 30 g，仙灵脾 15 g，党参 12 g，当归 12 g，炒白芍 12 g，炒白术 12 g，炙甘草 5 g。

经过半年治疗，患者诸症悉除，形体转健。

述评：

月经后期、月经过少均为妇科临床常见疾病。月经后期以周期异常为主要特征，即月经周期推后 7 天以上，甚至 3 ~ 5 个月一行，连续出现 2 个周期以上。月经过少是指月经周期正常，经量明显减少，不足平时正常量的 1/2 或不足 20 mL，或经行持续时间仅1~2天，甚或点滴即净，连续出现2个周期以上。关于月经后期，早在《备急千金要方》中便有“隔月不来”“两月三月一来”的记载，而月经过少则最早载于《脉经》。月经后期伴量少，究其病因病机，可从虚实两端：虚者，或因气血亏虚，冲任不充，不能按时满溢或溢而涩少；或因禀赋不足，天癸匮乏，肾气亏虚，血海空虚，无以满溢。实者，多因血寒、气郁、血瘀、痰阻等导致冲任受阻，经行不畅。

经水后期而涩少多责之于肝、脾、肾三脏，其中尤以肾为本。肾藏精，既藏先天之精，又藏后天之精，精血同源，肾精所化之肾气主宰着天癸的至竭及月经的潮止。肝藏血，乙癸同源，精血互生，肝血充盈则下注冲任，血海定期蓄溢，经水方能如期而潮。脾为后天之本，先天肾精的充盛有赖于后天水谷精微的充养。《女科经纶》有云：“妇人经水与乳，俱由脾胃所生。”脾气健旺，后天之精充盈，精血化生方能泉源不竭。本案患者4年前因产后饮食不节损伤脾胃，后由于失治误治，脾胃损伤进一步加重，脾主统血失权，故经期迁延；患者平素常服营养之品，大便溏薄，便次增多，亦责之于脾胃虚弱、运化无权；脾运失健，饮食物无以化生生命所必需的营养物质，机体失于濡养，故见消瘦易倦。治疗时以党参、焦白术、茯苓、扁豆健运脾胃，益气充源；又入谷芽、麦芽消食化积，防止滋补之品壅滞碍胃；山药为平补之品，既健脾助胃，又能补益肾气，滋养先后天之气；砂仁、陈皮健脾理气，防补益药滋腻太过，壅遏气机；女子以血为用，方入红枣健脾益气养血。全方健脾补益药与理气药同用，补养充源，扶助正气。患者经治后大便转实，胃纳转香。三诊见月经信期而至，量不多，因患者先前脾胃虚弱，当考虑兼夹血虚之虞，故在原方基础上加补血之品。四诊胃肠功能已健，然经量仍少，故选先后天并补，巴戟天、补骨脂、菟丝子、仙灵脾均为补肾之品，党参、当归、白术为补益后天之品，当归又善补血，炙甘草既健脾胃又调和诸药。经此之治，冲任得养，经水自调，形体转健。

闭经（继发性闭经）[47]

何某，女，17岁，学生。

患者15岁月经初潮，量少色淡，常3~4个月一至，净后时感少腹疼痛。

现症：经闭已达半年，小腹并无胀痛，面色不华，四肢倦怠，时有头晕腰酸；纳食无味，大便时溏。舌淡，苔白，脉细软。西医诊断：继发性闭经。中医诊断：闭经。辨证：脾肾气弱，生化乏源，渐致血虚无以充盈。治则：健脾益肾。

处方：以济生归脾丸方加减。炒党参15 g，炒白芍12 g，焦白术9 g，怀山药

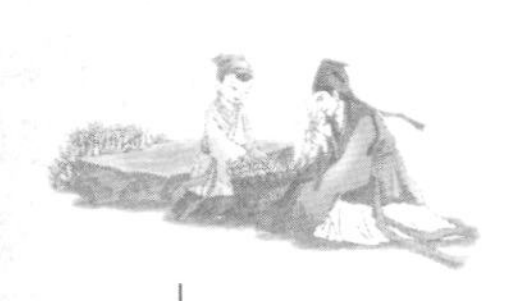

9 g,炒扁豆 9 g,矮地茶 9 g,续断 9 g,仙灵脾 9 g,当归 9 g,茯苓 9 g,橘皮 6 g,橘络 6 g,炙甘草 6 g,远志 3 g。每日 1 剂,水煎服,连服 7 剂。

二诊:药后患者胃纳转香,大便正常,腰酸减轻,精神转佳;少腹略有胀感,似有月经来潮之势。复以养血调经治之。

处方:熟地炭 12 g,党参 12 g,怀山药 12 g,续断 12 g,狗脊 12 g,仙灵脾 9 g,当归 9 g,路路通 7 g,炙甘草 5 g,川芎 6 g。每日 1 剂,水煎服,连服 7 剂。

三诊:服药后患者月经已行,色、量正常,腹胀顿除。为巩固疗效,嘱平日服黑归脾丸,每日 30 丸,分 2 次吞服。

述评:

闭经是指女子年满 16 周岁月经尚未来潮,或已经建立规律的月经周期后又停止 6 个月以上,或根据自身月经周期计算停经 3 个周期以上。本病首见于《素问・阴阳别论》,其有“女子不月”的记述。闭经既为证,也为病,其病因病机归纳起来不外乎虚实两端。虚者多为经源不足、血海空虚所致,例如,先天禀赋不足,或后天多劳、堕胎、房劳伤肾,导致肝肾亏虚,精血匮乏;或饮食劳倦,节食减肥,导致脾虚气血化源不足;或素体阴虚,下血、小产失血伤阴,过食辛燥伤阴,导致阴虚血燥。实者则因气滞血瘀或痰湿阻滞,冲任瘀阻,经血不下。同时,虚实之间可以转化,从而出现虚中夹实、实中夹虚的局面。

《素问・上古天真论》云:“女子七岁,肾气盛……二七而天癸至,任脉通,太冲脉盛,月事以时下。”本案患者年逾“二七”,经行迁延,现经闭半年不行,乃肾气不充、经源不足之征象。肾为先天之本,主骨生髓,腰为肾之府,肾虚则腰府失养,故见腰酸;脑为髓海,肾虚髓海不充,则头晕时作。脾为后天之主,脾虚则气血生化乏源,血虚无以充养于头面,导致面色不华;脾主四肢,脾虚则肢软倦怠;脾主运化,脾虚则运化无力,故见纳食无味,大便时溏。何子淮教授根据中医学辨证施治,选用济生归脾丸方加减:党参、白术、扁豆、茯苓健脾益气,脾气得健,则后天得以充养;续断、仙灵脾、山药补肾气,滋养先天;白芍、当归养血补血,以调经血;远志用以疗血虚所致之心神不安、心悸;橘皮、橘络理气健脾燥湿,调理气机以防诸药壅滞。二诊时患者服药后胃纳转香,说明脾虚症状消失,运化功能恢复正常,但仍有肾虚之腰酸,以山药、续断、狗脊、仙灵脾补肾阳;党参健脾益气,助诸药滋补先天;熟地炭补血、填精益髓以补先天,炭用又可止血,防经期出血太多;当归补血活血;川芎行气活血,与熟地炭同用,一为止血,一为活血,使止血不留瘀,活血不致气血妄行而伤正。三诊上药服用后症状消除,然患者虽脾虚症状不在,但平素应当注意饮食,同时服用中成药黑归脾丸以健脾运、助正气。

月经后期(子宫发育不良)[47]

金某,女,21 岁。

患者先天不足,发育迟缓,17 岁方月经初潮,且每届愆期,甚至数月一行,量少色淡。妇科检查发现子宫幼小,女性第二性征发育欠佳。曾用西药行人工周期治疗数次,停药即闭,未能奏效。

现症:近 4 个月月经未潮,形体消瘦,腰酸带多,纳食不香。脉来细软无力。西医诊断:子宫发育不良。中医诊断:月经后期。辨证:禀赋弱于先,摄失于后,肾气不充,经血内匮,天癸难至。治则:补肾填精。

处方:熟地炭 12 g,石楠叶 12 g,狗脊 12 g,白芍 12 g,仙灵脾 15 g,菟丝子 15 g,丹参 15 g,覆盆子 9 g,当归 9 g,陈皮 5 g,炙甘草 5 g。

二诊:上方服半月,患者精神稍振,腰酸减轻,胃纳转增,经水虽未来潮,但小腹时有胀感,此属意中佳兆。前方参理气活血之品,以促经下。

处方:熟地炭 12 g,仙灵脾 12 g,石楠叶 12 g,炒续断 12 g,菟丝子 30 g,枸杞子 12 g,当归 12 g,丹参 12 g,川芎 9 g,月季花 9 g,香附 9 g,炙甘草 6 g。

三诊:屡进补肾调冲及活血行气之剂,患者经水来潮,色紫,仍伴腹胀,腰酸乏力,此属下焦虚寒之象,再拟温肾调理。

处方:紫石英 15 g(先煎),熟地炭 15 g,石楠叶 15 g,仙灵脾 15 g,菟丝子 15 g,覆盆子 15 g,狗脊 12 g,韭菜子 12 g,枸杞子 12 g,麦冬 9 g,炙甘草 6 g。

调理 2 月余,经水准时而下,色、量均可,精神振作。妇科检查示子宫已趋正常大小,阴毛增多,乳房渐见发育,形体也见转丰。嘱经前间断服药,可望巩固疗效。

述评:

子宫发育不良亦称为幼稚子宫,随着青春期的到来,常伴有月经稀发、月经过少、闭经等症状,婚后常表现为不孕。《素问·上古天真论》云:"女子七岁,肾气盛……二七而天癸至,任脉通,太冲脉盛,月事以时下,故有子。"其说明子宫的正常发育、月经的潮至必须以肾气充盛、冲任二脉畅通为前提。《素问·奇病论》亦云:"胞络者,系于肾。"肾为先天之本、元气之根,包括肾精和肾气,即肾阴、肾阳两个部分。《素问·阴阳应象大论》云:"阳化气,阴成形。"肾精是肾气的物质基础,肾气是肾精的功能体现,二者相互为用。此二者不足则机体功能减退,可导致

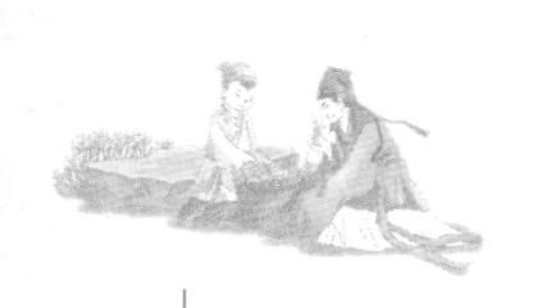

经、带、胎、产、乳等生理异常而发病。因此,中医认为本病的病因病机在于先天禀赋薄弱,肾气虚惫,精血虚衰,胞宫气血匮乏而导致生长发育迟缓。《景岳全书·妇人规》曰:“妇人所重在血,血能构精,胎孕乃成。欲察其病,惟以经候见之;欲治其病,惟于阴分调之。”因此,本病的治疗重在补肾气,填精血,滋冲任,激发天癸之生理复常,以达助生长发育而精血有源之目的。用药多以补肾养精之品促天癸,厚冲任,益精血,促进子宫生长发育。

本案患者先天禀赋不足,肾气亏虚则不能助养机体,导致生长发育迟缓,女性第二性征发育欠佳;精亏血少,血不化赤则经来愆期,量少色淡;腰为肾之府,肾虚则腰酸易作;肾主闭藏,肾虚藏泄失司则见带下量多。故治疗当补肾填精益髓。药入仙灵脾、菟丝子、狗脊补肾气,以资先天;患者先天不足,精血乏源,而出现脉细无力等血虚证候,因此以熟地炭、白芍、当归养血补血,熟地炭亦能填精益髓,滋养先天之精;丹参滋补肾阴;陈皮理气健脾,防诸药滋腻太过而壅滞,同时有健脾助纳之效。二诊时诸症缓解,但经未来潮,小腹时有坠胀,治疗当理气活血调经,在补肾药物的基础上,加上川芎、月季花、香附以理气调经、疏通气机,气行则经血按时而至。三诊时见经色紫,伴腰酸乏力,辨证为下焦虚寒,以仙灵脾、菟丝子、覆盆子、狗脊、韭菜子温补肾阳,以祛下焦之虚寒;枸杞子、熟地炭补血以调经血;麦冬滋阴,防温补药物损伤阴精。药后诸症缓解,疾病得消。

何成瑶

不孕症、闭经(多囊卵巢综合征)[48]

李某,女,37 岁,2016 年 5 月 9 日初诊。

停经 6 月余,未避孕未孕 3 年余。患者 14 岁月经初潮,周期 23~28 天,经期 2~3 天,月经量少、色黯,有少量血块,无经行腹痛等不适,末次月经 2015 年 12 月 1 日。现偶感腰酸,畏寒喜暖,形体肥胖,多毛,面部痤疮。舌紫黯,苔白腻,脉细滑;精神、纳眠可,二便调。孕 2 产 1。辅助检查:妇科彩超示双侧卵巢呈多囊样改变(双侧卵巢内均可见多个卵泡回声,左侧一切面见 12 个,右侧一切面见 10 个);性激素检测示 FSH 4.5 mIU/mL,LH 13.7 mIU/mL,LH/FSH >3。西医诊断:多囊卵巢综合征。中医诊断:不孕症;闭经。辨证:肾虚痰瘀型。治则:补肾调经,祛痰化瘀。

处方:妇科调经 2 号方加减。覆盆子 20 g,菟丝子 15 g,枸杞子 15 g,牛膝 15 g,山药 15 g,山萸肉 15 g,生地黄、熟地黄各 15 g,当归 15 g,川芎 15 g,牡丹皮 15 g,赤芍、白芍各 15 g,桃仁 15 g,茯苓 15 g,法半夏 15 g,车前子 15 g(包煎),香附 15 g,益母草 15 g,炙甘草 6 g。7 剂,每两日 1 剂,每日 3 次,煎服。嘱其用药期间适量运动减轻体重,规律作息,缓解工作及生活压力。

二诊:6 月 13 日。月经第 2 天,月经量、色、质正常,白带无异常。患者自诉因家人亡故感入睡困难,心情抑郁,余无特殊不适。

处方:原方加酸枣仁 15 g、郁金 15 g、益智仁 15 g、合欢皮 15 g、三棱 15 g、莪术 15 g。7 剂,每两日 1 剂,每日 3 次,煎服。并对其进行安慰,叮嘱其放松心情,积极锻炼,减轻体重。

三诊:6 月 26 日。患者自诉腰酸及入睡困难较前好转,现为经间期。

处方:选用妇科调经 2 号方加三棱 15 g、莪术 15 g、大血藤 15 g、败酱草 15 g、益智仁 15 g、酸枣仁 15 g、郁金 15 g。7 剂,每两日 1 剂,每日 3 次,煎服。

四诊:7 月 15 日。月经干净第 3 天,患者自诉腰酸及入睡困难症状消失,现为经后期。

处方:选用妇科调经 2 号方去桃仁。7 剂,每两日 1 剂,每日 3 次,煎服。

五诊:8 月 5 日。现为经前期,患者未诉特殊不适,选用妇科调经 2 号方去覆

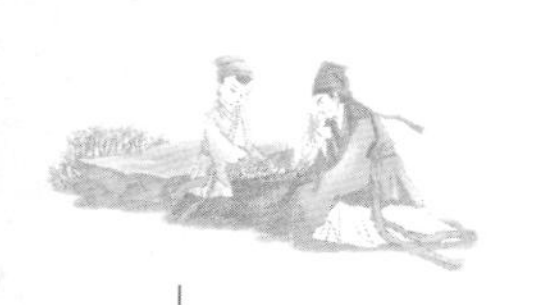

盆子、菟丝子，加三棱 15 g、莪术 15 g、益母草 15 g。7 剂，每两日 1 剂，每日 3 次，煎服。

2017 年 1 月 14 日复诊，超声检查提示双侧卵巢正常。2 月 5 日患者因月经延后 5 天就诊，尿妊娠试验结果呈阳性，6 日后超声检查提示宫内早孕；于 2017 年 9 月 7 日顺利产下一女婴。

述评：

多囊卵巢综合征是指以雄激素过多、持续无排卵、卵巢多囊样改变为特征的妇科内分泌疾病，常伴有胰岛素抵抗和肥胖。中医历代古籍无此病名，但根据临床表现，其可归属于中医“闭经”“月经后期”“不孕症”等范畴。《素问·上古天真论》有云：“二七而天癸至，任脉通，太冲脉盛，月事以时下，故有子。”其指出了天癸与月经来潮的密切关系。肾为先天之本，元气之根，天癸由肾中精气所化生；若先天禀赋不足，或后天房劳多产，或久病耗伤肾阴肾精，则天癸不充，月事不至。精血同源，肾精亏虚，则冲任血海不能按时满盈，卵泡种子难以发育成熟，故发为月经后期、不孕症等病。肾阳亏虚则气化失司，水液代谢障碍，水湿下聚成痰，凝聚胞宫，阻滞冲任，日久痰易致瘀，痰瘀互结，壅塞脉络，亦可发为本病。正如朱丹溪在《丹溪心法》中所云：“痰挟瘀血，遂成窠囊。”痰浊瘀血交结，则形成窠臼蕴于卵巢，状如现今卵巢多囊样改变，病郁日久，迁延难治。故本病总以肾虚为本，痰瘀互结为标。治疗以补益肾阴肾阳为主，以化痰祛瘀为辅。

本案患者初诊时可见腰酸、畏寒等肾虚表现，结合舌脉症象诊为肾虚痰瘀阻滞证，故予自拟妇科调经 2 号方治疗。该方以五子衍宗汤为基础，补益肾精肾阳以治本；配伍山药、山萸肉、生地黄及熟地黄等加大健脾补肾、益精养血之力，茯苓、半夏等健脾燥湿化痰以治标。因该患者已停经半年余，故予当归、川芎、桃仁、益母草等活血化瘀之品以助通经，牛膝以引血下行。全方以补肾为主，祛痰化瘀为辅，肾中阴阳充盛，则血海得充，痰湿得化，经血则行。二诊月经既行，因患者遭受打击，心志抑郁，故原方加入大量宁心安神、行气解郁之品，配伍三棱、莪术破血行气，以防情志内伤壅滞气血。三诊肾虚及情志症状较前改善，故继予补肾化痰祛瘀治疗，因适逢患者经间期，为阴阳转化、气血活动之时，故少佐大血藤、败酱草以助活络气血。四、五诊继续遵循阴阳消长规律分期调理，则肾中精气充盛，阴阳平和，冲任胞宫满盈溢泻按时、有度，痰去瘀化，胞络通畅，则经调孕自成。

崩漏（异常子宫出血）[49]

张某，女，52 岁，2017 年 8 月 14 日初诊。

阴道流血 27 天。孕产史：G3P2，现采用工具避孕。患者末次月经 2017 年 7 月 17 日，量先多后减少、色红、有少许血块，无明显腹痛，淋漓不尽至今。自服裸花紫珠片、云南白药、宫血宁，血少但不能止。现每天阴道仍有少量出血，色淡红，二便调。舌淡，苔薄白，脉细数。既往月经周期 30 天，经期 7 天，量中、色红、块少，无经行腹痛。妇科检查：外阴、阴道未见明显异常；宫颈光滑；子宫前位，增大（如孕 40 天），质中，活动可，无压痛；双附件未见明显异常。超声检查：子宫肌瘤 2.2 cm×2.7 cm，子宫内膜厚约 1.2 cm，左侧卵巢囊肿 3.2 cm×2.2 cm。尿妊娠试验结果呈阴性。西医诊断：异常子宫出血。中医诊断：崩漏。证属：肾虚血瘀。治则：补肾化瘀止血。

处方：妇科调经 4 号方[仙茅 10 g、仙灵脾 15 g、当归 10 g、川芎 10 g、巴戟天 12 g、鹿角霜 12 g（先煎）、山萸肉 12 g、生地黄和熟地黄各 10 g、山药 12 g、茯苓 10 g、泽泻 12 g、牛膝 12 g、丹参 15 g、桃仁 10 g、金樱子 15 g、麦冬 12 g、五味子 10 g、远志 10 g、知母 10 g、黄柏 10 g、枳壳 10 g、甘草 6 g]，加炒蒲黄 10 g（另包）、荆芥炭 15 g（包煎）、补骨脂 15 g、龙骨和牡蛎各 15 g（先煎）、白蒺藜 15 g。每日 1 剂，水煎服，连服 7 剂。中成药：妇乐片 2.5 g，口服，每日 2 次；定坤丹 7 g，口服，每日 2 次。各 3 盒。

二诊：8 月 21 日。中药已服完，但阴道出血未止，患者偶感头晕、乏力，纳眠差。舌淡紫，脉虚细。拟治则：益气健脾止血为主。

处方：妇科调经 3 号方[黄芪 15 g、党参 15 g、白术 10 g、升麻 10 g、女贞子 12 g、墨旱莲 12 g、茜草 12 g、益母草 30 g、金樱子 15 g、海螵蛸 15 g（先煎）、白芍 10 g、麦冬 12 g、五味子 10 g、艾叶炭 15 g（包煎）、炒栀子 15 g、乌药 12 g、生地炭 15 g（包煎）、甘草 6 g]，加炒蒲黄 10 g（另包）、荆芥炭 15 g（包煎）、补骨脂 15 g、龙骨和牡蛎各 15 g（先煎）、地榆炭 15 g（包煎）、蒲公英 15 g、仙灵脾 15 g、当归 10 g、川芎 10 g、酸枣仁 15 g。每日 1 剂，水煎服，连服 7 剂。嘱继服中成药妇乐片、定坤丹。

三诊：8 月 28 日。上药均已服完，阴道出血已止 3 天，但患者仍感疲乏无力，眠差。舌淡紫，脉细。

处方：妇科调经 4 号方加补骨脂 15 g、龙骨和牡蛎各 15 g（先煎）、白蒺藜

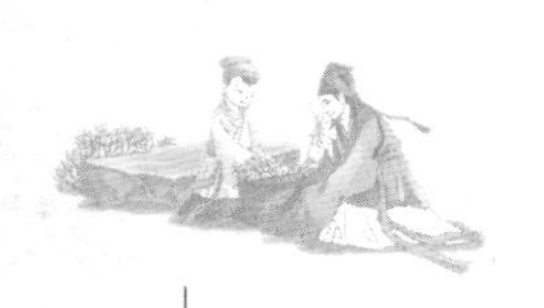

15 g、百合 15 g、酸枣仁 15 g、柴胡 10 g、蛇床子 15 g。每日 1 剂，水煎服，连服 7 剂。

四诊：9 月 18 日。患者昨日月经来潮，量中，色红，有少许血块，无腹痛，精神、纳眠可，二便调。舌淡，脉细。

处方：妇科调经 4 号方加鸡血藤 15 g、三棱 15 g、莪术 15 g。每日 1 剂，水煎服，连服 7 剂。

五诊：10 月 23 日。患者经净 2 日，此次行经 5 天，量中，色红，无血块，无腹痛，精神、纳眠可，二便调。舌淡红，脉弦细。

处方：妇科调经 4 号方加鸡血藤 15 g。每日 1 剂，水煎服，连服 7 剂。

述评：

崩漏是指月经周期、经期、经量严重紊乱的月经病，为经血非时暴下不止或淋漓不尽。前者称崩中，后者称漏下。沈金鳌于《妇科玉尺》记载："大凡女子自天癸既通而后，气血调和，则经水如期，不先不后，自无崩漏之患。若劳动过极，以致脏腑亏伤，而冲任二脉，亦虚不能约束其经血，使之如期而下，故或积久或不须积久，忽然暴下，若山之崩，如器之漏。"其阐述了崩漏与脏腑亏虚、冲任损伤的密切关系。故本病之虚或以肾虚为根本，病位在冲任，可夹热或夹瘀。因肾为先天之本，经水出诸肾，肾阴肾阳充足则经水按时来潮。若妇人素禀肾虚，或多劳多产，或"七七"之年，天癸耗竭，肾精肾气不足，肾失封藏，则冲任不固，经血失于制约，非时而下发为本病。若肾阴亏虚，阴虚火旺，热迫血行，亦可导致血海失守，发为崩漏。出血日久，血溢脉外，离经之血蓄积则为瘀。正如《血证论》所云："吐、衄、便、漏，其血无不离经……然既是离经之血，虽清血、鲜血，亦是瘀血。"瘀血阻滞络脉，血不归经，久则为漏下，即出血淋漓不止。故本病治疗以补肾化瘀为主，根据患者出血情况、病情缓急结合运用"治崩三法"。

本案患者为中老年女性，天癸衰竭，肾精亏虚，结合其症状诊为肾虚血瘀证，故予自拟妇科调经 4 号方加减治疗。该方以二仙汤打底，再加入补益肾阴肾阳之品，如鹿角霜、生地黄、熟地黄、山药等，以加大温补肾阳、补益肾精之效；荆芥炭、炒蒲黄与补骨脂、龙骨、牡蛎共伍以奏收敛止血之功；方中配伍少量活血行气之品，如川芎、丹参、桃仁等，以防止血留瘀。全方以补肾为要，又不忘止血治标，使补中有行、止中有化。二诊时出血仍未止，失血日久故可见气虚之证，此时急予妇科调经 3 号方健脾益气摄血以治标。因气为血之帅，有形之血难以速生，故该方重用益气升提之品，如黄芪、党参、升麻等以益气固血，并加入艾叶炭、生地炭、地榆炭等收涩止血以治标，茜草、益母草止血而不留瘀，女贞子、墨旱莲、当归等补血养阴之品助生血。三至五诊时进入血止恢复期，以固本复旧为主，复用妇科调经

4 号方以补肾化瘀,注意顾护患者心神,酌加宁心养血安神之品,使心肾相济,阴阳平和,气血调畅,则崩漏得愈。

痛经（子宫腺肌病、继发性不孕）[50]

患者,女,30 岁,2019 年 3 月 28 日初诊。

经行腹痛 2 年,未避孕 1 年未孕。患者近 2 年经期 7 ~ 8 天,周期 30 ~ 40 天,量少、色黯、有血块;经期腹痛,喜按,疼痛以行经第 1—3 天为主,热敷后疼痛缓解,偶有腰酸。末次月经 2019 年 3 月 1 日。孕 2 产 0,既往有 2 次人工流产史。男方精液常规检查结果正常。刻下患者月经将潮,乳房微胀,手足冰凉,二便调。舌黯,苔白腻,脉弦涩。妇科超声检查提示:子宫腺肌病(大小约 2 cm × 2 cm)。妇科检查:外阴、阴道未见明显异常;宫颈光滑,无摇举痛;子宫前位,子宫均匀性增大,球形,质硬,压痛,活动可;双附件未见明显异常。西医诊断:子宫腺肌病;继发性不孕。中医诊断:痛经。辨证:肾虚血瘀证。治则:补肾活血,化瘀止痛。

处方:妇科调经 2 号方加干益母草 15 g、生蒲黄 10 g(包煎)、五灵脂 10 g(包煎)、鸡血藤 15 g、大血藤 15 g、三棱 12 g、莪术 12 g、桂枝 10 g。8 剂,颗粒剂,每日 1 剂,分 3 次温服,每次用 100 mL 水冲服。配合桂枝茯苓胶囊口服,每次 3 粒,每日 3 次,以活血化瘀消癥,经期停服。

二诊:5 月 3 日。月经来潮第 1 日,量少、色暗红、血块较前减少,腹痛较前缓解;仍腰酸,情志不舒,手足冰凉,睡眠欠佳。舌黯,苔白,脉弦。

处方:妇科调经 2 号方加干益母草 15 g、生蒲黄 10 g(包煎)、五灵脂 10 g(包煎)、鸡血藤 15 g、大血藤 15 g、桂枝 10 g、巴戟天 10 g、鹿角霜 12 g(先煎)、柴胡 10 g、酸枣仁 10 g、柏子仁 10 g。4 剂,颗粒剂,服法同前。继予桂枝茯苓胶囊。嘱患者用热水袋热敷腹部 20 分钟,注意调节情志。

三诊:5 月 18 日。月经干净第 10 日,现有腰酸、手足冰凉的症状,余无特殊不适。舌黯,苔白,脉弦。

处方:妇科调经 2 号方加丹参 15 g、补骨脂 15 g、淫羊藿 10 g。8 剂,颗粒剂,服法同前。配以暖宫孕子胶囊,口服,每次 4 粒,每日 3 次,以滋阴养血、温经散寒、行气止痛。

四诊:6 月 14 日。末次月经 6 月 1 日,无腹痛,经量中等、色红、无血块,偶有腰酸。舌黯,苔白,脉滑。妇科彩超提示:未见子宫腺肌病病灶。

处方:妇科调经 2 号方加生蒲黄 10 g(包煎)、五灵脂 10 g(包煎)。6 剂,颗粒

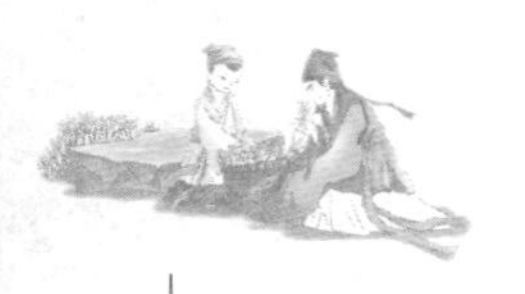

剂，服法同前。

五诊：7 月 12 日。患者自诉停经 40 余天，尿 HCG 自测结果为阳性。血 HCG 7 368 mIU/mL，P 32.82 nmol/L。妇科超声检查提示：宫内早孕，见胎心及心管搏动。

处方：嘱患者口服复合维生素片，每日 1 次，每次 1 片。嘱患者起居有常，心情愉悦，避免同房。

述评：

子宫腺肌病是指子宫内膜腺体及间质侵入子宫肌层，主要表现为月经量多、经期延长和痛经进行性加重，多见于经产妇。中医学无此病名，据临床表现，其可归于“痛经”“月经病”“癥瘕”等范畴。清代柳宝诒曾于《柳选四家医案》中有过类似本病的记载：“痛经数年，不得孕育，经水三日前必腹痛，腹中有块凝滞……询知闺阁之时无是病，既嫁之后有是疾。”该条文指出此类患者多于经产后发病，未婚未育时较为少见，多表现为痛经多年，甚则影响孕育，腹中形成包块等。《医宗金鉴·妇科心法要诀》有曰：“妇人产后经行之时，脏气虚，或被风冷相干，或饮食生冷，以致内与血相搏结，遂成血癥，牢固不移，胁腹胀痛。”其阐明了本病的发生实乃本虚标实所致。妇人经行产后，肾气亏虚，若加之先天禀赋不足，或后天房劳多产，或久病耗伤肾精肾气，冲任不固，血海失守，故可致经量过多，经期延长难以自止；肾精亏虚，精血同源，胞宫失于濡养，不荣则痛，可见经行腹痛；气虚则无力运血，血行缓滞为瘀，加之经行产后血室正开，正气亏虚，更易受外邪侵袭，或为寒凝，或为湿热，均助气血搏结导致瘀血内生，胞络阻滞，不通则痛，亦加重痛经，且瘀堵之胞络影响精卵结合，最终导致不孕。故本病以肾虚为本，瘀血为标，治疗时应标本兼顾，补肾养精的同时注重活血化瘀。

本案患者多次流产，肾精耗伤，加之胞宫胞脉为金刃所伤，瘀血内阻，结合其舌脉症象，诊为肾虚血瘀证，治以自拟妇科调经 2 号方加减以补益肾精、活血化瘀。该方以五子衍宗汤为基础，奠定补肾益精之根本，再配伍桃仁、牡丹皮、赤芍等活血化瘀之品以治标，当归、生地黄、熟地黄、牛膝能补能通，养血又调经；此外，还兼顾肝脾两脏，白芍、香附养肝血、疏肝气，肝主疏泄，肝气条达，有助气血通畅；茯苓、法半夏健脾利湿，助脾土运化，防滋腻碍脾而生湿。全方补而不滞，化瘀而不伤正，标本同治。因患者此时适逢经前期，故再配伍活血通经之品以助经血下行，如益母草、生蒲黄、五灵脂等，生蒲黄、五灵脂兼能化瘀止痛，于月经来潮前运用有助于缓解经期腹痛；鸡血藤、大血藤补血活血，既滋血海之源又助气血运行，与三棱、莪术共伍增强活血之力；桂枝温通气血，既助阳长至重又能活血调经；并予中成药桂枝茯苓丸共服，以助散结消癥。二诊时瘀滞证象稍有改善，但又出现肝郁、心神不安之证,故继以妇科调经2号方为基础,加入疏肝解郁、宁心安神之品,考虑患者仍有腰酸、手足冰冷等肾阳虚表现,故加大补肾助阳之力,加入巴戟天、鹿角霜等。三、四诊继以上方为基础,根据肾阴肾阳之偏颇调整用药,肾中精气充盛、阴阳平衡,则胞宫得养、胞络得通,故乃受孕得子。

不孕症、月经后期(原发性不孕)[51]

尚某,女,28岁,已婚,2012年12月14日初诊。

婚后未避孕3年未孕。患者3年前结婚,婚后有正常性生活,未避孕一直未孕,其间配偶精子检查正常。症见:月经后期,量少、色红、有块,偶感耳鸣,腰膝酸软,精神疲倦;带黄,纳眠可,小便黄,大便干。舌红紫,苔黄腻,脉沉滑。患者11岁月经初潮,周期40~60天,经期5天,量少、色红、有块,无经行腹痛,末次月经2012年12月7日。妇科检查:外阴、阴道未见明显异常;宫颈肥大,宫颈柱状上皮异位,无举痛及摇摆痛;子宫后位,常大,活动可,质中,无压痛;双侧附件区增厚,轻压痛。2012年7月15日某妇产医院子宫输卵管造影示:子宫呈梭形,右侧输卵管未见显示,左侧输卵管通而不畅。中医诊断:不孕症(全不产);月经后期。证属:肾气亏虚,湿热瘀结。

处方:调经1号方,鹿角霜12 g(先煎),巴戟天12 g,枸杞子12 g,杜仲12 g,菟丝子15 g,阿胶12 g(烊化),熟地黄10 g,当归10 g,覆盆子12 g,党参15 g,白术10 g,黄芩10 g,紫苏梗10 g,砂仁6 g(后下),大枣6 g,麦冬12 g,白芍10 g,五味子10 g,甘草6 g,甲珠5 g,皂角刺10 g,大血藤15 g,败酱草15 g,路路通15 g,仙灵脾10 g,蛇床子15 g。7剂,水煎内服,每日1剂,分3次服用。妇科灌肠方,蛇床子30 g,苦参30 g,紫花地丁30 g,蒲公英30 g,三棱30 g,莪术30 g,土茯苓30 g,牡丹皮20 g,赤芍20 g,苍术20 g,白芷20 g,桂枝20 g。10剂,浓煎100 mL,保留灌肠20分钟以上,每日1剂。

二诊:2013年1月10日。患者1月8日月经来潮,量中、色红、块少,精神可;带下正常,纳眠可,二便调。舌红紫,苔黄腻,脉沉滑。

处方:继内服上方7剂。外治灌肠方10剂。

三诊:1月22日。月经周期第15天,患者无不适。舌红紫,苔黄微腻,脉沉滑。超声检查示:双侧卵巢内均可见多个卵泡,大的位于右侧,1.8 cm×1.1 cm,透声可。

处方:上方加菟丝子15 g、桑寄生10 g,3剂。妇科灌肠方3剂。

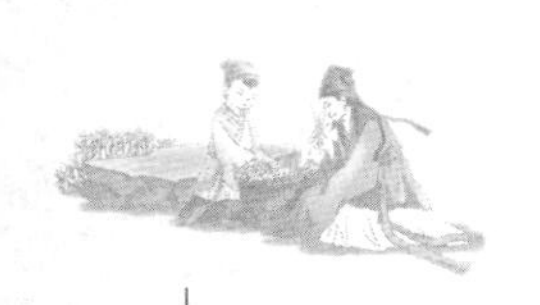

四诊：1月23日。月经周期第16天，患者无不适。超声检查示：右侧卵泡大小为1.9 cm×1.4 cm，透声可。

处方：中药继服，继续监测排卵。

五诊：1月24日。月经周期第17天，患者多梦。舌红紫，苔黄微腻，脉沉滑。超声检查示：右侧卵泡大小为1.2 cm×0.8 cm。

处方：考虑患者卵泡闭锁，在上方基础上加三棱15 g、莪术15 g、牡丹皮10 g、赤芍10 g、茯苓10 g、法半夏10 g、酸枣仁15 g、柏子仁10 g，7剂，加大活血除湿调经之力，辅以安神。继外治灌肠方10剂，通卵管，共助孕。嘱患者心情舒畅。

六诊：2月21日。2月8日月经来潮，色红、量中、无血块，无经行腹痛。月经周期第14天，患者无不适。舌淡紫，苔微黄，脉沉滑。超声检查示：左侧卵泡大小为2.0 cm×1.5 cm。

处方：内服上方去酸枣仁，7剂。继外治灌肠方，4剂。告知患者从今日起隔日同房。

七诊：2月23日。前一日超声检查示：左侧卵泡大小为2.4 cm×2.1 cm。今日超声检查示：左侧卵泡消失，子宫直肠陷凹积液1.5 cm。

处方：调经1号方加仙灵脾10 g、肉苁蓉10 g，7剂。嘱患者今日、明日各同房1次后暂禁房事，明日起停中药灌肠防动胎，避免劳累。

八诊：3月10日。患者停经30天。舌淡紫，苔薄，脉滑。查β-HCG为205 mIU/mL，P＞60 ng/mL，诊断为早孕。嘱患者多休息，加强营养，禁房事3个月，建孕产妇保健手册，定期产检。

患者于2013年11月10日剖宫产一女婴，母女健康。

述评：

不孕症是指女子与配偶同居1年，性生活正常，未避孕而未孕，或曾有过妊娠，未避孕而又1年未再受孕。前者称为“全不产”，后者称为“断绪”。两者相当于现代西医学所述之“原发性不孕”及“继发性不孕”。《女科正宗·广嗣总论》有云：“男精壮而女经调，有子之道也。”正所谓胞络通，真机时，阴阳合，方能受孕。该条文阐明了孕育的过程需要多方面协同合作，男子精气旺盛，女子月水按时来潮，并且胞宫胞络通畅，氤氲之时交合最终方能孕育，其中任一环节出现问题均可导致不孕。上文实则亦涵盖了西医学诸多不孕因素，如排卵障碍、输卵管因素，以及男方因素等。《素问·六节藏象论》曰：“肾者，主蛰，封藏之本，精之处也。”该句说明了肾为贮藏、疏泄精气的关键，肾气充盛，天癸化生，月经方能来潮。若女子素禀肾气亏虚，或房劳多产，或久病劳倦耗伤肾精肾气，因肾为气血之根，血为月经之物质基础，肾虚气血不足，则月经后期、量少；又因肾为冲任之本，与胞宫胞络相系，肾虚胞宫藏泄失度，则月经不规律，冲任血海不足，胞宫失养，影响受孕。若肾虚日久，气虚、气滞、阴阳失衡均可致血行迟滞、瘀血内生；或肾虚及脾，脾虚运化失司，水湿内生；或经行产后，摄生不慎，湿热内侵，瘀血搏结。湿、热、瘀互结为有形之邪壅滞胞络，致精卵难以相遇结合，发为本病。故输卵管不通实则为胞络阻滞不畅，本病治疗多补肾养精以治本，胞络闭阻者则配合清热利湿、化瘀通络以治标。

本案患者未孕 3 年，月经后期、量少，加之腰膝酸软、耳鸣，可见肾虚日久；湿热瘀滞胞宫胞络，故见经行有块、带下色黄，且输卵管造影显示异常；便干色黄以及舌脉均为湿热阻滞之征。故诊断为肾虚湿热瘀结证，因考虑该患者胞脉闭阻日久，治疗选用内外同治法增强疗效。内服选用调经 1 号方加减以补肾化瘀、清热调经。该方采用大量补肾之品，如鹿角霜、巴戟天、枸杞子、覆盆子等，阴阳同补，既补肾养精，亦温肾助阳，配合阿胶、当归、麦冬益精养血，共用以治肾虚之本；加入黄芩、大血藤、败酱草清热解毒、化瘀除湿以治标，配甲珠、皂角刺、路路通破血行气以助散瘀化结，加大治标力度；并佐入党参、白术、大枣等品以健脾益气血，与砂仁共用助运脾化湿之力。此外，因患者胞络不通，实为有实之邪壅滞络脉，故配合中医经典外治疗法——灌肠。妇科灌肠方以大量清热利湿药为主，如蛇床子、苦参、土茯苓等，并加入三棱、莪术、牡丹皮、赤芍行气活血、化瘀通络，佐入桂枝温通气血以防苦寒太过。外治法可助药物直达病所，充分发挥中草药疗效，与内服法共用标本兼顾。二诊时湿热瘀滞稍缓，继予上方治疗。三、四诊可见优势卵泡，故加入菟丝子、桑寄生以补肾养精，促进卵泡成熟。五诊时卵泡较前稍减，考虑仍因瘀血湿热阻滞，有碍卵子排出，加之患者情绪过度紧张，肝失疏泄，气血不畅，故卵泡未破，于上方中加入三棱、莪术、茯苓、法半夏等品助行气祛瘀利湿，佐入酸枣仁、柏子仁宁心安神、改善情志。六诊继续标本同治，配合补肾促排卵治疗，指导患者真机期同房。七诊可见卵泡破裂，疑有受孕可能，故加入仙灵脾、肉苁蓉补肾助阳以健全黄体功能，协助安胎；同房后恐灌肠疗法有碍胎元，故暂停。八诊确为妊娠，嘱患者休息安胎。整体治疗过程以补肾祛瘀、利湿清热为基础，旨在调畅胞络、奠定胞宫物质基础，同时根据月经周期节律调整用药，适时促排卵、指导同房，故成功受孕。

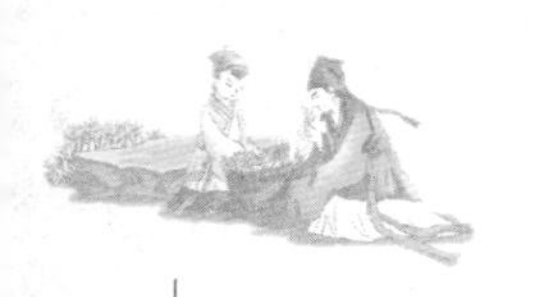

经行乳房胀痛（经前期综合征）[52]

吴某，女，35岁，2018年12月25日初诊。

经前乳房胀痛3月余，复发加重2天。患者平素月经规律，周期28～30天，经期5～7天，经量适中，色红，偶有血凝块、经行腹痛等症。3个月前因与人起争执，恼怒甚，于经行前1周出现乳房胀痛，心中烦闷，因疼痛可忍，未予重视及诊治，经行后自觉乳房胀痛减轻。但上述症状反复发作，适逢经前1周，患者连续熬夜饮酒，就诊前2天出现乳房胀痛，不可碰触，疼痛难忍，焦躁不安，无心工作，遂来就诊。舌红，苔薄白，脉弦。精神疲乏，面容焦虑，纳眠欠佳，二便调。查体：血压100/70 mmHg，心率79次/分；双侧乳腺触诊未扪及肿块，双乳广泛压痛，局部皮肤未见红肿，乳头无溢液。辅助检查：乳腺彩超未见异常。诊断：经行乳房胀痛（肝郁气滞型）。治则：疏肝解郁，行气止痛。

处方：柴胡20 g，当归15 g，白芍15 g，青皮15 g，香附15 g，羌活9 g，川芎9 g，桂枝9 g，栀子6 g，郁金6 g，合欢皮6 g。共7剂，每日1剂，分3次服用。嘱患者月经来潮前服用，经行停药，经停后续服药。经期前后不可饮酒，服药期间清淡饮食，忌食生冷。

二诊：2019年1月7日，患者自诉服药后双侧乳房胀痛明显减轻，此次经行经量较前稍增多，色暗红，无血块，时感小腹冷痛。舌红，苔白，脉弦细。

处方：原方加艾叶9 g，再投7剂，每日1剂，分3次服。嘱患者规律饮食作息，保持心情舒畅。

连续2个月电话随访，患者自诉经前乳房胀痛消失。

述评：

经行乳房胀痛属于中医学“月经前后诸证”范畴，是指女性每值经期或月经前后出现乳房胀痛，多于经前1～2周出现，经前3～5天加重，月经来潮后症状即减轻、消失。现代西医学将其归于经前期综合征范畴。《灵枢·五音五味》曰：“妇人之生，有余于气，不足于血，以其数脱血也。”其阐明了妇人经、孕、产、乳均以血为本、以气为用，血为女子生理活动的物质基础。女子该特有的生理特点，使其常处于“不足于血”的状态。经行前后冲任气血变化急骤，体内气血偏颇加重，故更亦致脏腑失调、络脉不和而发病；而行经后，气血回归脏腑，则症状消失，故本病的发生与月经周期密切相关。肝藏血，主疏泄，行经时肝内贮藏的血液下行至冲任胞宫，血海充盈溢泻则月经来潮，此时冲脉气盛，易循肝经上逆，若加之妇人情志不畅、郁闷恼怒，更易致肝气壅滞、肝络不畅。肝经循行经过两侧胁肋、乳房、下腹部等处，故肝络不通则痛多发为乳房或胁肋部胀痛。亦有妇人素禀肝肾亏虚，或久病耗伤气血，或闷闷不舒暗耗肝血，经期阴血下聚冲任，肝中血虚更甚，则肝络失于濡养，不荣则痛，发为经行乳房胀痛。故本病的发生与肝密切相关，但分虚实两端，或因肝气郁结，或因肝血亏虚，临证可根据病程长短、疼痛时间和性质、兼夹症状仔细辨证。

本案患者平素月经夹杂血块伴经行腹痛，考虑素有气血壅滞、脉络不畅；初诊3个月前因情绪激动、恚怒伤肝，肝气郁结，肝络不通，加重气血阻滞，并于经前冲任气盛，挟肝气上逆，致肝郁更甚，则发为经前乳房胀痛、胸闷不舒。后患者又连续熬夜饮酒，正如《素问・五脏生成》中所云："诸血者，皆属于心；诸气者，皆属于肺。此四支八溪之朝夕也。故人卧血归于肝……"夜卧之时，血液本当回归濡养肝脏，此时饮酒、情绪亢奋均有碍肝血回归，耗散阴血，加重本证，舌脉均为肝郁气机上逆之象。初诊时为病程开端，以实证为主，故选用柴胡疏肝散加减以疏肝解郁、行气活血。方中柴胡、香附、青皮为疏肝解郁、行气消滞之要药，配伍栀子、郁金、合欢皮加大行气解郁力度；栀子、郁金为苦寒之药，兼清热除烦、行气凉血之功，可防肝气上逆、肝郁化火，阻止病证进展；合欢皮既解郁又安神，可缓解患者睡眠问题；此外，因适逢经前期，故加入川芎、桂枝行气活血、温通经络，川芎亦为血中气药，中开郁结，下调经水，兼止痛之效，助络脉通达、经血调畅；恐大量辛散之品劫夺肝阴，故加入当归、白芍养血柔肝，顾护阴血。因该方行气活血之力较强，经期血室开放，有大量出血之弊，故嘱患者经前及经净后服用。二诊时乳胀减轻、经行未见血块，即肝郁稍缓、气血渐畅之征，故继予上方治疗，少佐艾叶温经散寒改善小腹冷痛。全方重在疏肝、调理气血，以开郁散结、活血通络为主，兼顾止痛、补养肝血，使肝血充足、肝气条达、肝络舒畅，疏泄如常，则疼痛未再复发。

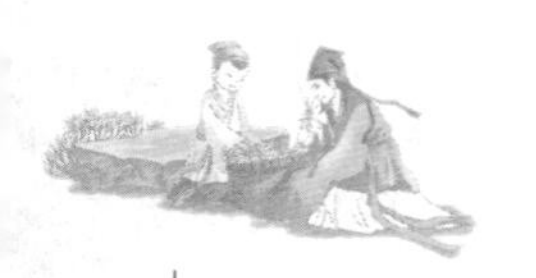

何嘉琳

绝经前后诸证（围绝经期综合征）[53]

患者，女，50岁，2008年9月26日初诊。

患者近2年月经周期紊乱，时有阴道不规则流血，近半年眠差，烘热汗出频作，严重影响生活工作。既往有糖尿病史，但经饮食控制，未服降糖药，血糖控制在6～8 mmol/L。前次月经8月12日，持续17天；末次月经9月25日。2008年5月1日月经期查血E_2 20.0 pg/mL，LH 13.6 mIU/mL，FSH 41.0 mIU/mL。

现症：腹胀，无腹痛，烘热汗出。舌淡红，苔薄白润，脉小。西医诊断：围绝经期综合征。中医诊断：绝经前后诸证。辨证：肺肾两虚，气阴不足。治则：益气养阴，调摄冲任。

处方：生黄芪15 g，太子参30 g，麦冬10 g，生地黄炭10 g，墨旱莲15 g，女贞子15 g，炒桑叶15 g，血见愁15 g，牡丹皮10 g，藕节15 g，仙鹤草30 g，生白芍15 g，怀山药15 g，山萸肉10 g，玄参炭15 g，茜根炭6 g，海螵蛸15 g（先煎），炙龟甲10 g（先煎），马齿苋20 g，鹿衔草30 g。每日1剂，水煎服，连服10剂。

二诊：10月10日。月经淋漓至昨日方净，然汗出诸症未减。舌脉类前。

处方：首诊方去生黄芪、生地黄炭、玄参炭、血见愁、藕节、仙鹤草、茜根炭、海螵蛸、马齿苋、鹿衔草等收敛止血之品，加知母10 g、青蒿6 g、炙鳖甲10 g（先煎）、黄芩10 g、糯稻根20 g、碧桃干10 g、穞豆衣15 g、生地黄15 g、桑寄生15 g、化龙骨15 g（先煎）、煅牡蛎30 g（先煎）、淮小麦30 g、夜交藤15 g、合欢皮10 g，以养阴清热、敛汗安神。每日1剂，水煎服，连服14剂。

三诊：10月27日。潮热汗出及眠差未有明显改善。方药同前。

四诊：11月14日。潮热汗出，汗后身冷，胸闷，便调，眠差。舌脉类前。空腹血糖8.5 mmol/L。

处方：太子参30 g，天冬10 g，麦冬10 g，五味子10 g，生地黄10 g，山萸肉10 g，墨旱莲15 g，女贞子15 g，化龙骨15 g（先煎），煅牡蛎30 g（先煎），知母10 g，青蒿6 g，炙鳖甲10 g（先煎），生白芍15 g，附子炭6 g（先煎），怀山药30 g，枸杞子15 g，淮小麦30 g，夜交藤15 g，合欢皮10 g，怀牛膝15 g。每日1剂，水煎服，连服7剂。

五诊:11 月 21 日。潮热汗出明显减少,诸症均安。前方微调后再进 7 剂,再施膏方以收全功。

后随访 3 个月,月经基本规律。

述评:

妇女在绝经前后出现月经紊乱或绝止,伴随如烘热汗出、烦躁易怒、潮热面红、眩晕耳鸣、心悸失眠、腰背酸楚、面浮肢肿、情志不宁等症状,称为绝经前后诸证。《素问·上古天真论》云:"女子……七七,任脉虚,太冲脉衰少,天癸竭,地道不通,故形坏而无子也。"肾藏精主水,为元阴元阳之根、机体先天之本,肾气旺盛则天癸以时而至,冲脉主血海,任脉主诸阴,经行依时而下。因此,本病的病因病机责之于女子"七七"之年,肾气渐衰,天癸枯竭,阴亏血少,冲任二脉衰退,阴阳平衡失调。

本病多有《金匮要略·妇人杂病脉证并治》中所云"妇人脏躁,喜悲伤欲哭,象如神灵所作"的特点,病机亦常涉及心肺二脏。《素问·阴阳应象大论》云:"年四十,而阴气自半也,起居衰矣。"女性中年以后肾气渐衰,肾阴不足,阳失潜藏,因而容易出现头晕寐差、失眠多梦、潮热汗出等阴虚火旺之症。本案患者素体阴液不足,肺朝百脉,阴血不足则百脉空虚,脏腑失养,且患者年逾"七七",肾阴亏虚,肾水不能上济于心以致睡卧不宁,神魂不安,整体呈现为肺肾两虚、气阴不足之象,治疗以《医学启源》的生脉散加减贯穿始终:"麦门冬,气寒,味微苦甘,治肺中伏火,脉气欲绝,加五味子、人参二味,为生脉散,补肺中元气不足,须用之。"太子参易人参,温而不燥,既能补益元气,又可防补气化火,更贴切于病机;麦冬甘寒,养阴清热;五味子收敛心肺之气,敛汗生津。三药合用,共同发挥益气生津的作用。但患者前四诊效果欠佳,在"潮热汗出"基础上,渐显"汗后身冷",有阴损及阳之证,故第四诊在前方的基础上加用附子炭 6 g,与生脉散相合,气阴双补,阳长阴升,自此诸症悉除。

胎动不安(先兆流产)[54]

患者,女,32 岁,2016 年 4 月 21 日初诊。

患者因停经 52 天、腰酸腹痛 3 天就诊。14 岁月经初潮,平素月经不规律,30~90天一行。既往有子宫内膜多发性息肉、多囊卵巢综合征、子宫腺肌病病史。分别于 2012 年、2013 年孕 8 周时因难免流产行清宫术,术后月经量较前减少1/3。

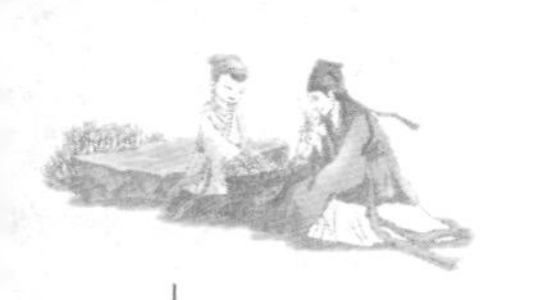

末次月经2016年3月1日,量、色如常。2016年4月8日查血 HCG 303 IU/L,P 25.5 nmol/L;4月19日查血 HCG 3 890 IU/L,P 23.5 nmol/L。其后复查血 HCG 上升极不理想。4月22日妇科超声检查示:宫腔内见大小约 11 mm×6 mm×9 mm 暗区,双侧子宫动脉血流舒张早期缺失。血浆 D-二聚体、血小板聚集率、抗核抗体、抗心磷脂抗体、狼疮抗体、同型半胱氨酸等凝血免疫相关检测,结果均在正常范围。

现症:腰酸及小腹隐痛时作,大便略干,夜寐梦扰,胃纳欠佳。舌淡红,苔薄略黄,脉滑稍弦。西医诊断:先兆流产;复发性流产;子宫腺肌病;多囊卵巢综合征。中医诊断:胎动不安(肾虚型);数堕胎;癥瘕。治则:补肾滋阴,养血活血安胎。

处方:黄芪 15 g,太子参 20 g,当归 12 g,川芎 6 g,炒白芍 15 g,麦冬 10 g,生地黄 10 g,熟地黄 10 g,砂仁 6 g(后下),枸杞子 12 g,黄芩 10 g,续断 15 g,菟丝子 30 g,杜仲 10 g,桑寄生 15 g,苎麻根 15 g,紫苏梗 5 g,陈皮 5 g,生甘草 3 g。每日 1 剂,水煎服,连服 7 剂。并予人绒毛膜促性腺激素 2 000 单位肌肉注射,隔天 1 次;黄体酮 40 mg 肌肉注射,每日 1 次;地屈孕酮片口服,每次 10 mg,每日 3 次。

二诊:4月28日。患者自诉服药后腰酸腹痛明显好转,无阴道流血。舌淡红,苔薄略黄,脉滑稍弦。4月28日查血 HCG 230 058 IU/L,E_2 400.5 pg/mL,P 53.5 nmol/L。

处方:上方加丹参 15 g、枳壳 10 g,以加强活血养血安胎之功。每日水煎服 1 剂,连服 7 剂。

三诊:5月6日。患者自诉无明显不适,超声检查提示:宫内早孕,胎囊大小 22 mm×25 mm×14 mm,卵黄囊 4 mm,胎芽 9 mm,原心搏动可见。中药效不更方续服 7 剂。

2016年5月13日查血 HCG 79 985 IU/L,E_2 888.5 pg/mL,P 94.4 nmol/L;5月27日超声检查提示:宫内早孕,活胎,大小约孕 11 周余,子宫动脉血流在正常范围。其后逐渐减少药物用量,至孕 12 周后停药。随访患者孕 38 周顺产一女婴,母女健康。

述评:

妊娠期间阴道少量流血,时作时止,或淋漓不断,而无腰酸腹痛、小腹坠胀,称为胎漏;妊娠期间仅有腰酸腹痛,或下腹坠胀,或伴有少量阴道流血,称为胎动不安。二者相当于西医学的先兆流产。凡堕胎、小产连续发生 2 次或以上者,称为滑胎,亦称为“数堕胎”“屡孕屡堕”,西医学称之为“复发性流产”。《妇人大全良方·妊娠门》在“胎动不安方论”中言“轻者转动不安,重者必致伤堕”,指出胎漏、胎动不安可进一步发展为堕胎、小产。本病的病机主要为冲任损伤、胎元不固。

其病因可从胎元和母体两个方面论:胎元方面,《景岳全书·妇人规》提出“父气薄弱,胎有不能全受而血之漏者”,因父母之精气不足,两精虽能结合,但胎元不固或有所缺陷,胎多不能成实。母体方面,《女科经纶》提出“女子肾脏系于胎,是母之真气,子所系也”,若肾气亏虚,便不能固摄胎元;女子肾虚、气血虚弱、血热等,或跌扑损伤、胞宫病变等均可影响母体气血,或直伤胎元,引起胎漏、胎动不安。本病的治法以安胎为大法,因肾主生殖,且胎为肾系,故以补肾安胎为基本治法。此外,“治病安胎,各有所主”,因母病而胎动者,治母则胎自安,因胎病而致母病者,当安胎则母病自愈。

“胞络者,系于肾”,胎儿的生长发育必须依赖肾精的充养,而胞胎的稳固亦有赖于肾气的固摄,治疗时当重视补肾气、滋肾阴;同时,对于子宫动脉血流指数偏高或者血液黏稠度偏高,即西医学所谓“血栓前状态”的患者,再次妊娠出现胎动不安的症状时,在精准辨证的前提下,尤其注重养血活血安胎。此案患者屡孕屡堕,且本次妊娠后出现腰酸腹痛之症,大便偏干,辨证属肾虚不固、肾精亏损,治当补肾滋阴;且患者孕早期血 HCG 上升缓慢,胚胎发育迟缓,实为脾肾亏虚、气血不充使然,加之患者素有癥瘕,妇科超声提示胞宫内有暗区、子宫动脉血流舒张早期缺失,乃瘀阻胞宫之象,因此辅以养血活血之治。方中重用太子参、黄芪等健脾益气之品以推动血行;以续断、桑寄生、杜仲、菟丝子等补肾填精以养先天;予当归、白芍、丹参等养血活血,活血与扶正并用,邪去母壮方能达到安胎养胎之功效;紫苏梗、枳壳、陈皮理气和胃,补中有行,补而不腻,行而不伤胎,权衡而为,徐徐图之,终得圆满。

滑胎(复发性流产)[55]

患者,女性,27 岁,2009 年 7 月 27 日初诊。

患者既往有 2 次流产史,婚后分别于 2008 年 8 月孕 2 月余、2009 年 2 月孕 40 余天自然流产。平素月经后期,量少。末次月经 2009 年 7 月 24 日,后期 6 日。查性激素水平、血液黏稠度属正常范围;抗精子抗体、抗心磷脂抗体、抗子宫内膜抗体、优生四项检查均为阴性;夫妻血型均为 O 型,双方染色体正常;曾有支原体感染,服用多西环素后已治愈;查封闭抗体为阴性;丈夫精液分析结果正常,支原体、衣原体均为阴性。

现症:平素感腰酸,带下不多,面色不华。舌淡,苔薄白,脉细弦。西医诊断:复发性流产。中医诊断:滑胎。辨证:脾肾耗损,气血不足。治则:补肾健脾,养血

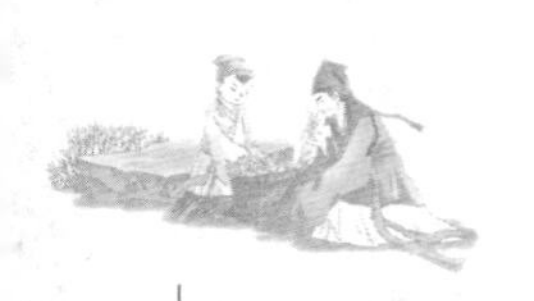

调冲；又适逢经期，基本方中加入四物汤调经。

处方：生黄芪 15 g，党参 15 g，太子参 30 g，焦白术 10 g，当归 12 g，川芎 10 g，生地黄 10 g，熟地黄 10 g，枸杞子 15 g，仙灵脾 15 g，菟丝子 30 g，覆盆子 15 g，香附 10 g，砂仁 5 g（后下），丹参 15 g，炒白芍 15 g，女贞子 15 g，巴戟天 15 g。每日 1 剂，水煎服，连服 7 剂。并辅以免疫接种法。

二诊：10 月 12 日。末次月经 9 月 26 日，准期来潮，量较前增多，现基础体温已升。施以温补肾阳之法促进机体受孕，前方去党参、川芎、仙灵脾、覆盆子、香附、砂仁、丹参，加续断、炒杜仲、阿胶珠、黄芩、怀山药、桑寄生、炙甘草。遵从此法，预培胎元，随诊加减。

三诊：2010 年 1 月 29 日。患者自诉停经 39 天，查血 HCG 为 4 371 IU/L。予何氏安胎饮去怀山药、墨旱莲，加生黄芪 15 g、巴戟天 10 g、当归身 10 g、砂仁 5 g（后下）以安胎。2010 年 2 月 26 日孕 2 个月查血 HCG、E_2、P，均在正常范围，妇科超声检查见胎芽心搏，脉象滑而尺旺。

随诊加减保胎并随访至孕 5 月余，母胎均健。

述评：

复发性流产是指连续 2 次及以上妊娠 28 周内的自然流产，该病属于中医“滑胎”“数堕胎”“屡孕屡堕”范畴。其病名首见于《诸病源候论》之“妊娠数堕胎候”专论。《素问·奇病论》云：“胞络者，系于肾。”胎儿居于母体，依赖母体胞脉系之，气以载之，血以养之，冲任以固之。肾为先天之本，脾为后天之本，胎孕能成，源于先天之肾精，而肾精、肾气又赖于后天脾胃所化之气血充养，正如《傅青主女科·妊娠》所言：“脾非先天之气不能化，肾非后天之气不能生。”本病盖因先天禀赋不足，肾精亏虚；后天饮食肆意，脾失所养，生化无源，致气血两亏，冲任失养，系胎无力。同时，结合现代生殖免疫学研究，封闭抗体低下可能与本病的发生有关，封闭抗体是正常孕妇血清中存在的一种抗配偶淋巴细胞的特异性抗体，可以封闭及抑制母体淋巴细胞对胚胎滋养层的细胞毒作用，阻止母亲免疫系统对胚胎的攻击，以维持妊娠。本病治疗遵《景岳全书·妇人规》“凡治堕胎者，必当察此养胎之源，而预培其损”之旨，首重孕前调理，以滋肾健脾、补益气血、调固冲任为纲，结合月经周期行调经种子之法。

本案患者屡孕屡堕，辨病属中医“滑胎”范畴。《傅青主女科》有云：“经水出诸肾。”《素问·脉要精微论》亦云：“腰者，肾之府，转摇不能，肾将惫矣。”患者月经后期伴量少，且平素易感腰酸，乃肾精耗损、冲任空虚、腰府失养所致；且面色不华，舌淡脉细，有脾虚失运、气血乏源之虞，故治当补肾健脾，养血调冲。药用黄芪、党参及太子参大补元气；巴戟天、菟丝子及仙灵脾补肾振元，合枸杞子益肾养阴，共奏阴阳双补之功；白术补养后天脾胃，合地黄、当归、白芍养血补血，气血生化有源而摄精成孕；续断、杜仲及桑寄生强腰固冲。针对《景岳全书》中“屡见小产堕胎者，多在三月、五月及七月之间，而下次之堕必如期复然”的临床现象，保胎时间须超过前次滑胎时间2周以上，并做好围产期保健。

本病治疗时亦需要注重结合月经周期调理：经期活血调经，以桃红四物汤加减；经后期加白芍、枸杞子、女贞子等滋阴助阳填精；排卵期活血通络，酌加促进排卵的药物如丹参、赤芍；经前期助阳理气，选用二仙汤、柴胡、枳壳等。试孕期间以上法调理，并指导自测基础体温、监测卵泡，取氤氲之候而指导同房，常能成功受孕。孕后以补肾健脾固冲、益气养血安胎为治疗大法，期肾精盈满，气血充盈，冲任调畅，以保胎养胎。方药以张锡纯《医学衷中参西录》中寿胎丸为基本方，拟何氏安胎饮（党参、焦白术、苎麻根、白芍、菟丝子、杜仲、黄芩、阿胶珠、桑寄生、怀山药、墨旱莲、炙甘草）加减。方中党参、白术、山药健脾益气以萌胎；菟丝子、杜仲、桑寄生补肾固冲以系胎；黄芩、墨旱莲清热凉血以安胎；阿胶珠、白芍柔肝补血以养胎；苎麻根固摄以系胎；炙甘草和中补虚，调和诸药。另临床所见该类患者孕后多情绪紧张，患得患失，临证时须加强心理疏导，消除患者焦虑恐惧心理。

不孕症（继发性不孕）[56]

患者，女，31岁，2008年12月31日初诊。

患者于2004年孕2个月自然流产后未再孕。妇科检查：宫颈中度糜烂，触之易出血；宫体后位。2006年外院输卵管造影术提示：双侧炎症，通而欠畅；2008年1月外院输卵管通液术提示：输卵管通畅。配偶精液分析结果正常。平素月经先期3～4天，末次月经2008年12月8日，量中，5天净。

现症：平素偶有下腹不适，劳累后略感腰酸腹坠，经前乳胀，余无明显不适。舌淡红略黯，苔白略腻，脉细弦。西医诊断：继发性不孕；多囊卵巢综合征。中医诊断：不孕症。辨证：气虚夹瘀，胞络不畅。治则：补益脾肾，化瘀通络。

处方：生黄芪15 g，太子参30 g，当归12 g，川芎10 g，赤芍10 g，香附10 g，淫羊藿15 g，菟丝子15 g，薏苡仁30 g，茯苓15 g，泽泻15 g，大血藤30 g，败酱草30 g，重楼10 g，三棱10 g，莪术10 g，皂角刺15 g，路路通15 g，生甘草5 g。每日1剂，水煎服，连服14剂。

二诊：证治类前。

三诊：2009年2月28日。患者于1月29日月经来潮，月经先期4天，量中，

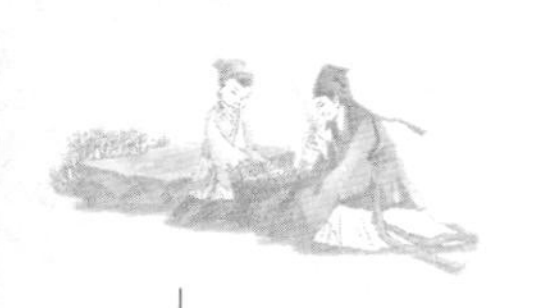

无痛经；现乳房胀痛。舌淡红，苔薄腻，脉略弦。辅助检查示：支原体、衣原体阴性；不孕不育检查等亦属正常范围。

处方：柴胡10 g，当归12 g，川芎10 g，赤芍15 g，香附10 g，淫羊藿15 g，菟丝子15 g，巴戟天10 g，天冬10 g，鹿角片10 g(先煎)，郁金10 g，青皮6 g，路路通10 g，生甘草3 g。每日1剂，水煎服，连服7剂。

四诊：继续前法。

五诊：2010年6月30日。妇科超声检查发现左卵巢内有畸胎瘤，其丈夫染色体异常，患者精神压力较大，已于某生殖中心预约IVF-ET(体外受精-胚胎移植)，欲移植前调理。末次月经6月11日。刻下患者神疲乏力，口干，寐欠安；舌淡红，苔薄，脉细弦。

处方：太子参20 g，生黄芪15 g，麦冬10 g，五味子6 g，菟丝子30 g，夜交藤15 g，合欢皮12 g，当归身12 g，牡丹皮10 g，丹参15 g，赤芍15 g，白芍15 g，大血藤30 g，败酱草30 g，重楼9 g，淫羊藿15 g，巴戟天10 g，穿山甲5 g(先煎)，皂角刺10 g，路路通15 g，生甘草3 g。每日1剂，水煎服，连服7剂。

六诊：7月14日。末次月经6月11日，停经35天，略感腰酸腹坠。舌淡红，脉滑尺弱。在移植前收获意外惊喜，7月12日尿HCG自测结果呈阳性；7月13日查血HCG、E_2、P，均在正常范围，妇科超声检查提示宫内早孕。治以脾肾双补，固冲安胎。

后足月剖宫产一男婴，母子平安。

述评：

有正常性生活，未避孕而1年未妊娠者，称为不孕。其中，曾经有过妊娠，继而未避孕连续1年不孕者，称为继发性不孕。孙思邈在《备急千金要方》中将原发性不孕与继发性不孕相区别，将继发性不孕称为“断绪”。就中医角度分析，流产对女性的影响可分为以下几个方面：① 子宫冲任损伤。冲为血海，任主胞胎，流产损伤子宫冲任是其不同于其他病证的特点之一，子宫隶属于肾，又属阳明脾胃，若子宫冲任损伤不复，必然累及肾与脾胃，故治疗时应注重调复脾胃。② 产后多瘀。女子以血为主，子宫冲任以血为用，流产后恶露未净，血流不畅，稽留多变，极易致瘀。③ 心理影响。人工流产术作为一种外界刺激，对心理可产生不同程度的影响，往往会引起忧郁、烦躁的复杂心情，情怀不畅，肝气郁滞，更易加重流产后的瘀滞和虚损程度。

本案患者素体肾虚，胎孕难留而自然殒灭，伤及气血，损及胞脉，再难成孕；加之堕胎之后，血室正开，摄生不慎，外邪乘虚而入，留于胞宫胞脉，外邪与败血互结，留而成瘀，正如《医宗金鉴》所云：“宿血积于胞宫中，新血不能成孕。”外邪内侵故舌苔见腻;瘀血内阻故见舌黯、脉弦;治宜补益气血,祛湿化瘀,通络助孕。首诊方中以太子参、黄芪益气,当归、川芎、赤芍调血,大血藤、败酱草、重楼解毒,薏苡仁、茯苓、泽泻利湿,三棱、莪术化瘀,路路通、皂角刺通络,淫羊藿、菟丝子培元。药味众而有序,旨意多而不乱,紧密切合病机,故能收效。随后的治疗中恰当采用中药周期疗法:经前多气郁,治宜疏利温通,常加以柴胡、鹿角片、郁金、青皮、陈皮、紫苏梗等药;经后多血虚,宜着重补益阴血,常用麦冬、生地黄、熟地黄、石斛、枸杞子、女贞子等味;经间期氤氲萌动,宜加益肾填精,常用菟丝子、蛇床子、覆盆子、枸杞子、肉苁蓉、防风等药;孕后脾肾双补,固冲安胎。

本案患者病情复杂,包含了输卵管炎性梗阻、卵巢畸胎瘤、男方染色体异常等多方面因素,且长期不孕致使其精神压力极大,漫长的诊疗过程让其丧失信心,这些精神因素更降低了其自然受孕的能力。《景岳全书・妇人规》云"妇人之病不易治也……此其情之使然也",《傅青主女科・种子》中也提出了"嫉妒不孕",可见情志也是导致女性不孕的关键因素。何嘉琳教授在患者诊疗过程中,既准确把握病因病机,恰当组方用药,又极具耐心,时时安慰鼓励,这些都是取得满意疗效的重要因素。

不孕症(继发性不孕、卵巢储备功能下降)[57]

郭某,女性,35 岁,2017 年 4 月 21 日初诊。

患者未避孕 1 年未再孕。生育史:1-0-1-1,孩 9 岁。患者平素白带量少,月经先期,25 天一潮,色鲜红,量少,4 日净,末次月经 4 月 18 日。每年春夏交际易发荨麻疹。月经第 3 天性激素检测示:FSH 19.3 mIU/mL,LH 5.12 mIU/mL,E_2 56 pg/mL,AMH 0.93 ng/mL。近 2 个月妇科超声监测到排卵(均为右侧卵巢排卵,提示左侧卵巢偏小)。

现症:患者心情焦虑,胃纳一般,夜寐安,二便无殊。舌尖红,苔薄,脉弦细。西医诊断:继发性不孕;卵巢储备功能下降。中医诊断:不孕症。辨证:肾虚夹热。治则:补肾平肝,清热凉血。

处方:太子参 20 g,制黄精 20 g,菟丝子 15 g,炒白芍 15 g,赤芍 15 g,桑葚 15 g,潼蒺藜 15 g,白蒺藜 15 g,女贞子 15 g,钩藤 15 g(后下),覆盆子 12 g,枸杞子 12 g,焦白术 10 g,黄芩 10 g,郁金 10 g,生地黄 10 g,牡丹皮 10 g,莲子心 5 g,砂仁 5 g(后下),生甘草 3 g。每日 1 剂,水煎服,连服 7 剂。

二诊:患者月经先期 5 天来潮,末次月经 2017 年 5 月 13 日,备孕中,基础体

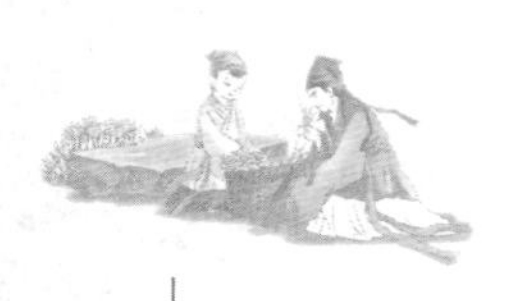

温已升高5日,现荨麻疹发作,全身出现风团样扁平丘疹,稍高于皮肤,疹块色红,剧痒,遇热加剧,遇冷减轻。舌苔薄黄,脉象浮数。治宜活血祛风,清热祛湿。

处方:桑叶15 g,白鲜皮15 g,地肤子15 g,丹参15 g,赤芍15 g,茯苓12 g,连翘12 g,绿豆衣12 g,黄芩10 g,焦栀子10 g,竹茹10 g,泽泻10 g,牡丹皮10 g,铁皮石斛6 g,僵蚕6 g,蝉蜕5 g,生甘草5 g。每日1剂,水煎服,连服7剂。后荨麻疹明显消退,全身见少许扁平丘疹,疹块色暗红,瘙痒减。

三诊:6月12日。患者停经30天,阴道流少量暗褐色血已1天,查血HCG为132 mIU/mL,自诉感恶心,无呕吐,无腰酸腹痛。舌淡红,苔薄黄,脉浮滑。治以补肾安胎,疏风清热。妇科超声检查提示:宫内早孕,并见原始心搏,宫内见12 mm×7 mm暗区。子宫动脉监测提示:左侧子宫动脉舒张晚期少量血流缺失。查血浆D-二聚体为9.23 mg/L,显著升高。在上方基础上加丹参10 g、赤芍10 g,凉血化瘀安胎。

宗前意调治1个月,阴道流血已止,血浆D-二聚体显著下降。随访孕12周行胎儿颈后透明层厚度筛查:早孕活胎,胎儿颈后透明层数值正常。

述评:

卵巢储备功能下降是指卵巢内留存卵泡数量减少,卵母细胞质量下降,导致卵泡生长发育受限,是引起女性生育能力下降的主要因素。本病归属于中医"月经过少""闭经""不孕症"等范畴,发病与心、肾、肝、脾、冲任密切相关,病性属虚实夹杂、虚多实少,肾精亏虚为其发病的主要病机。本病的病因病机可归纳为以下两个方面:① 肾虚为本。肾主生殖,为封藏之本,肾阴、肾精匮乏故天癸难至,精亏血少故肾气愈虚,不能摄精成孕,出现月经及带下量少等症状,终致不孕。② 冲任虚滞。冲任二脉,起于胞中,下出会阴,冲脉为十二经脉之海,脏腑之血汇聚之处,冲脉盛则天癸至;任脉与全身阴脉在膻中汇聚,承阴精养胞胎,冲任二脉气血充盈、满溢调和是月经来潮和孕育胚胎的生理基础。《素问·上古天真论》曰:"肾气盛……月事以时下,故有子……天癸竭,地道不通,故形坏而无子也。""肾气"是脏腑功能的体现,"肾精"是肾气发挥作用的物质基础,精不足则肾气虚,故以养血填精为主要治则。女子以血为用,肝藏血,调冲任,为女子之先天;脾胃为气血生化之源,脾运健旺,化血有源,则能滋肾养肝,气血化生有源,则冲任充盈。因此,本病的治疗还需要顾护肝脾二脏。

本案患者因继发性不孕求诊,性激素水平检测结果示FSH > 10 mIU/mL,且FSH/LH > 3,故考虑卵巢储备功能低下。该患者情志不舒,忧愁思虑积聚于心,心气不得下通于肾,水火失济,则出现心肾不交等症状,治疗当滋肾清心,养肝疏肝。方中钩藤、莲子心平肝清热;生地黄、牡丹皮、赤芍凉血活血;桑葚、女贞子、枸杞子、制黄精滋养肝肾;潼蒺藜、菟丝子、覆盆子补益肾精;太子参、焦白术顾护脾胃,益气健脾。何嘉琳教授认为,凡女子调经种子,必审其期,故治疗本病时注重配合月经周期调理:行经期宜泄而不藏,予以疏肝活血,因势利导;经后期血海空虚,宜补而不泻,当温补肝肾、养血填精。药效显著,得以快速受孕。

荨麻疹属中医"风疹块"范畴,妊娠期因阴血下聚胞宫养胎,机体禀赋不耐,风邪乘虚侵袭而发为本病。"治风先治血,血行风自灭",该病应以扶正祛邪为治疗原则,结合患者子宫动脉阻力偏高,应以"清热疏风止痒,凉血化瘀安胎"为治疗方法。且孕期荨麻疹的治疗应当"有故无殒",治病与安胎并举,"有是故而用是药","有病则病受之",但中病即止,不宜过剂。故方中桑叶、蝉蜕、连翘疏风清热,透疹止痒;白鲜皮、地肤子、竹茹清热除湿止痒;牡丹皮、丹参、赤芍凉血活血化瘀;石斛滋阴润燥清热;黄芩除热安胎;石决明、白蒺藜平肝祛风止痒;续断、杜仲、桑寄生补肝肾,养血固冲任安胎;生甘草调和诸药。诸药合用,共奏养血和营、疏风止痒、安胎之功。

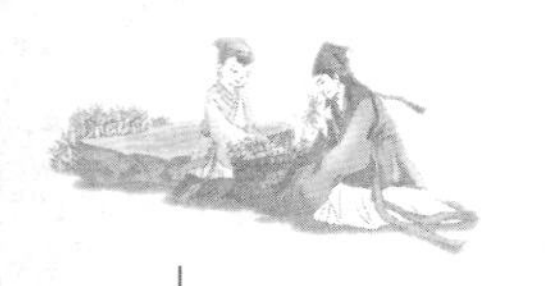

张吉金

崩漏（异常子宫出血）[58]

张某，女，47岁，1990年3月9日初诊。

患者2年前出现月经周期紊乱，20～60天一行，量多，经血淋漓不尽，伴腰酸，双下肢浮肿，头晕，多梦。行诊断性刮宫术，病理报告为子宫内膜腺瘤样增生。经多种药物治疗无效，因拒绝手术治疗而来就诊。

现症：阴道出血量多，色鲜红有血块。两乳胀痛，腰痛。舌红，苔黄腻，脉沉弦。诊断为崩漏，证属瘀血夹热型。治以化瘀止血，清热固经。

处方：炙龟甲30 g（先煎），生牡蛎30 g（先煎），生地黄15 g，樗白皮15 g，贯众炭15 g，女贞子15 g，墨旱莲15 g，炒蒲黄15 g（包煎），炒黄芩10 g，牡丹皮10 g，茜草10 g，刘寄奴10 g，三七粉3 g（冲服）。共4剂，水煎服，每日1剂。

二诊：3月13日。患者自诉月经量已极少，色红，无血块，腰酸痛，气短。舌红，苔黄腻，脉沉。遂改治法为补益脾胃，调畅气机。

处方：党参15 g，焦山楂15 g，白术10 g，茯苓10 g，陈皮10 g，紫苏梗10 g，厚朴10 g，枳壳10 g，佩兰10 g，荆芥穗炭10 g，佛手10 g，炮姜6 g，砂仁6 g（后下），甘草6 g，木香6 g。3剂，水煎服，每日1剂。

三诊：3月16日。患者月经已停，两乳胀，胃脘胀满，腰痛。舌淡红，苔黄，脉弦细。妇科检查提示：子宫增大，如孕50天大小，右宫角突出，质稍硬，有压痛。遂以益肾理气、软坚散结法为主。

处方：柴胡8 g，郁金10 g，青皮10 g，陈皮10 g，川楝子10 g，炙鳖甲10 g（先煎），穿山甲15 g，女贞子15 g，墨旱莲15 g，桑寄生15 g，海藻15 g，昆布30 g，生牡蛎30 g（先煎），甘草6 g。4剂，水煎服，每日1剂。

上方加减治疗2月余，患者月经周期及经量均恢复正常。妇科检查提示：子宫大小基本正常，质软，无压痛。再行诊断性刮宫术，病理报告为增生期子宫内膜。随访1年余无复发。

述评：

崩漏是月经周期、经期、经量发生严重失常的病证，是肾-天癸-冲任-胞宫轴严重失调所致。崩漏辨证应为虚实两端、标本两体，肾虚血瘀为其常见病机。《女科经纶》引虞氏之说提出："月水全赖肾水施化。"《傅青主女科》亦云："冲任之本在肾。"若肾脏亏虚，冲任损伤，可发为崩漏，故肾气受损为崩漏之根本。崩中漏下日久常致气虚，运血无力久积成瘀，瘀血不去，好血难安，发为崩漏。如《备急千金要方》云："瘀血占据血室，而致血不归经。"故崩漏多以肾虚为本，血瘀成癥为标。

故补虚与祛邪兼顾之益肾软坚之法为该病治疗大法，其代表方为自拟二甲丸。二甲丸主要由炙鳖甲、穿山甲、山慈菇、黄药子、菟丝子、仙灵脾、山萸肉、莪术、党参等组成，全方寄补于消之中，祛邪而不伤正，补肾与软坚散结并用，肾气旺盛，冲任调和，瘀结消散，则经水自调。本案中患者属子宫内膜增生型异常子宫出血，既属"崩漏"，亦可归为"癥瘕"范畴，所谓"癥者，有形可征也"。一诊予自拟二甲丸，在补肾止血的基础上，加入软坚散结之品。二诊血止，则以治本为主，辨证治以补肾益气健脾。

各类型崩漏治法总结如下：若为青春期崩漏患者，一般多伴子宫内膜萎缩，辨证属肝肾不足，治以调养肝肾，以恢复月经周期为主，可用定经汤或左归丸加减；若为育龄期或围绝经期崩漏伴子宫内膜腺瘤样增生者，予益肾软坚法之二甲丸；若为子宫肌瘤引起的崩漏患者，则以活血化瘀、软坚散结为主方，用经验方消癥丸。

癥瘕（子宫肌瘤）[58]

赵某，女，43岁，已婚，1989年5月3日初诊。

月经过多2年，每半月一行，持续10余天。患者1987年曾做过子宫颈肌瘤剔除术，术后月经量渐多。妇科检查：外阴、阴道未见明显异常；宫颈肥大、轻度糜烂；宫体后位，增大如孕40天大小，后壁突出质硬；双附件未见明显异常。超声检查：子宫后位，宫体7.0 cm×6.2 cm×5.7 cm，后壁可见5.3 cm×5.1 cm低回声区，伴密度不等的光团，双附件未见异常。盆腔血流图：盆腔淤血。

现症：经行量多，夹血块，伴腰痛，头晕。舌质黯，苔薄黄腻，脉弦。诊断：子宫肌瘤（肌间瘤）。证属血瘀，予以软坚散结、活血化瘀。

处方：消癥丸。党参15 g，夏枯草15 g，贯众15 g，生牡蛎30 g（先煎），海藻15 g，三棱10 g，莪术20 g，炙鳖甲20 g（先煎），山慈菇15 g，制没药8 g，丹参15 g，水红花子15 g，香附10 g，王不留行10 g，桂枝6 g，土贝母10 g，甘草5 g。每次1丸（10 g），每日3次，经期停服。

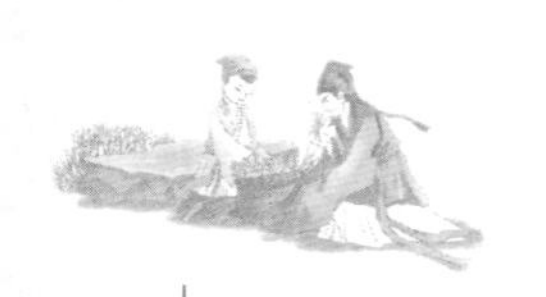

二诊:6 月 1 日。5 月 30 日月经来潮,经量较前明显减少,无腰痛头晕。治以化瘀止血,佐以益气固冲。

处方:生黄芪 30 g,夏枯草 15 g,贯众炭 15 g,茜草 10 g,海螵蛸 30 g(先煎),煅牡蛎 30 g(先煎),花蕊石 15 g(先煎),炒蒲黄 15 g(包煎),阿胶珠 15 g(烊化),当归 10 g,旱三七 3 g(冲服)。

三诊:6 月 6 日。末次月经 5 月 30 日,量中,色暗红,4 天经净,继服消癥丸。

连续治疗 3 个月,超声检查结果示子宫恢复正常大小。

述评:

子宫肌瘤在中医学中属“癥瘕”一类。“癥”者,有形可征,多固定不移,痛有定处;“瘕”者,假聚成形,聚散无常,推之可移,痛无定处。如《诸病源候论·癥瘕病诸候》所言:“其病不动者,直名为癥。若虽病有结癥而可推移者,名为瘕。”《四圣心源》亦提出:“血积为癥,气积为瘕。”由于气积日久常致血瘀,两者不易分开,故二者虽有不同,但古今一般同见,共称“癥瘕”。现代医学中生殖器良性肿瘤、盆腔炎性疾病后遗症、子宫内膜异位症等出现相似症状的均可参照“癥瘕”治疗。癥瘕常与其他妇科疾病同时发生,如崩漏、带下病、不孕症等,《诸病源候论·八瘕候》提出:“八瘕者,皆胞胎生产,月水往来,血脉精气不调之所生也。”可见癥瘕与其他相关妇科疾病互相影响发病,包括月水不调、生产不利,都由气血运行不畅导致。

在治疗方面,《素问·至真要大论》提出“坚者削之……结者散之”,阐明癥瘕的治疗大法为活血化瘀、软坚散结。本案中患者因月经过多前来就诊,舌黯脉弦,此气滞为瘕;妇科彩超见子宫肌瘤,此有形为癥;结合症脉,辨为气滞血瘀证型癥瘕,治以软坚散结、活血化瘀。哈氏消癥丸中鳖甲、牡蛎、贝母、山慈菇合用,软坚散结之功甚,配合三棱、莪术、没药、红花等破血消癥之品,倍散结之功,以求癥结可解;丹参、桂枝配合温阳活血,使瘀得化;香附味辛能散,味苦能降,既入血分,亦入气分。诸药配伍,气化血行,结散坚软,其病可解。本案患者病程日久,故以丸药予之缓调,直至经行,易方而调。二诊患者处于经期,由于量多日久,气虚血瘀,不宜继用攻破之品,故加入益气固冲之黄芪,配合贯众炭、炒蒲黄、三七等化瘀止血,待经停继服丸药。癥瘕之病病程较长,病情多趋于稳定,故予丸药缓调,配合经期辨证变方以求邪去正安。如《景岳全书·积聚》所言:“故凡治虚邪者,当从缓治。”

临床遇妇人腹中积块者,万不可一概而论。积块有良性、恶性之分,若为恶性,病情进展迅速,预后不佳;若以癥瘕缓治,则贻误病机,危及生命。故临床诊断治疗皆应谨慎准确,方不失行医基准。

经期延长（异常子宫出血）[59]

患者，女，39岁，2014年1月2日初诊。

经前期出血1年余，加重5个月。患者1年前情志波动后出现经前淋漓出血2天后方正式行经，未予治疗。近5个月淋漓至4～7天后方至正常月经，淋漓出血量少、色深红。平素经行6天净，轻微腹泻，腰酸痛。

现症：昨日阴道见红褐色血，量少，腰酸，纳可，寐安，大便稍不成形。舌红苔白，脉沉细。诊为经期延长，治以益肾固冲。

处方：炙龟甲30 g（先煎），生地黄15 g，山茱萸15 g，女贞子15 g，墨旱莲15 g，菟丝子10 g，巴戟天15 g，仙灵脾15 g，鹿角胶10 g（烊化），覆盆子15 g，桑寄生15 g，海螵蛸30 g（先煎）。7剂，水煎服，每日1剂。

嘱下次经前1周复诊，如是反复3个月经周期，于上方基础上辨证加减。患者于第3个月经周期时见经第1天量少，第2～3天如常，6～7天净。

述评：

经期延长指月经周期基本正常，经期超过7天，甚或淋漓半月方净者。其在临床上需要与"崩漏"区分。崩漏是月经周期完全紊乱，而经期延长者仍有正常月经周期，但若淋漓过久，常演变成"崩漏"。《沈氏女科辑要笺正·淋漓不断》就提出："须知淋漓之延久，即是崩漏之先机。"

经期延长的病因病机首载于《诸病源候论·妇人杂病诸候》，其提出"月水不断"由劳伤经脉，冲任之气虚损，不能约制经血所致。《校注妇人良方·调经门》提出本病有虚实之异："或因劳损气血而伤冲任，或因经行而合阴阳，以致外邪客于胞内，滞于血海故也。"其中虚者可由气虚冲任不固，无法制约经血所致，如《女科证治约旨·经候门》亦言"气虚血热妄行不摄"；亦可由房劳多产引起阴血亏虚，内耗化热，扰动冲任，血海不宁导致。实者一般因湿热、瘀血导致，湿热之邪蕴结冲任，扰动血海；或因外邪客于胞内，搏结成瘀，阻滞冲任以致血不循经。该病的治疗遵循虚虚实实之法，辨其虚、热、瘀而治之。治疗经期延长理应分清病机，经血淋漓分为经前与经后两种：如果经前淋漓，常为肾虚所致，应提前服药；若经后淋漓，常为瘀阻胞宫、经行不畅导致。两者治疗各异，应辨证治之，不可见血而妄止。

本案患者初诊1年前情志波动后出现经前淋漓之证，主因情绪波动导致的肝

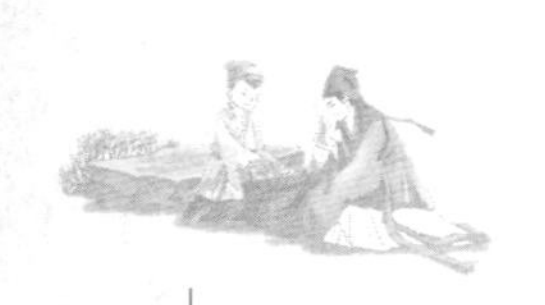

气疏泄异常，肝藏血，藏泄之司紊乱，同时思虑伤脾，中气不足，冲任不固，无以制约经血所致。而后日久不愈，累及肾元，封藏失司，出现淋漓时间增长、腰酸腹泻等肾精亏损、冲任不固之象。患者首诊于经前淋漓之时，用药以益肾固冲为治则，方中龟甲、生地黄、女贞子滋肾阴，桑寄生、巴戟天、仙灵脾补肾阳，菟丝子平补肾中阴阳，山茱萸、鹿角胶、覆盆子补肝肾兼收敛涩精，如此本方益肾填精之功倍增。同时配海螵蛸与墨旱莲固冲止血，二者一温一凉，药性中和，既不滋腻，亦无攻伐之嫌。全方奏补肝肾、调冲任之功。后嘱患者于经前1周复诊，续服汤药3个周期，以求补益肾精，封固填滋，得以痊愈。如《校注妇人良方·调经门》所言："妇人月水不断……但调养元气而病邪自愈，若攻其邪则元气反伤矣。"

经前淋漓数日方行经者常为黄体功能不足导致。治病求本，"冲任之本在肾"，补肾固精是治疗要点。若有血瘀者，则祛瘀亦应与补肾结合。治疗可配以中药调周法：经前期重温肾以促阳气增长，配活血调气之剂；经期可予四物汤养血调经；经后期滋补肾阴。全程依月经周期调补冲任治之。

不孕症（多囊卵巢综合征）[60]

赵某，女，34岁，2015年9月29日初诊。

月经错后3年余，未避孕未孕2年。患者自诉因产后调理不当出现月经错后3年余，月经周期46～60天，经行3～6天。末次月经2015年8月15日，经期4天，色暗红、有血块、量少，伴经期腰膝酸软，腰部冷痛。经多个医院治疗，未见明显疗效。查体见：肥胖，面部散发痤疮，毛发浓密。妇科彩超：子宫内膜厚度0.7 cm；左侧卵巢3.2 cm×2.3 cm，右侧卵巢3.4 cm×2.4 cm，双卵巢内均见10个以上直径小于0.8 cm卵泡。性激素六项（月经周期第2天）：E_2 39.45 pg/mL，PRL 29.03 ng/mL，P 0.72 ng/mL，FSH 3.75 mIU/mL，LH 10.88 mIU/mL，T 88.68 ng/dL。

现症：腰膝酸软，怕冷，盗汗，纳差，寐欠安，易醒；大便日一行，质稍软，小便可。舌黯，苔薄稍白腻，脉沉细。西医诊断：多囊卵巢综合征；继发性不孕。中医诊断：月经后期（肾阴阳两虚、痰瘀阻络证）；不孕症。治以培补肾中阴阳，兼以活血化痰调经。

处方：菟丝子15 g，鹿角霜15 g（先煎），淫羊藿15 g，枸杞子15 g，炒白术15 g，丹参15 g，制胆南星15 g，巴戟天10 g，当归10 g，川芎10 g，山萸肉30 g，山药30 g，制半夏9 g。14剂，每日1剂，水煎服，早晚分服。嘱患者注意锻炼，月经来潮时则来复诊。

二诊:10月15日。月经来潮第1天,有血块,月经量少。患者自诉用药后腰膝酸软、怕冷、盗汗等症状较前好转,仍纳差,寐可,大便日一行,质稍软,小便可。舌黯,苔薄稍白腻,脉沉细。仍治以上法,以上方加用乳香、没药各10 g,以加强活血化瘀之效。嘱患者注意预防受凉,待月经干净后复诊。

三诊:10月21日。月经已经干净2天。患者自诉此次月经量较前增多,服药前2天排出大量血块,后血块逐渐减少。继续治疗以培补肾中阴阳,兼以活血化痰调经为法。方以初诊处方加女贞子15 g、墨旱莲15 g、黄精15 g,14剂。嘱患者继续加强运动,待14剂服完后改为初诊处方治疗,服用至月经来潮则来复诊。

如此周期治疗半年余,患者月经恢复正常,周期28天,经期6天,月经量可、无血块、色淡红。2016年3月17日复诊,末次月经2月8日,现停经40天,尿HCG检测结果呈阳性,血HCG 592.84 mIU/mL,提示患者已怀孕。嘱患者适当休息,注意养胎。

述评:

多囊卵巢综合征以持续无排卵、雄激素过多和胰岛素抵抗为主要特征,并伴有生殖功能障碍及糖脂代谢异常,常表现为月经紊乱、肥胖、多毛、痤疮、黑棘皮、不孕及孕后流产等。其在中医学中常归于"不孕""月经后期""闭经""癥瘕"等范畴。多囊卵巢综合征的诊断现以临床症状和体征为主,包括月经不调及不孕,以及高雄激素的状态如多毛、痤疮、黑棘皮等;妇科彩超可见双侧卵巢增大,且有12个以上窦状卵泡,性激素检查可见睾酮升高。该病的治疗常对症治之,以调经助孕为目的,其中针药结合治疗对改善症状、调整月经周期与控制体重均有很好疗效。

该病中医辨证为虚实夹杂、本虚标实之证,肾虚为本,痰湿、瘀血等病理产物为标。《圣济总录》谈之云:"所以无子者,冲任不足,肾气虚寒故也。"该条文提出肾在女子生殖功能中的主导作用,肾气亏虚,阴阳失调,则致天癸泌至失期,导致月经失调及不孕。《医宗金鉴·妇科心法要诀》言:"女子不孕之故由伤其冲任也……或因体盛痰多,脂膜壅塞胞中而不孕。"素体肥胖,脾失健运,痰湿内生,阻滞冲任胞脉,而致月经稀少,甚或不孕;痰湿瘀阻胞宫,日久癥瘕积聚,瘀阻冲任,闭阻胞脉,发为闭经、不孕。临床上多囊卵巢综合征常分为肾虚、脾虚痰湿、气滞血瘀等型,治疗一般根据患者不同时期的主要矛盾展开:青春期以调理月经、恢复周期为主,育龄期则以助孕为要。治疗原则以补肾为本,余邪辨证治之。

本案患者为育龄期女性,月经错后且不孕,症见月经量少、腰酸,辨证为肾阴阳两虚证;症见肥胖、经行血块、纳差等辨为痰瘀阻络证。本案是肾虚为本,痰瘀为标,应以培元补肾、化痰通络为基本治疗原则。方以鹿角霜、淫羊藿、肉苁蓉、巴

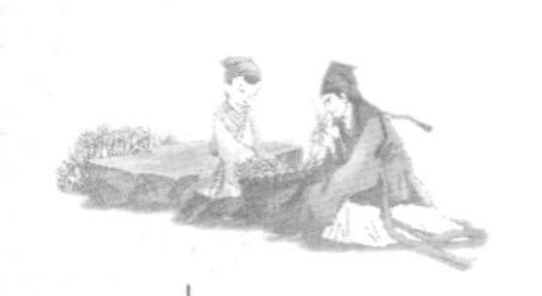

戟天温补肾阳，温以化痰助孕；枸杞子、山萸肉滋阴补肝肾；菟丝子补阳益阴，性甘味平，阴阳平补，各药配合共奏滋肾阴、补肾阳之功。另方中加入山药、白术健脾益气，脾之生化功能恢复，则痰浊可化；当归、川芎、丹参活血养血，血行则瘀自去；胆南星、半夏化痰软坚，各药配合治以活血化痰通络。全方标本兼治，使痰瘀得化，肾虚得补，孕胎有倚。二诊肾虚之象好转，正处经期，加入乳香、没药以活血化瘀，使痰瘀伴经血一同排出。三诊起以中药调周疗法治疗，据月经周期肾之阴阳变化调整用药，灵活治疗，终诸症缓解，胞胎亦养。

多囊卵巢综合征的治疗，当以恢复肾-天癸-冲任-胞宫轴的生理功能为首要任务，以补肾为基本准则，辅以活血化瘀、化痰通络等法，在经验方辨病治疗的基础上，结合辨证治疗和循月经周期治疗，取得较好疗效。同时应密切关注患者的生活及心理调摄，保持良好的心态及健康的生活方式，对疾病的治疗大有裨益。

张良英

月经过多、癥瘕(子宫肌瘤)[61]

张某,女,37岁,已婚,2010年10月19日初诊。

发现子宫肌瘤4年。患者4年前体检时超声检查示有子宫小肌瘤,因无特殊不适,当时未治疗。今年以来月经量增多,故于10月15日进行超声检查,结果提示:多发性子宫肌瘤及右侧卵巢囊肿。月经周期27~28天,经期7~8天,末次月经9月27日,量多、色黯、有血块,白带量多、色黄。生育史:1-0-2-1。2010年10月15日超声检查示:子宫肌瘤并子宫腺肌病,最大肌瘤为2.3 cm×2.3 cm×1.7 cm;子宫内膜增厚;右侧卵巢内囊性结构,性质待诊,大小为3.6 cm×3.1 cm。舌质暗红,舌边有瘀点,苔黄,脉滑数。西医诊断:子宫肌瘤。中医诊断:月经过多。辨证:湿热瘀阻。治以化瘀消癥,清热除湿。

处方:经验方消瘤Ⅰ号方加减。枳壳10 g,川芎10 g,桃仁12 g,赤芍12 g,三棱10 g,荔枝核12 g,白术12 g,茯苓15 g,薏苡仁20 g,黄柏10 g,败酱草12 g,甘草6 g。5剂。月经期健脾益气摄血,佐以清热化瘀,方用止崩Ⅰ号方加减:炙黄芪20 g,党参15 g,白术12 g,白芍15 g,阿胶10 g(烊化),益母草12 g,牡丹皮10 g,芡实12 g,炙升麻4 g,甘草6 g。4剂,水煎服,每日2次,1剂服2日,饭后1 h服。

二诊:11月19日。治疗后月经量减少,带下量减少、色白。舌质暗红,舌边有瘀点,苔白,脉滑数。末次月经11月22日。

处方:消瘤Ⅰ号方去薏苡仁、败酱草,黄柏减量为6 g;止崩Ⅰ号守方。煎服法同上。

三诊:12月20日。月经量渐减少,带下量已正常。末次月经12月19日。

处方:消瘤Ⅰ号方去黄柏、茯苓,加夏枯草12 g、当归10 g。共服10剂,煎服法同前。

四诊:2011年1月28日。月经量减少,经期6~7天,余无特殊不适。末次月经1月18日。当日超声检查示:子宫多发肌瘤,最大1.5 cm×1.3 cm;右侧卵巢内见囊性声像,囊块大小为2.2 cm×1.8 cm。

处方:消瘤Ⅰ号继续治疗。

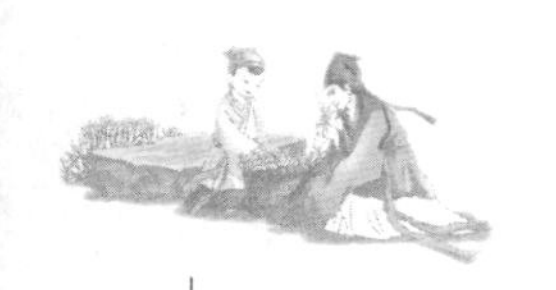

述评：

子宫肌瘤是女性最常见的一种生殖器官良性肿瘤，多见于育龄期妇女。中医学无此病名，根据其临床表现多归纳于“癥瘕”范畴。《素问·举痛论》有云：“百病生于气也。”气行则血行，气滞则血滞，若气机不畅日久，则瘀血内生，气血搏结，气聚为癥，血结为瘕，即为癥瘕。《三因极一病证方论》记载本病病因：“多因经脉失于将理，产褥不善调护，内伤七情，外感六淫，阴阳劳逸，饮食生冷，遂致营卫不输，新陈干忤，随经败浊，淋露凝滞，为癥为瘕。”经行产后妇人正虚内伤，易受外界风寒湿热侵袭，寒邪凝滞气血、湿热与血搏结均致气血阻滞，日久则形成有形之邪从而发为本病。妇人常多思多虑，易肝气郁结，气机失调，气郁则致血瘀；或素体虚弱，饮食不节，伤及脾气，脾虚水谷精微不布，水湿痰浊内生，积于胞宫，瘀血浊痰互结，发为癥瘕。因而本病病理因素复杂，或因气滞，或因瘀血，或因湿热，或因痰浊食滞，但发病的关键仍在于气血。故治疗以行气活血化瘀、散结消癥为主，根据兼症调整用药。

患者一诊时正气尚强，且以实邪为主，舌脉症象均为湿热瘀阻之征，故治疗以清热利湿、化瘀消癥为主，不忘理气之根本，选用自拟经验方消瘤Ⅰ号方加减。方中枳壳、川芎、三棱、荔枝核均为行气之品，川芎亦为血中气药，三棱既能破血行气又兼消积止痛，与赤芍、桃仁相伍通达气血，此外三棱、荔枝核还兼散结消癥之功；配伍白术、甘草以健脾益气、扶正祛邪，加入黄柏、败酱草等以清湿热。全方行气活血、散结消癥，并清利湿热以除兼症，又不忘顾护脾胃、扶助正气。因该患者经行量多，故月经期暂去原方之当归，以益气摄血调经为主，因势利导配伍祛瘀之品助旧血去、新血生。二诊湿热已去大半，故清热利湿之品减量。三诊湿热已清、瘀滞已除，络脉通畅但新血未生，加之攻邪日久恐正有所伤，经量渐少，故加入当归补血活血，佐入原方之夏枯草助软坚散结。复诊肌瘤、囊肿均有减小，继予上方以巩固疗效。

经间期出血（异常子宫出血）[62]

李某，女，26岁，已婚未产，2010年9月19日初诊。

月经干净7天后阴道少量流血1天。患者平时月经规律，周期28～31天，经期6～7天。1年前稽留流产行清宫术后避孕半年，近半年未避孕不孕，每月均于月经干净7～8天后出现少量阴道流血，量少、色红，2～3天可自行干净，无下腹部疼痛，自服多种调经中成药，效果不佳。末次月经2010年9月5日，7天净，经量与以往正常月经相同。昨日起有少量阴道流血，量少、色红、无腹痛，伴腰酸、手足心热、多梦、头晕，带下少。舌红，苔少，脉细数。今日超声检查提示：子宫、双附件未见异常。诊断：经间期出血（肾阴虚型）。治以滋肾养阴，清热止血。

处方：六味地黄汤加味。熟地黄15 g，山药15 g，茯苓15 g，山萸肉10 g，牡丹皮10 g，枸杞子15 g，续断15 g，制何首乌15 g，当归15 g，女贞子15 g，墨旱莲15 g，地骨皮15 g，芡实10 g，甘草6 g。2剂。上药头煎加冷水500 mL，泡20分钟，煮沸30分钟，取汁200 mL；二至四煎各加开水300 mL，煮沸30分钟，取汁150 mL。四煎合匀，分4次温服，每日服2次，2剂4天服完。嘱下月月经干净后即复诊。

二诊：月经干净1天。服上方1剂后阴道流血即止，头晕、腰酸、手足心热、多梦好转，仍带下少。舌淡红，苔薄白，脉细。

处方：上方去芡实，熟地黄加到20 g。4剂。现在开始服药，药后复诊。

三诊：8天后来诊。昨日已见拉丝状白带，无阴道流血，其余诸症均明显减轻。舌淡红，苔薄白，脉细。

处方：守二诊方开8剂，每月月经干净服4剂，连服2个月，边服药边试孕。若受孕一定要服药保胎。

3个月后复诊，患者已停经36天，外院尿妊娠试验结果呈阳性，超声检查提示宫内孕约5周。要求保胎。

述评：

两次月经之间即氤氲之时，出现周期性少量阴道出血者，称为经间期出血。《傅青主女科·调经篇》云“经本于肾”“经水出诸肾”，阐明了肾精肾气充足与血海按时满盈溢泻的密切关系。女子以血为本，经孕产乳本易耗伤阴血；若加之妇人禀赋不足，或房劳多产，或年老天癸渐竭，或久病耗伤肾阴肾精，更易致冲任血海不足。氤氲之时理应阴长至重、重阴转阳，然阴分不足，阴阳转化不利，阳气旺动，则会迫血旺行，出现经间期出血；或是体内素有湿热、瘀滞，阳气扰动，则血行脉外而见出血，正如《素问·调经论》记载：阴虚则内热。故本病总以肾阴虚为根本，热、瘀为兼因，治疗时应注重肾阴的调护，兼热者清热，兼瘀者化瘀，且主张于经后期施以调理，而非经间期，此乃顺应阴长之势。

该案患者有清宫史，冲任胞宫受损，肾精亏虚，相火妄动，热扰血行，故见一派阴虚内热之象，症见出血。一诊予六味地黄汤加减以滋肾养阴、清热凉血，方中熟地黄、山药、山萸肉滋肾固精以治本；肝肾同源，精血互生，故加入枸杞子、续断补肝肾养阴，何首乌、当归补血养血；女贞子、墨旱莲既能补肝肾养阴，亦能凉血止血

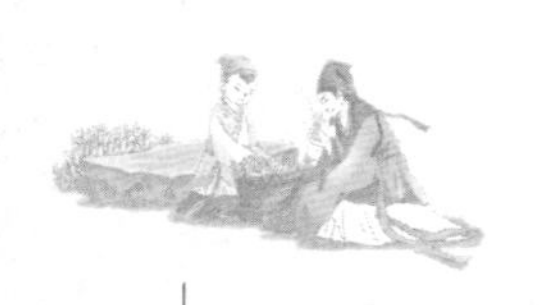

以治标，配伍丹皮、地骨皮清虚热。二诊又逢经后期，阴虚证象改善，但带下仍少，说明阴分仍有不足，故熟地黄加至 20 g，以增养阴益肾之力。三诊见拉丝样白带且未见出血，说明阴分渐盛，阴水不断滋长，阴阳转化协调，故继予该方于经后期调理。肾阴充盛，冲任胞宫得以荣养，阴阳活动得以顺利，则自能摄精成孕。

闭经（多囊卵巢综合征）[63]

邱某，女，27 岁，已产，2011 年 4 月 2 日初诊。

再婚后不孕 1 年余，现月经停闭 5 个月。患者顺产一孩，人工流产两次。3 年前月经量逐渐减少，但每月均能来潮，开始并未重视，自行服用一些活血中成药。4 个月后，月经紊乱，2 ~ 4 个月一行，有时甚至停闭半年之久。经用西药人工周期治疗后，月经恢复正常 3 个月，之后仍需要注射黄体酮方能行经。此次闭经后在西医院已间断性用过 2 个周期黄体酮。现已停药 2 周月经仍未潮，并伴见形体肥胖，月经异常后体重增加 10 kg；唇毛变黑，气短乏力，时感恶心、胸闷、畏寒，纳少便溏。舌淡，边有齿印，苔白，脉沉细。曾检查性激素水平，T、E_2 均高于正常。尿妊娠试验结果呈阴性。超声检查示：子宫无异常；双侧卵巢多囊样改变；子宫内膜 0. 8 cm。西医诊断：多囊卵巢综合征。中医诊断：闭经（痰湿阻滞证）。治疗先以理气活血通经为主。

处方：调经方加味。当归 15 g，川芎 10 g，赤芍 12 g，桃仁 15 g，丹参 15 g，川牛膝 15 g，苏木 15 g，桂枝 15 g，枳壳 10 g，陈皮 10 g，苍术 15 g，法半夏 15 g，浙贝母 15 g，甘草 6 g。3 剂。上药头煎加冷水 500 mL，泡 20 分钟，煮沸 30 分钟，取汁 200 mL；二至四煎各加开水 300 mL，煮沸 30 分钟，取汁 150 mL。四煎合匀，分 4 次温服，每日服 2 次，3 剂药 6 天服完。暂不用黄体酮（因已用过 2 次）。嘱药服完复诊。

二诊：3 剂药服完，月经仍未潮，但胸闷、恶心改善，纳食增加，大便成形。舌脉同前。

处方：守上方再服 3 剂。

三诊：药服 2 剂，月经来潮，量少色黯夹黏丝，5 天干净。余症同前。经净后以健脾燥湿、化痰调经为主。

处方：化脂调经方加味。苍术 15 g，香附 12 g，陈皮 10 g，法半夏 12 g，茯苓 15 g，枳壳 10 g，胆南星 10 g（开水先煎 30 分钟），当归 15 g，党参 15 g，神曲 15 g，淫羊藿 15 g，生姜 3 片（自备），甘草 6 g。4 剂。上药头煎用开水先煎胆南星 30

分钟，其余药加3片生姜用开水500 mL泡20分钟，加入煎好的胆南星液共煮沸30分钟，取汁200 mL；二至四煎各加开水300 mL，煮沸30分钟，取汁150 mL。四煎合匀，分4次温服，每日服2次，4剂药8天服完。嘱多运动，少食高热量及油腻之品，同时可增加蔬菜、水果的摄入量。

四诊：药后，患者此次月经推后44天来潮，经量中等，经色转红，5天净。现月经干净2天。体重减轻2 kg，余症均减。

处方：守三诊方再服4剂。

因患者再婚有生育要求，故一直坚持中药治疗。月经正常半年后怀孕。

述评：

多囊卵巢综合征是一种以雄激素过多、持续无排卵、卵巢多囊样改变为特征的妇科内分泌疾病，常伴有胰岛素抵抗和肥胖，为西医学病名；根据其临床表现可归属于中医“闭经”“月经后期”“不孕”等范畴。本病治疗应首辨虚实，虚者在肾或在脾，实者在痰湿、瘀血或郁火等。妇人禀赋不足，或后天多劳产伤，或摄生不慎耗伤肾精，肾阴癸水不足则卵子生长发育受阻，肾阳亏虚亦影响卵子排出受孕。若肾虚日久，或嗜食肥甘厚味，或多思多虑，累及后天之本脾土，脾虚运化无力，水湿内聚酿而为痰，痰脂壅塞胞宫胞络，冲任不通，气血运行不畅则致月经后期，精卵结合受阻则发为不孕。痰滞日久亦可致瘀，痰瘀互结则病程绵绵、迁延难愈。正如《万氏妇人科》所云：“惟彼肥硕者，膏脂充满，元室之户不开；挟痰者，痰涎壅滞，血海之波不流。故有过期而经始行，或数月经一行，及为浊，为带，为经闭，为无子之病。”故治疗以调整月经周期为主，虚实同治。

该患者为形体肥胖之人，一诊时三焦痰浊阻滞，经闭日久，故急予当归、川芎、桃仁、赤芍活血通经，配伍桂枝、枳壳、陈皮以理气温阳，既助血行，又助痰消；法半夏、浙贝母燥湿化痰，因脾为生痰之源，故加入苍术、甘草健脾益气以助祛痰，配伍川牛膝引血下行。全方调经祛痰并重，旨在排空胞宫内瘀血痰浊。二诊时痰浊稍化，但月经仍未来潮，故继予活血通经、理气祛痰。三诊时经水已行，可见痰浊排出之势，故经后期治疗去活血通经之品，加入党参、茯苓增健脾益气之力以助化痰，正如朱丹溪于《丹溪心法》所云：“治痰先治气，气顺痰自消。”并予胆南星增燥湿祛痰之伍，加入淫羊藿健脾补肾助阳：一者促进阴中阳动，为进入经间期做准备；二者脾肾双补，助阳化痰。阴阳转化顺利，月经周期恢复，则自能受孕。

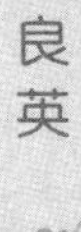

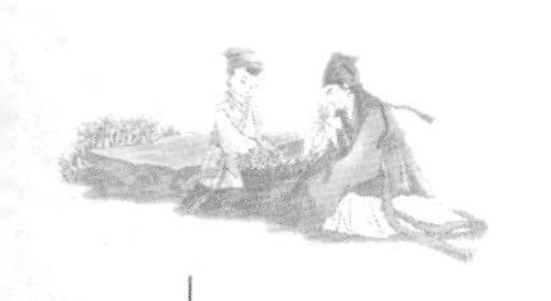

胎漏(前置胎盘)[64]

陈某,女,29岁,已婚,2017年2月10日初诊。

患者孕28周,曾1个月内阴道间断性少量流血4次。现隔日出现阴道少量咖啡色样分泌物,无腹痛,偶腰酸,余无特殊不适。患者平素月经尚可,月经周期30~37天,3~5天净,月经量少,有1次人工流产后清宫史。形体适中,感头昏、乏力、腰酸,纳差,大便稀。舌淡红,苔薄白,脉细弱。2017年1月26日外院超声检查示:胎盘前置,下缘覆盖宫颈口;宫颈管长度3 cm,宫颈内口关闭。西医诊断:前置胎盘。中医诊断:胎漏。证型:脾肾两虚证。治法:补肾健脾益气,固冲止血安胎。

处方:经验方保胎Ⅰ号方加味。炙黄芪30 g,党参15 g,熟地黄20 g,菟丝子15 g,续断15 g,女贞子15 g,墨旱莲15 g,炙升麻10 g,杜仲15 g,桑寄生15 g,怀山药15 g,酒黄精10 g,甘草5 g,艾叶炭10 g,炒蒲黄10 g(另包),肉苁蓉15 g。4剂,水煎服,每剂服2天,每日2次。

二诊:2月16日。患者自诉服药后隔日小便时可见少量点滴状咖啡色阴道分泌物,量较前减少,无血块,无腹痛腰酸;纳稍好,大便成形。

处方:嘱患者守方,共10剂。

三诊:3月9日。患者再次就诊,自诉服药后隔日小便时可见少量点滴状咖啡色阴道分泌物,纳眠可,二便调。

处方:予自拟经验方补中汤加味。炙黄芪30 g,炙柴胡10 g,白术15 g,炙升麻10 g,当归15 g,炙甘草5 g,酒黄精10 g,陈皮10 g,党参15 g,怀山药15 g,艾叶炭10 g,炒蒲黄10 g(另包),肉苁蓉15 g,阿胶10 g(烊化)。10剂,水煎服,每剂服2天,每日2次。

四诊:3月26日。患者自诉服药后症状较前明显好转,未见阴道流血。

处方:嘱患者守方,连服1周,共4剂。

后患者于2017年4月7日剖宫产一子,母子平安。

述评:

胎漏是指妊娠期间阴道少量流血,时作时止,或淋漓不断,而无腰酸腹痛、小腹坠胀者。前置胎盘伴见阴道流血亦可归于本病范畴。《医宗金鉴·妇科心法要诀》记载:“孕妇气血充足,形体壮实,则胎气安固。若冲任二经虚损,则胎不成实。”其指出冲任气血充足与胎元稳固有密切关系，若孕妇素体虚弱，或久病耗伤气血，气血亏虚，则胎失濡养、胎元不固。究其根本，脾肾两脏功能失调与本病的发生直接相关。正如《素问·奇病论》有云：“胞脉者，系于肾。”肾为先天之本，藏精主生殖；若先天禀赋不足或房劳多产，屡孕屡堕耗伤肾阴肾精，肾精亏虚则无以养胎，肾气亏虚则胎失所系，发为胎漏或胎动不安。《傅青主女科·妊娠》记载：“夫脾胃之气虚，则胞胎无力，必有崩坠之虞。”脾为后天之本，气血生化之源，主升提而统血；妇人素体脾虚，或饮食不节、多思、劳倦伤及脾胃，脾胃虚弱则气血生化乏源，血虚则胎失所养，气虚则统摄无权，故亦可导致胎漏出血。

本案患者为典型脾肾两虚之证，故予自拟方保胎Ⅰ号方加减。方中采用炙黄芪、党参、升麻、山药以健脾益气升阳，固下陷之胎元；菟丝子、续断、杜仲、桑寄生为补肾安胎之要药，加入熟地黄、女贞子、墨旱莲、黄精补肾养阴，以滋胎元。一诊时仍间断有少量阴道出血，故予艾叶炭、蒲黄相伍以止血安胎，佐入肉苁蓉温补肾阳，以助化阴益气。二诊肾虚之证稍有改善，出血减少，故继予健脾补肾、益气止血安胎治疗。三诊时阴道出血仍未净，故改予自拟方补中汤加味，以升中举陷、止血养血为要，采用炙黄芪、炙柴胡、炙升麻三药以增升提之力，助胎元复位；黄精、肉苁蓉补肾阴肾阳、益精养血。因该患者出血日久，恐气血伤甚，故加入阿胶、当归、党参、山药以补益气血，佐入陈皮行气健脾，使补而不滞，助脾胃运化、生化气血。全方升阳止血、固肾安胎，先后天共补，脾胃健运，肾气充足，冲任气血旺盛，则胎元稳固、出血即止。

崩漏（异常子宫出血）[65]

余某，女，49岁，2012年12月31日初诊。

阴道持续流血11天未止。患者12月3日开始阴道流血，持续8天后自行干净；12月20日至今复出现阴道流血，至今未止，量多、色红、无血块。就诊时症见：神疲乏力，懒言，腰膝酸软，面色少华；舌淡，苔白，脉细缓。12月12日超声检查示：子宫、双侧附件未见异常。平素月经周期15～30天，经期6～7天，量时多时少，无血块，轻微痛经，腰酸，无乳胀。既往有糜烂性胃炎病史。结合病史，治疗理当补肾固冲，益气养血止崩。

处方：止崩方加茯苓15 g、法半夏15 g、砂仁10 g（后下）。3剂，水煎服。

二诊：2013年1月7日。患者自诉服上方后，于1月5日出血止。现觉神疲，面色少华，睡眠稍差。舌淡，苔白，脉缓。目前患者血已止，本着复旧之原则，当缓

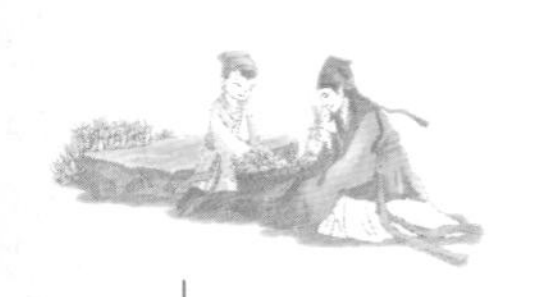

者治其本，以补气血，健脾胃。

处方：补中益气汤加减。炙黄芪 30 g，炙柴胡 12 g，白术 20 g，炙升麻 10 g，炙甘草 6 g，当归 15 g，陈皮 10 g，党参 15 g，夜交藤 15 g，柏子仁 15 g，女贞子 15 g，怀山药 15 g，太子参 15 g。4 剂，水煎服。

三诊：1 月 21 日。患者自诉服上方后，精神可，睡眠佳；1 月 15 日月经来潮，量较平时月经量多，现时感头晕、腰酸。舌淡，苔白，脉沉细。

处方：予止崩方。3 剂，水煎服。

四诊：1 月 28 日。患者自诉服药后，于 1 月 25 日血止，时感腰酸，要求继续调理。舌淡，苔薄白，脉细。围绝经期患者脾虚、肾气不足，当温补脾肾以治本。

处方：予六味地黄汤加减。熟地黄 20 g，党参 15 g，茯苓 15 g，酸枣皮 12 g，牡丹皮 15 g，续断 15 g，女贞子 15 g，制何首乌 15 g，当归 15 g，枸杞子 15 g，菟丝子 15 g，怀山药 15 g，炙黄芪 30 g。4 剂，水煎服。

五诊：2 月 18 日。患者自诉 2 月 10 日月经来潮，2 月 17 日干净，量稍多，要求继续调理。舌淡，苔薄白，脉缓。

处方：继予六味地黄汤加减。熟地黄 20 g，党参 15 g，茯苓 15 g，酸枣皮 12 g，牡丹皮 15 g，续断 15 g，女贞子 15 g，制何首乌 15 g，当归 15 g，枸杞子 15 g，菟丝子 15 g，怀山药 15 g，炙黄芪 30 g，柴胡 15 g。4 剂，水煎服。

后随访，患者崩漏未复发。

述评：

崩漏是指经血非时暴下不止或淋漓不净，前者谓之崩中，后者谓之漏下。齐仲甫于《女科百问》云："血气之行，外行经络，内荣脏腑，皆冲任二脉之所主也。倘若劳伤过度，致腑脏俱伤，冲任经虚，不能约制其血，故忽然暴下，谓之崩下。"《诸病源候论》记载："漏下者，由劳伤血气，冲任之脉虚损故也。"两文均指出脏腑俱伤可致冲任二脉虚损，冲任不固则难以制约经血，而发为崩漏。故治疗本病应重视脏腑的调理，并根据不同年龄段有所侧重，以肝、脾、肾三脏为主。正如《素问病机气宜保命集·妇人胎产论》曰："妇人童幼天癸未行之间，皆属少阴；天癸既行，皆从厥阴论之；天癸已绝，乃属太阴经也。"青春期女子肾气未充、天癸未至，月经未潮或初潮不久，肾-天癸-冲任-胞宫轴功能尚不稳定，故治疗以补益肾精肾气为主；育龄期女性易忧思忧虑、伤于情志，致肝气郁结、疏泄不畅，郁久致瘀，瘀血内阻则血行脉外发为出血，故治疗重在疏肝调肝；老年期女性年老体虚，脾气亏虚，脾不统血，加之房劳多产、天癸将竭，肾精亦亏，冲任不固，则经血不止，故治疗重点在于健脾补肾。

本案患者为中老年女性，天癸渐衰，加之有脾胃病史，脾肾两虚，失于统摄，故见出血日久。初诊时为急性出血期，故急予固冲止崩治疗，采用自拟止崩方加减。方中重用健脾益气之品以升阳举陷、补气固血，如炙黄芪、党参、白术、炙升麻等，并加入续断、菟丝子补肾固冲任，续断亦有止崩之效；配伍白芍、熟地黄、阿胶以补养阴血；佐入海螵蛸、赤石脂收涩止血以治标；益母草化瘀止血使全方塞中有化。二诊时血已止，故遵循“治崩三法”，选用补中益气汤健脾益气养血以复旧；结合患者舌脉症象，佐入宁心养血安神之品以助眠。三诊时已值行经第 7 天，未有经净之势，反见出血增多、头晕乏力，恐崩漏复作，故急予止崩方止血以治标。四、五诊时血已止，予六味地黄汤加减缓治其本，健脾气滋肾水，脾肾双补，益气升提，冲任得固，则胞宫藏泄有度，崩漏乃愈。

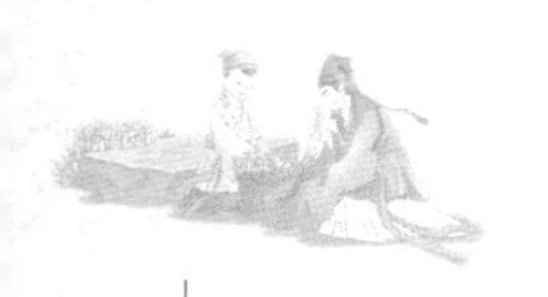

陈慧侬

崩漏（异常子宫出血）[66]

王某，女，36岁，已婚，2015年7月14日初诊。

月经紊乱5年，诊刮术后阴道流血25天。患者自诉于2010年行双卵巢畸胎瘤切除术，术后出现月经失调，周期15～20天，经期10～30天，量多。分别于2015年1月31日及6月19日行诊刮术。现为诊刮术后第25天，阴道仍反复流血。于6月29日开始服用炔诺酮，至今阴道流血未净，量少、色淡黯，无腹痛；觉下腹坠胀，头晕眼花，疲倦乏力，面色倦白。舌淡红，边有齿印，苔白，脉沉。术后病理提示：子宫内膜单纯性增生。孕4产1。6月18日超声检查提示：右卵巢囊肿22 mm×35 mm×14 mm。西医诊断：异常子宫出血。中医诊断：崩漏。辨证：肾虚血瘀。治法：补肾健脾，固冲止崩。

处方：大补元煎合举元煎加减。党参20 g，白术10 g，茯苓15 g，北芪20 g，升麻6 g，当归10 g，陈皮6 g，甘草6 g，女贞子12 g，墨旱莲12 g，炮姜3 g，菟丝子15 g，蒲黄炭10 g（包煎），山萸肉10 g。3剂，每日1剂，水煎服。

二诊：7月16日。今已停用炔诺酮，阴道仍有少量流血，色淡质稀；无腹痛，觉下腹坠胀，头晕眼花，疲倦乏力。舌淡红，边有齿印，苔白，脉沉。考虑月经将行，予以养血活血、健脾益气调经。

处方：苍术10 g，香附10 g，当归10 g，川芎10 g，益母草10 g，赤芍15 g，柴胡9 g，白术10 g，茯苓15 g。7剂，每日1剂，水煎服。

三诊：7月23日。月经第5天，周期29天，于7月18日、19日经行量多；下腹坠胀，有血块，腰酸，疲倦乏力，头晕眼花，现仍有少量阴道流血。舌淡红，边有齿印，脉沉细。考虑经后期，予以补肾健脾，养血调经。

处方：太子参15 g，麦冬10 g，五味子5 g，黄芪20 g，当归10 g，女贞子12 g，墨旱莲12 g，甘草6 g，山茱萸12 g，生地黄12 g，山药15 g，桑叶10 g，蒲黄炭10 g（包煎）。3剂，每日1剂，水煎服。

四诊：7月25日。月经周期第7天，阴道流血5天干净。现无阴道流血，腹部胀痛，腰酸稍有好转，便溏，日行2～3次。舌淡，边有齿印，苔腻，脉沉。考虑脾肾两虚，予以补肾健脾，固冲调经，予左归丸合补中益气汤加减。

处方：北芪 20 g，党参 15 g，白术 10 g，升麻 6 g，甘草 6 g，山萸肉 10 g，熟地黄 12 g，陈皮 6 g，砂仁 5 g（后下），怀山药 15 g，当归 10 g，菟丝子 15 g，枸杞子 12 g，白芍 20 g。7 剂，每日 1 剂，水煎服。

在此基础上守方辨证治疗 3 个月，同时结合月经周期，经后补肾养阴，经前补肾壮阳。患者恢复月经周期，周期 26～27 天，经期 5～7 天，经量明显减少，经行量中，疲倦乏力、头晕眼花明显缓解。

述评：

崩漏是指月经周期、经期、经量发生严重失常，常表现为经血非时暴下不止或淋漓不尽。《素问·阴阳别论》指出："阴虚阳搏，谓之崩。"女子以血为本，经、孕、产、乳易耗伤阴血，阴血亏虚，虚热内生，热迫血行故发为崩漏，量多势急为崩；日久虚易致瘀，瘀血内阻，新血不生，离经之血壅塞脉道、绵绵不尽为漏。本病的病理基础在于肾虚血瘀，在灵活运用"塞流、澄源、复旧"三法的基础上，以补肾填精、养血化瘀为主要治法贯穿全程。

一诊时因患者处于急性出血期，故此时应以固冲止崩为主，选用健脾补肾之品以补气摄血，如党参、黄芪、升麻等，正如张介宾在《景岳全书》中所云："有形之血不能速生，无形之气所当急固。"急用固气之法以收涩止血。此外，急性出血期虽以止血为要，但不可妄投收敛固涩之品，可予蒲黄炭止血活血，有塞有化，酌加温散行气之品，如炮姜、陈皮，以防血脉壅滞；治标的同时，当注意养血益肾、培本固元，故加入女贞子、墨旱莲、山萸肉、菟丝子等品。血止后，应循月经周期阴阳消长规律进行调经治疗。二诊适逢经将行，故可顺经血下行排浊之势，因势利导，配伍多种养血活血调经之品，如川芎、益母草、香附、赤芍等，使旧血去，则新血得生。三、四诊正值经后期，可以补肾养阴为主。若进入经前期应补肾助阳，顺应气血活动规律，重建月经周期，则崩漏自能痊愈。

痛经、不孕症（子宫内膜异位症、不孕）[67-68]

陈某，女，37 岁，2012 年 10 月 13 日初诊。

患者自然流产后未避孕未孕 2 年。2011 年 4 月因胚胎停育行清宫术，术后开始出现痛经，经行少腹、腰骶部坠痛，伴有肛门坠胀。近 3 个月痛经明显加重，经行量多、有血块，非经期小腹坠胀不适，神疲乏力，面色淡白少华，大便溏薄。舌质淡黯有瘀斑，舌胖、边有齿痕，脉沉细涩。月经周期 28～30 天，经期 10～12 天，末

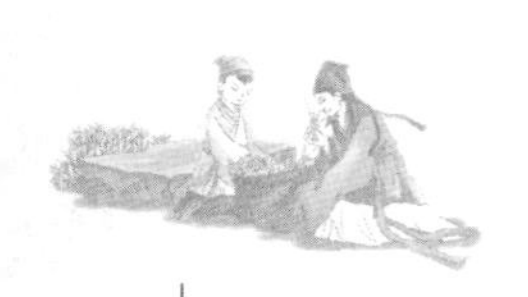

次月经为2012年9月22日。孕2产0。妇科检查:子宫后位,增大如孕7周大小,质地稍硬;左侧附件触及直径约5 cm有压痛囊实性包块。血D-二聚体0.91 mg/L。超声检查示:子宫内膜异位症;子宫增大,7 cm×6 cm×5 cm;左侧卵巢"巧克力囊肿",直径约5 cm。西医诊断:子宫内膜异位症;不孕。中医诊断:痛经;不孕症;癥瘕。辨证属肾虚血瘀。治以补肾活血,散结消癥。

处方:黄芪20 g,血竭5 g,九香虫10 g,蒲黄炭10 g(包煎),五灵脂10 g(包煎),橘核10 g,桂枝5 g,木香6 g,续断10 g,水蛭3 g,菟丝子10 g,淫羊藿10 g,白芍10 g,甘草10 g。每日1剂,水煎服,10剂。

服上药后,症状明显缓解,月经周期28天,经期7天,痛经明显缓解,经量及血块减少。精神渐好,大便调,口干;脉细弦。肾虚血瘀的症状明显缓解,经净后出现阴虚内热的症状。在上方的基础上去淫羊藿、木香、水蛭,加太子参、石斛、山萸肉、熟首乌等补肾滋养精血;排卵后加巴戟天、菟丝子、桑寄生、杜仲等温补肾阳;经期加益母草、鸡血藤、川芎等药物活血化瘀,因势利导,祛邪外出。

经治疗4个月后,诸症消失。复查血D-二聚体,结果正常。超声检查示:子宫内膜异位症;子宫大小6 cm×5 cm×4 cm;左侧卵巢"巧克力囊肿"约4 cm×3 cm。2013年3月5日患者停经34天,尿妊娠试验结果呈阳性,予以中药安胎治疗。于2013年11月16日顺产一男孩。

述评:

子宫内膜异位症是指子宫内膜组织(腺体和间质)出现在子宫体以外的部位。中医无此病名,但根据临床表现,其可归属于"痛经""癥瘕""不孕症"等范畴。明代张介宾于《景岳全书·妇人规》云"瘀血留滞作癥,惟妇人有之",阐明本病的发生与女性特有的生理特点密切相关。妇人经期、产后血室正开,易受外邪侵袭,或七情内伤,致气虚血滞,瘀阻胞宫胞络,不通则痛,故经行腹痛;损及冲任,胞宫藏泄失常,故经血非时而下或淋漓不净;瘀阻日久,胞脉不通,两精不能相合则发为不孕。如《傅青主女科·种子》记载:"癥瘕碍胞胎而外障,则胞胎必缩于癥瘕之内,往往精施而不能受。"

本病以瘀血内聚为主要病理基础,但不可忽视肝、肾两脏的影响。肾为先天之本、元气之根,若肾气亏虚、命门火衰,血液凝滞不行则加重瘀血停蓄。女子以肝为先天,肝气不疏则气郁血滞,进一步加重病情。故治疗时除了着重活血化瘀外,还应顾护肾阳,疏肝理气。用药时根据病情轻重、病程长短、气分血分的不同,可选用活血化瘀或破血逐瘀之品,病甚者可加用虫类药搜剔脉络。

该患者病程日久,病灶稍大,经行腹痛明显,舌脉呈瘀滞之象,故加入水蛭、九香虫等虫类药以增破血消癥之力。此外,若肾阳充足,则气行血亦行,故佐益气温阳行气之品可助瘀去络通,如桂枝、木香、淫羊藿等。但破血化瘀及温阳行气之品不宜久用,以免耗散阴液,故临证应仔细把握用药期限。若合并不孕者,更易情志抑郁、忧思多虑,应注意疏肝养血,养心安神,故上方加入白芍以养血柔肝,治疗过程中应依据病人症情变化及时调整用药,方能阴阳平和。

妇人腹痛(盆腔炎性疾病后遗症)[69]

患者,女,32岁,2007年2月7日初诊。

下腹反复疼痛6年。患者自2001年2月行人工流产术后开始出现下腹疼痛,月经干净后第7~8天痛甚,以刺痛为主,伴腰骶胀痛。曾于外院治疗未愈。平时神疲乏力,大便烂,小便黄,纳呆,夜寐差。月经36~45天一行,3天净,量偏少、色黯,质稠夹血块。带下量多、色黄,有异味,无阴痒。舌体胖大,舌边有齿印,舌质黯,苔黄厚腻,脉弦滑。既往史:无其他重大病史。妇科检查:外阴红,阴道畅;宫颈可,分泌物多,色黄,质稠,有异味;子宫前位,常大,活动差,压痛;双附件增厚,压痛。超声检查提示:子宫前位,常大,直肠窝见一液性暗区,3.2 cm×2.2 cm。西医诊断:盆腔炎性疾病后遗症。中医诊断:妇人腹痛(湿热瘀结证)。治法:清热燥湿,活血化瘀。

处方:二妙散合理冲汤加减。苍术10 g,黄柏10 g,三棱10 g,莪术10 g,薏苡仁20 g,白术10 g,茯苓10 g,血竭5 g,水蛭3 g,两面针10 g,延胡索10 g,白花蛇舌草12 g,藿香3 g,陈皮5 g。7剂,每日1剂,水煎服。

二诊:2月14日。下腹及腰骶仍痛,但二便已调,带下量减少、色淡黄、异味轻。末次月经1月8日,今仍未行经。舌质淡黯,苔微黄腻,脉弦滑。因患者湿热已减轻,故上方去二妙以防过燥伤阴,又因月经推后未行,故加四物汤以补血调经。

处方:三棱10 g,莪术10 g,白术10 g,茯苓10 g,血竭5 g,水蛭3 g,延胡索10 g,白花蛇舌草12 g,藿香3 g,两面针10 g,川芎10 g,当归身10 g,白芍12 g。12剂,服法同上,经来照服。

三诊:3月2日。下腹刺痛转为隐痛,腰骶酸不胀。末次月经2月16日,周期38天,量中、色红、质稠,夹少许血块,眠欠佳。舌质淡黯,苔薄黄,脉滑微数。继续以理冲汤活血化瘀为法,但因瘀已减轻,故去水蛭等破血之峻药,加续断、合欢皮等补肾之品。

处方:血竭5 g,橘核10 g,当归身10 g,川芎10 g,三棱10 g,莪术10 g,桃仁

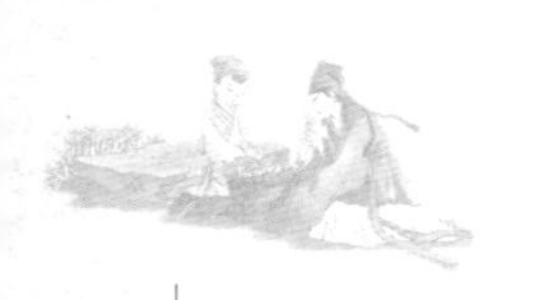

5 g,丹参 10 g,合欢皮 10 g,续断 10 g,川楝子 10 g,牡丹皮 10 g,墨旱莲 10 g,甘草 5 g。12 剂,服法同上。

四诊:3 月 14 日。月经第 26 天,下腹仍隐痛,但已无腰酸,乳房微胀。舌质淡红,苔薄黄,脉弦滑。因湿瘀之邪已大减,故治法转向补虚扶正、理气止痛。

处方:当归身 10 g,白芍 20 g,黄芪 20 g,生党参 12 g,丹参 12 g,牡丹皮 12 g,橘核 10 g,川楝子 10 g,延胡索 10 g,鸡血藤 10 g,白术 10 g。7 剂,服法同上,经来照服。

五诊:3 月 28 日。下腹疼痛及腰骶酸胀症状消失。末次月经 3 月 18 日,月经 30 天一行,色、质、量正常。带下正常,二便调,纳眠可,精神状态佳。舌质淡红,苔薄白,脉平。妇科检查:外阴正常,阴道通畅;宫颈可,分泌物正常;子宫前位,常大,活动可,无压痛;双附件无增厚,无压痛。超声检查:子宫前位,常大,直肠窝未见异常包块。经妇科检查、超声检查及患者自我感觉证实其病已痊愈,继续以补虚扶正为法,予四君子汤合四物汤去熟地黄,加何首乌、五味子、合欢皮等气血双补、补肾安神,从而提高患者机体抵抗力,防止疾病复发,并嘱其禁忌,不适随诊。

处方:白术 10 g,茯苓 10 g,生党参 12 g,甘草 6 g,当归身 10 g,川芎 10 g,白芍 12 g,何首乌 20 g,五味子 5 g,合欢皮 10 g。7 剂,服法同上。

述评:

盆腔炎性疾病后遗症指女性上生殖道的一组感染性疾病,主要包括子宫内膜炎、输卵管炎、输卵管卵巢囊肿、盆腔腹膜炎。中医历代古籍无此病名,但据临床表现,其可归于"妇人腹痛""癥瘕"等范畴。南宋陈言于《三因极一病证方论》云:"多因经脉失于将理,产褥不善调护,内伤七情,外感六淫,阴阳劳逸,饮食生冷,遂致营卫不输,新陈干忤,随经败浊,淋露凝滞,为癥为瘕。"妇人经行产后肾阴肾精耗伤,正气亏虚,此时血室正开,胞宫络脉最易受外邪侵袭,若湿热内侵,蕴结胞宫,与血搏结,湿热瘀阻,不通则痛,则发为本病,且主要表现为下腹疼痛。加之湿为阴邪,易耗气伤阳,气血凝滞不行,日久则形成癥瘕包块。本病虚实夹杂,缠绵难愈,故多呈慢性发作。

本病总属本虚标实,治疗应标本同治、虚实兼顾。患者一诊以实证为主,正气尚存,故取二妙散合理冲汤加减。理冲汤为张锡纯所创,记载于《医学衷中参西录》。该方扶正与祛邪共用,因目前患者邪实为主,故去原方中黄芪、党参等大补之品,予关键药对三棱、莪术化瘀消癥。张锡纯云:"若论耗散气血,香附尤甚于三棱、莪术;若论消磨癥瘕,十倍香附亦不及三棱、莪术也。"此外配伍血竭、水蛭破血逐瘀加大活血力度,白术、茯苓健脾顾护正气,配合二妙散共奏清热利湿、化瘀止痛之功。二诊湿热稍减,月经逾期未潮,恐耗气伤阴,故去二妙散,加入四物汤继服。三、四诊湿热瘀血皆有改善，故去破血峻药，配合补益肾气、养血理气之品以扶正，加入原方党参、黄芪等。五诊邪去大半，症状消失，继以补气养血、顾护正气为主治疗，以防疾病复发，正如《素问·刺法论》所云："正气存内，邪不可干。"

月经后期（卵巢早衰）[70]

李某，女，37 岁，已婚，2014 年 10 月 13 日初诊。

婚后 7 年前曾有 1 次胎停育史。患者身体素虚，月经初潮年龄为 14 岁，近 2 年来经事常延后，月经周期为 90 ~ 180 天，经期 1 ~ 2 天，量少、色黯淡、质稀。末次月经为 2014 年 4 月，现停经已有 5 月余。患者有生育要求，故前来寻求中医治疗。症见：腰膝酸软，头晕耳鸣，足跟痛，夜尿较多；舌质红，苔少，脉沉弱。性激素检测：FSH 95.55 mIU/mL，LH 40.05 mIU/mL。妇科超声检查：子宫附件未见明显异常，子宫内膜为 0.6 cm。西医诊断：卵巢早衰。中医诊断：月经后期。辨证：肾气亏损。治疗：补肾益精，养血调经。

处方：鹿角胶 10 g（烊化），黄芪 20 g，川芎 10 g，紫河车 10 g，山萸肉 10 g，续断 10 g，甘草 10 g，龟甲 10 g（先煎），黄精 10 g，怀山药 10 g，牛膝 10 g，艾叶 10 g，当归 10 g，石斛 10 g，紫石英 10 g（先煎）。共服 15 剂，每日 1 剂，水煎服。

二诊：11 月 2 日。患者自诉已有月经来潮，末次月经 10 月 28 日，量少、色暗红，3 天干净，有少量血块；自觉口干，纳寐可，二便调。舌质红，苔少，脉沉细。

处方：鹿角胶 10 g（烊化），黄芪 10 g，当归 10 g，白芍 10 g，甘草 5 g，白术 10 g，牛膝 10 g，山萸肉 10 g，党参 10 g，菟丝子 10 g。共服 7 剂，每日 1 剂，水煎服。

三诊：11 月 9 日。患者自诉口干症状较前改善，纳可，寐欠佳，多梦易醒，大便干结，小便正常。舌黯淡，苔白，脉沉细。

处方：黄芪 10 g，太子参 10 g，麦冬 10 g，首乌 10 g，甘草 5 g，白术 10 g，续断 10 g，香附 10 g，牛膝 10 g，地骨皮 10 g，柏子仁 10 g。共 15 剂，每日 1 剂，水煎服。嘱其少焦虑，少食辛辣或热性食物，适当运动，如此循环用药 3 个月。

用药 3 个月后，患者于 2015 年 2 月 17 日复诊。患者自诉无特殊不适，末次月经为 2 月 1 日，月经基本能如期而至，周期为 31 ~ 33 天，经期为 3 ~ 5 天，月经量中，时有少量血块；纳寐可，二便调。舌质淡，苔白，脉沉细。性激素检测：FSH 22.05 mIU/mL，LH 13.05 mIU/mL。超声检查：子宫大小正常，内膜0.7 cm；右侧卵巢有优势卵泡，大小为 1.8 cm × 1.5 cm。

处方：巴戟天 10 g，白术 10 g，茯苓 10 g，淫羊藿 10 g，鹿角胶 5 g（烊化），紫河

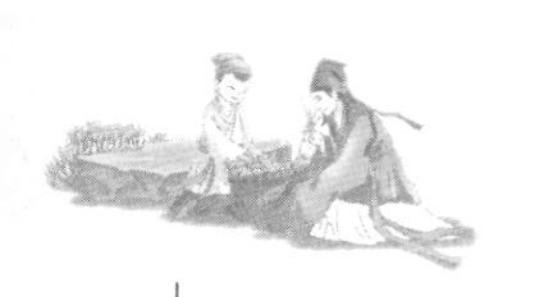

车 10 g,丹参 10 g,牛膝 10 g,甘草 10 g,当归 10 g,川芎 10 g,柴胡 10 g。共服 15 剂,每日 1 剂,水煎服。嘱其隔日继续监测卵泡,近日同房可有望受孕。

述评:

月经后期是指周期延长,月经延后 7 天以上,甚至 3 ~ 5 个月一行。虞抟于《医学正传》云"月水全赖肾水施化,肾水既乏则精水日以干涸",阐明了肾水与月经来潮有直接关系。《素问·上古天真论》云:"女子七岁,肾气盛,齿更发长;二七而天癸至,任脉通,太冲脉盛,月事以时下,故有子……七七,任脉虚,太冲脉衰少,天癸竭,地道不通,故形坏而无子也。"此段说明肾精、天癸与卵泡的生长发育、胞宫种子受孕密切相关。若女子先天禀赋不足,或后天七情内伤、房劳多产、宫腔手术等,均易耗伤肾阴肾精,致冲任气血亏虚,血海无法按时满盈,则月经逾期未潮。日久血海干涸,气血不行,则生瘀滞,故本病案在治疗月经后期时以补肾、养阴血为基础,少佐活血化瘀之品以助气血生发。

一诊时因患者已停经 5 月余,一派肾气亏虚、天癸衰竭之象,故予鹿角胶、紫河车、龟甲等血肉有情之品补益肾气、填精养血,予黄芪、黄精、当归等以助补气养阴生血,配伍川芎、艾叶以助血行,使补而不滞。二、三诊月经已潮,气血稍复,继予补肾养血为法治疗,配伍地骨皮、柏子仁以改善患者虚热口干、心神不宁之症。后续循月经周期阴阳消长规律调经治疗,于经前期加淫羊藿、巴戟天等补肾助阳之品,使气血运行助精卵相遇结合,并稳定宫内环境,故有望得子。

不孕症(免疫性不孕)[71]

患者,女,31 岁,2003 年 1 月 11 日初诊。

2000 年结婚,近两年有生育要求,夫妇同居未避孕未孕。患者 12 岁初潮,月经推后 30 天 ~ 10 个月一行,量中、色黯、有血块,7 天净。末次月经 2002 年 11 月 13 日,至今月经未行。平时带下量多,色黄质稠,有臭味,小便黄,口干。孕 0 产 0。超声检查提示子宫、附件未见明显实质性病变。基础体温测定及超声检查提示有排卵,经后输卵管通水术示输卵管通畅。配偶精液检查正常。性激素六项检查未见异常;AsAb(抗精子抗体)阳性,EmAb(抗子宫内膜抗体)阳性。既往史:2001 年曾患霉菌性阴道炎,经治疗后已痊愈。舌暗红有瘀点,苔腻黄,脉弦滑。妇科检查:腹软,外阴红,阴道红;宫颈可,分泌物量多,色淡黄如脓;子宫后位,正常大小,活动可;附件未及包块。查分泌物:清洁度Ⅱ度,霉菌阴性,滴虫阴性,白细胞阳性,上皮细胞阳性。西医诊断:免疫性不孕。中医诊断:不孕症。

处方:黄柏 12 g,苍术 10 g,薏苡仁 20 g,三七 5 g,穿心莲 10 g,山药 12 g,茯苓 12 g。每日 1 剂,连服 15 日。

二诊:1 月 27 日。经未行,带下症状好转,小便黄,口不干。查血 AsAb 阳性,EmAb 阴性。舌红有瘀点,苔薄微腻,脉滑微数。

处方:苍术 10 g,黄柏 12 g,夏枯草 10 g,两面针 12 g,山药 12 g,茯苓 12 g,薏苡仁 30 g,甘草 15 g。每日 1 剂,连服 10 日。

三诊:2 月 16 日。2 月 6 日行经,量中、色红、无血块,6 天净,腹不痛,小便正常。查血 AsAb 阴性,EmAb 阴性。舌淡红,苔少,脉常。

处方:黄柏 12 g,苍术 10 g,两面针 12 g,白术 10 g,山药 12 g,茯苓 12 g,当归身 10 g,川芎 5 g。每日 1 剂,连服 5 日。

四诊:3 月 14 日。停经 36 天,晨起头晕恶心。舌微红,苔少,脉滑,尺脉明显。尿妊娠试验结果呈阳性。

处方:北芪 10 g,生党参 12 g,沙参 12 g,麦冬 12 g,白术 10 g,续断 10 g,桑寄生 12 g。每日 1 剂,连服 2 日。

五诊:3 月 28 日。停经 50 天,恶心欲呕,不思饮食。舌微红,苔薄,脉滑,尺脉明显。超声检查示:宫内早孕,见胎心搏动点。

述评:

女性无避孕性生活至少 12 个月而未孕称为不孕,据其临床表现可归属于中医"不孕症""月经失调"等范畴。《医宗金鉴·妇人不孕之故》载有"不子之故伤冲任,不调带下经漏崩",阐明妇人不孕多与冲任损伤相关。妇人经期产后,或平素摄生不慎,或金刃损伤等,易致湿热之邪内侵下焦,留滞于带下则发为带下病,见带下量多色黄、外阴瘙痒;热灼冲任血海则胞宫不宁,气血旺行或煎灼成瘀,见出血或瘀滞;加之女子多思多虑易伤情志,加重气滞血瘀,则难以摄精种子成孕。正如《医宗金鉴·妇人不孕之故》中解注:"或因宿血积于胞中,新血不能成孕,或因胞寒胞热,不能摄精成孕。"

本病案中免疫性不孕的病机以湿热瘀阻冲任为主,故以清热利湿、活血化瘀。药用黄柏、穿心莲以清热泻火、利湿解毒,加入苍术、薏苡仁、茯苓以增利水渗湿之功,茯苓与山药兼能健运脾气、助运化水湿。临证应辨清患者主证次证,根据湿、热、瘀之轻重程度侧重用药。因该患者病程不长,且有带下病史,故总以湿、热为主,瘀阻证象不显,故去清抗汤中丹参、赤芍、桃仁,仅留三七一味以助活血散瘀、通调冲任。二诊便黄、舌红、苔微腻,仍有湿热较重之象,故加夏枯草、两面针以增清热利湿之力,配伍甘草和中缓急,调和诸药,防苦寒败胃。三诊时湿热已去大

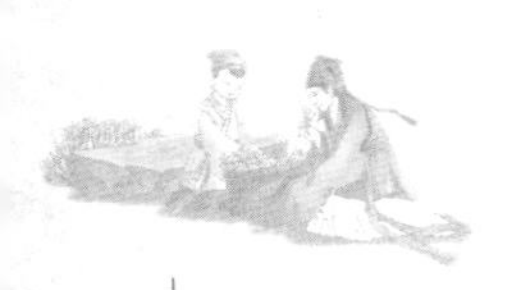

半，抗体转阴，舌脉改善，恰逢经后期与经间期转化之时，故清热力量稍减，加入当归身、川芎以助气血活动，使冲任脉络调畅，以助摄精成孕。四诊时确认妊娠，因孕期阴血下聚养胎，故可见舌红、少苔等阴虚之象，予大量补气养阴、固肾安胎之品以固本助孕。

欧阳惠卿

经行头痛、癥瘕（子宫腺肌病）[72]

林某，38岁，2009年1月29日初诊。

经行腹痛及经行头痛20年余。患者近8年经行腹痛逐渐加剧，经量逐渐增多，夹血块，每次行经需要服西药止血及止痛。2004年超声检查发现子宫腺肌病。两日前开始头痛，今日月经适来，小腹疼痛。平素经准，顺产二胎，食纳及二便正常。舌质暗红有瘀斑，舌苔薄黄，脉弦滑。证属气滞血瘀而致痛经、月经过多、经行头痛、癥瘕。拟行行气活血、化瘀调经治法。

处方：乌药15 g，延胡索15 g，香附10 g，炒没药10 g，蒲黄10 g（包煎），白芍15 g，山楂10 g，川楝子10 g，天麻15 g，败酱草20 g，羌活10 g，三七粉3 g（冲）。3剂，水煎服，渣再煎，每日分2次饭后服。

二诊：2月2日。患者月经未净，量已少，深咖啡色。服上药后头痛、腹痛减轻，血块明显减少，未再服止血、止痛药。舌脉同前。

处方：蒲黄10 g（包煎），川楝子10 g，炒没药10 g，三七粉3 g（冲），乌药15 g，山楂10 g，牡丹皮15 g，败酱草20 g，茜草15 g，天麻15 g，益母草15 g，白芍15 g。5剂，服法同上。服药近2个月。

三诊：4月6日。患者现经量基本正常，经行头痛及腹痛仅偶作，程度轻微。末次月经3月27日，5日净，量中等，无腹痛。舌暗红、有瘀斑，苔黄，脉弦。

处方：蒲黄10 g（包煎），五灵脂10 g（包煎），乌药15 g，延胡索10 g，山楂15 g，茯苓15 g，茜草15 g，败酱草20 g，夏枯草20 g，莪术10 g，牡丹皮15 g，土鳖虫15 g。

四诊：12月23日。患者间断服上方加减，月经正常。12月2日超声复查：子宫腺肌瘤两个，3.1 cm×2.7 cm及1.3 cm×1.3 cm（其大小与2008年年底检查结果相同）。舌暗红，瘀斑色淡，脉弦细。

处方：蒲黄15 g（包煎），五灵脂15 g（包煎），乌药15 g，牡丹皮15 g，莪术15 g，土鳖虫15 g，三棱15 g，败酱草20 g，茯苓15 g，黄芪15 g，益母草15 g，生薏苡仁20 g。7剂，水煎服，每次经净后服2周，连续再服3个月经周期。

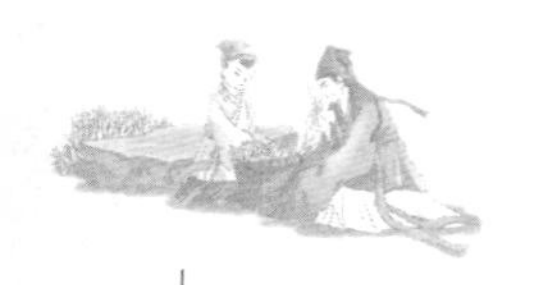

述评:

经行头痛是每次行经期间或经前出现、经后消失的头痛症状,好发于青春期至育龄期的女性。中医学认为,经行头痛多因气血亏虚、痰瘀阻滞、肝火上扰所致。其病机为不荣则痛、不通则痛。

子宫腺肌病则属于中医学“癥瘕”范畴,以进行性加重的经期腹痛为主要特点。中医学认为,瘀血阻滞冲任胞宫是其病机关键。

《傅青主女科》云:“经欲行而肝不应,则抑拂其气而痛生。”经行头痛患者大都具有肝气不疏兼有瘀血内阻的特点。本案患者每于经前头痛发作,经时腹痛加剧、夹血块,均为瘀证之依据;舌瘀斑明显、脉弦为气滞血瘀使然。故遣方以行气活血化瘀为大法,经络通,诸痛则缓。

此案可予“分阶段疗法”。“急则治其标”,病情初期疼痛剧烈,主要以活血行气止痛为主,方中以乌药、延胡索、香附、川楝子行气止痛,蒲黄、没药、三七、山楂化瘀止痛,白芍缓急止痛,羌活、天麻专治头风头痛;“缓则治其本”,待病情缓解后,加以三棱、莪术、牡丹皮、益母草、夏枯草等品化瘀消癥散结,同时不忘顾护正气,少佐黄芪、薏苡仁、茯苓等品,以达扶正祛邪之效。

痛经、不孕症(子宫内膜异位症、继发性不孕)[73]

胡某,27岁,2005年9月10日初诊。

结婚1年夫妇同居未孕,经行腹痛5年余。患者曾药物流产2次,自2004年10月起未避孕,月经规律,5天干净,量中,但近5年来经行腹痛。于2005年5月在外院行子宫输卵管造影,结果示双侧输卵管通而不畅。2005年7月22日在外院行腹腔镜下左侧卵巢“巧克力囊肿”剔除术并盆腔子宫内膜异位病灶电灼术。9月9日行经,量中、夹有血块,下腹疼痛,腰酸;经前乳房胀痛,烦躁,大便烂。舌红,苔薄黄,脉弦细。基础体温为双相。西医诊断:子宫内膜异位症;继发性不孕。中医诊断:痛经;不孕症。证属肾虚血瘀,治以活血化瘀。

处方:桃仁10 g,益母草、马齿苋各30 g,炒枳壳、黄芪各20 g,甘草5 g。7剂,每日1剂,水煎服。

二诊:9月17日。月经5天净。妇科检查:外阴、阴道分泌物不多;宫颈光滑、细小;子宫后位,正常大小,欠活动,左后方不规则包块,约2 cm×3 cm×2 cm,质硬(似手术疤痕),粘连不活动;宫旁组织增厚,触痛不明显。治以补肾活血。

处方：桃仁 10 g，泽兰、枳壳、熟地黄、菟丝子、山药、续断、赤芍各 20 g，丹参 30 g，土鳖虫、淫羊藿各 15 g，甘草 5 g。7 剂。

三诊：9 月 24 日。9 月 13 日服用克罗米芬；9 月 19 日起服补佳乐，每次 1 粒，每日 2 次。超声监测有优势卵泡，今日已排出。舌暗红，苔黄，脉细。治以补肾固冲。

处方：续断、黄芩、巴戟天、制何首乌各 15 g，桑寄生、菟丝子、茯苓各 20 g，杜仲 10 g，砂仁 5 g（后下）。14 剂。

四诊：10 月 11 日。10 月 8 日行经，量中等，夹血块，伴腹痛腰酸；经前乳头触痛，口干，牙痛。舌黯，苔薄白，脉细。监测基础体温为双相。

处方：当归、淫羊藿、柴胡、续断各 15 g，赤芍 10 g，枳壳、太子参、熟地黄、菟丝子、山药各 20 g，莲须 10 g，甘草 5 g。14 剂。

五诊：10 月 29 日。月经 5 天干净，纳尚可，口干，多梦。舌尖红，苔薄黄，脉细弦。监测基础体温为双相。

处方：桑寄生、女贞子、菟丝子、制何首乌各 20 g，续断、巴戟天、黄芩、柴胡、白芍各 15 g，莲须 10 g，甘草 5 g。7 剂。

六诊：11 月 8 日。月经逾期未至，尿妊娠试验结果呈阳性。以补肾益气安胎善后。

述评：

子宫内膜异位症是指具有生长功能的子宫内膜组织出现在子宫体以外部位的病症，根据临床表现，其可归属于中医学“痛经”“月经不调”“崩漏”“不孕”“癥瘕”等疾病范畴。

《诸病源候论》曰：“血瘕之聚，令人腰痛不可以俯仰，横骨下有积气，牢如石，小腹里急苦痛，背膂疼，深达腰腹下挛……此病令人无子。疗之，瘕当下，即愈。”子宫内膜异位症病症复杂，病程长，病因较多，主要在于瘀血阻滞冲任，血不循常道，离经之血蓄积于盆腔，瘀血阻滞，经脉不通，不通则痛；瘀血壅于内结成包块，发为癥瘕；瘀血恶血壅阻于冲任、胞脉胞络，阻碍两精相搏则不孕。

结合本例医案，该病患证属肾虚血瘀，兼有气滞、肝郁等证。子宫内膜异位症导致的不孕多历时较久，在治疗上应遵循“养正积自除”的原则，不可复伤元气，当以岁月求之。因此治疗上以温补肾阳贯穿整个月经周期，温通胞宫，有助于冲任瘀滞之气血、痰涎、水湿的运化和消散，再辅以疏肝、理气、化瘀等品，则冲任之气滞血瘀渐图缓消，胞宫冲任之生机可徐徐恢复。肾之精气渐充，任通冲盛，胞宫温暖，则生育之机指日可待。

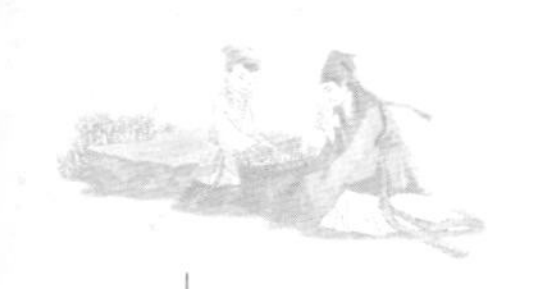

不孕症（原发性不孕）[74]

蓝某，女，30岁，2004年1月22日初诊。

结婚3年未避孕而未孕。患者既往月经稀发，2～4个月一行。2001年3月结婚，未曾怀孕，配偶精液检查结果正常。末次月经1月17日，持续5天，量中。妇科检查：外阴、阴道正常，分泌物略多；宫颈光滑；宫体前位，常大；双附件正常。性激素水平检测：LH 7.74 IU/L，FSH 5.21 IU/L。基础体温测定为双相型，但排卵后体温上升缓慢，高相持续10天。舌质淡黯，苔薄白腻，脉滑。诊断为原发性不孕（黄体功能不足），予以补肾化痰为法。

处方：皂角刺10 g，浙贝母15 g，陈皮5 g，法半夏10 g，茯苓20 g，枳壳15 g，紫河车15 g，熟地黄20 g，菟丝子20 g，益母草30 g，甘草6 g。

二诊：1月31日。患者于1月27日开始监测排卵，见右侧最大卵泡为0.9 cm×0.8 cm，左侧0.7 cm×0.3 cm；1月31日见左侧最大卵泡为1.3 cm×1.3 cm。舌尖红，苔薄白，脉细弱。予以温阳补肾为法，促进卵泡成熟。方以二仙汤加味。

处方：淫羊藿15 g，熟地黄20 g，菟丝子20 g，山药20 g，仙茅15 g，知母15 g，甘草6 g，泽兰15 g，枳壳15 g，紫河车15 g，当归15 g。7剂，水煎服。

三诊：2月3日。超声监测得优势卵泡，1.7 cm×1.5 cm。实验室检查宫颈分泌物，见羊齿植物叶状结晶，宫颈黏液拉丝长8 cm。诉有耳鸣。舌淡红，边有瘀斑，苔薄白，脉细弱。嘱患者继服上药。

四诊：2月7日。基础体温呈双相改变，诉近日有乳房胀、耳鸣等症状。舌尖红，苔薄白。予以补肾温阳为治则，方以寿胎丸加减。

处方：莲须15 g，黄芩10 g，桑寄生15 g，续断15 g，菟丝子20 g，制何首乌20 g，柴胡10 g，茯苓15 g，当归10 g，杜仲15 g，党参10 g，巴戟天10 g。

五诊：2月21日。月经未潮，基础体温仍然呈高相，诉乳胀、腰酸、口干微苦。舌尖红，苔薄黄，脉滑。治疗原则同前。

处方：守上方去当归、巴戟天、党参等温燥之品，加用黄精20 g、益智仁15 g、白芍15 g等养阴固肾。

六诊：2月28日。月经仍未来潮，尿妊娠试纸自测呈阳性，基础体温呈持续高相24天。患者自诉左侧小腹疼痛。尿妊娠试验结果示阳性，建议超声检查。中药以固肾安胎为则，佐以清热和胃安胎，方以寿胎丸加减。

处方：桑寄生 15 g，续断 15 g，菟丝子 20 g，莲须 15 g，黄芩 10 g，茯苓 15 g，制何首乌 20 g，砂仁 6 g（后下），紫苏梗 10 g。

七诊：3 月 13 日。超声检查示：宫内妊娠 7 周，活胎。继以上方服用。

述评：

不孕症是指与配偶有正常性生活且未避孕 1 年而不孕，既往无妊娠史则称为原发不孕。黄体功能不足是指在卵巢排卵后黄体发育不良或者过早萎缩，导致黄体期孕激素分泌不够，进而无法维持分泌期内膜的功能，使分泌期子宫内膜发育迟缓，受精卵从着床到发育的过程无法顺利进行，从而产生月经不调、不孕、复发性流产等症状。

中医学中并没有黄体功能不全性不孕的病名，根据临床表现，其可归属于“月经先期”“不孕”“全不产”“断绪”等范畴。本病病因多种多样，痰湿、气滞、寒凝、血瘀等都可能影响经血胞宫，导致不孕。

《素问·六节藏象论》提出：“肾者，主蛰，封藏之本，精之处也。”肾藏精，肾中精气是女性拥有生殖功能的物质基础，为生殖繁衍之本。肾精不足，导致精亏血少，冲任精血不充，胞宫失去滋养，故致不孕。本病案患者既往月经稀发，此乃先天禀赋不足或房事不节而致肾阳虚衰，冲任失于温煦，故不能摄精成孕。而舌质淡黯，苔薄白，脉滑，均为肾阳虚衰兼有痰湿之征象。因此治疗上以补肾温阳为大法，佐以行气化痰，在排卵后着重予以温阳补肾，运用桑寄生、续断、菟丝子、制何首乌、杜仲、巴戟天等品温暖胞宫，促使正常摄精成孕。同时，该患者肾阳虚衰，若不干预易使胎元不固，最终可能发生胎动不安、小产等，故而后续及时运用寿胎丸加减补肾益气、固冲安胎。

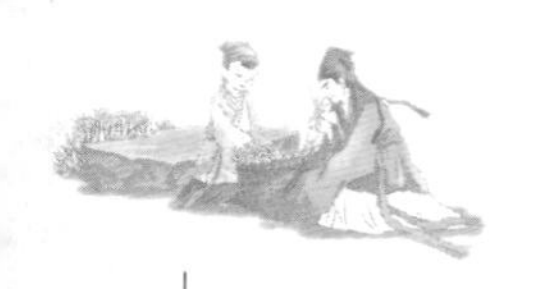

罗元恺

不孕症、月经后期(不孕)[75-77]

胡某,女,31岁,1976年11月20日初诊。

患者结婚6年同居不孕,配偶精液检查正常。患者14岁月经初潮,月经向来延后10天左右,经色淡红、量中等,有少许血块。末次月经11月18日。今年9月月经来6小时内取子宫内膜活检,病理报告为"分泌期子宫内膜腺体分泌欠佳"。输卵管通水术结果为"基本通畅"。近3年来腰酸痛楚(经照片未发现腰椎病变),常头晕、疲乏,最近脱发较甚,怕冷;纳差,睡眠欠佳,二便尚调。面青白虚浮,唇淡,舌淡黯略胖,苔白,脉沉细。妇科检查:外阴、阴道正常,宫颈光滑;宫体前倾,较正常略小,活动可,无压痛;双侧附件正常。中医诊断:不孕症;月经后期(脾肾阳虚)。

处方:菟丝子25 g,淫羊藿12 g,补骨脂15 g,续断15 g,党参15 g,白术15 g,当归12 g,制何首乌30 g。每日1剂。

二诊:本次月经逾期13天。仍觉腰痛,纳呆。守前法。

处方:菟丝子25 g,淫羊藿10 g,桑寄生30 g,金狗脊15 g,党参20 g,白术15 g,云苓25 g,陈皮6 g,当归12 g。

三诊:近2个月来常服上方加减后,腰痛减轻,眠纳好转。舌淡黯,苔白微黄略腻,脉细稍弦。

处方:菟丝子20 g,淫羊藿10 g,仙茅10 g,金樱子18 g,党参15 g,白术15 g,云苓25 g,神曲10 g。

四诊:服药后月经于本月20日按时来潮,量中等,腰痛减,但觉头晕、疲乏、健忘。守前法,稍佐以祛风。

处方:菟丝子25 g,补骨脂15 g,淫羊藿12 g,党参25 g,白术20 g,炙甘草6 g,当归12 g,川芎6 g,白芷10 g。每日1剂。

五诊:前症渐见好转,但稍劳累则腰酸痛乏力,怕冷,胃纳一般,月经较前准。仍以温肾健脾养血为治。

处方:淫羊藿10 g,仙茅10 g,菟丝子25 g,续断12 g,黄精15 g,何首乌15 g,鸡血藤30 g,党参20 g,白术20 g,炙甘草6 g,陈皮5 g。

六诊：服上方10余剂后，头晕已除，腰痛不甚，胃纳转佳，月经依期。末次月经11月6日，4天干净。舌淡胖，苔白微黄，脉弦滑略缓。仍以温肾健脾治之。

处方：菟丝子25 g，覆盆子12 g，补骨脂15 g，淫羊藿10 g，党参20 g，白术15 g，当归12 g，艾叶10 g。

此后，按此方加减，每月经净后服8剂，身体康复，月事以时下。1978年3月怀孕，后顺利生产。

述评：

女子未避孕，性生活正常，与配偶同居1年而未孕者称为不孕，从未妊娠者为原发性不孕，在《备急千金要方》中称为“全不产”。不孕病名首载于《周易》，其曰“妇三岁不孕”，妇人3年不能怀孕。此不孕与现在不孕症的含义存在差别。不孕症多由肾阴虚、肾阳虚、肝郁、血瘀、痰湿阻滞等原因造成。本病案患者怕冷，疲乏，且舌淡黯，为阳虚之象。肾阳不足，肾失温煦，脾阳不足，血海乏源，冲任不充，则月经后期难行，女子难以摄精成孕而成不孕。综合分析，该患者为脾肾阳虚型，治疗上以温肾健脾为基本原则，再加以补血养血等药。

首诊选用菟丝子、淫羊藿温补肾阳，辅以补骨脂增强温补肾阳之力；加入续断在补肝肾的基础上强筋骨，以缓解腰酸痛楚；佐以党参、白术健脾助运，当归补血活血调经；根据患者有脱发症状，助以制何首乌补肝肾、益精血、乌须发。全方共奏温补肾阳、健脾助运之功，佐以补血活血。二诊考虑患者月经后期，且腰痛未解、纳呆，在前方温补肾阳的基础上，加以桑寄生、金狗脊加强补肝肾、强腰膝之力，陈皮、茯苓健脾助运以充后天之源而养天癸。三诊患者常服上方2个月，症状好转，继以前方加减温补天癸。四诊正值经后期，卵泡开始发育，患者腰痛减，但头晕、疲乏、健忘，在守前法温肾填精健脾的基础上加入川芎、白芷，取芎芷石膏汤之义祛风止痛。五诊患者前症好转，月经较前规律，但仍有劳累后腰痛乏力等症，继守前法，加入仙茅、黄精增强补益肝肾之功，鸡血藤养血活血舒筋。六诊患者诸症悉减，月经按期行，继用温肾健脾。此后每于经后服8剂，于排卵期前温肾壮阳，补血养血，充养先天生殖之精，顾护生化之源，促使卵泡发育与排出。

本案患者证型与脾肾关系密切，兼有月经后期及不孕症两种疾病。岭南妇科治疗不孕症的学术思想主要总结为三点：种子先调经，助孕必治带；善用南药、广药；注重养生调摄。其中首重调经，调经种子之法重在补肾、疏肝、健脾。“经水出诸肾”，肾藏精而主生殖，为阴阳气血之根源，肾气的强弱，直接与月经的通行藏泄及孕育有着密切的关系。本案很好地体现了这一学术思想，以补肾温阳的菟丝子、淫羊藿贯穿始末，在经后期加入养血滋阴之品以补肾填精，助卵泡生长，排卵期加大补气温阳之品用量以助排卵。张介宾在《景岳全书・妇人规》中云：“调经

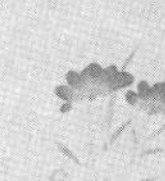

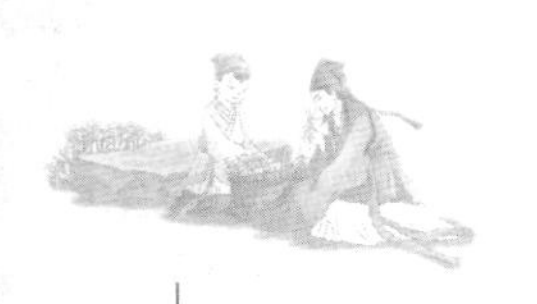

之要，贵在补脾胃以资血之源，养肾气以安血之室，知斯二者，则尽善矣。”本病案在治肾的同时重视治脾，脾胃不仅能生化气血，且能统血，经、孕、产、乳以血为用。脾胃健，则气血旺，后天之本得固。

滑胎（复发性流产）[75，78]

陈某，女，36岁，1976年3月17日初诊。

患者结婚7年余，尚未有子。婚后前3年连续堕胎4次，每次孕后虽经中西医安胎，终未奏效。每次怀孕，两三月后必应期而堕，末次堕胎迄今已四载，曾在各地医院诊治，虽各方面检查未发现异常，但治疗后仍未复孕。向来月经量较多，色淡红，有小血块，末次月经2月25日。现觉神疲体倦，腰酸痛，下腹坠胀，夜寐不安、多梦，胃纳欠佳。面色青白，上唇有黯斑，舌淡红，苔微黄略腻，脉细滑。西医诊断：复发性流产。中医诊断：滑胎（肾气亏损）。

处方：菟丝子30 g，桑寄生25 g，熟地黄25 g，淫羊藿10 g，金狗脊10 g，党参20 g，白术15 g，炙甘草9 g。每日1剂，水煎服。

二诊：5月22日。按上方加减，间断服药已2月余，前症改善。现月经刚净，神疲，腰微酸，白带多，质稠。经后仍以补肾扶脾为主，使精血充足。

处方：菟丝子25 g，桑寄生25 g，淫羊藿10 g，党参15 g，白术15 g，枸杞子15 g，巴戟天15 g，山萸肉12 g，云苓20 g。每日1剂。

三诊：6月19日。经量较前减半，但经后仍觉腰酸、下腹坠胀，尿频，失眠纳差。舌淡黯，苔薄白，脉细弦缓。治以滋肾宁神。

处方：菟丝子25 g，生地黄25 g，枸杞子15 g，金樱子25 g，夜交藤30 g，何首乌25 g，巴戟天15 g，龙眼肉15 g，山萸肉12 g。每日1剂。

四诊：8月18日。近2个月来经净后服上方10余剂，精神好转，已无腰酸腹坠感，经量已减。现经行第4天，舌暗红，苔薄黄，脉缓略弦。治宜补肾健脾摄血。

处方：熟地黄20 g，桑寄生25 g，何首乌30 g，岗稔根30 g，墨旱莲15 g，女贞子15 g，党参20 g，白术12 g，鹿角霜12 g（先煎）。每日1剂。

五诊：9月29日。停经45天，胃纳一般，食后呕吐，下腹胀，神疲，腰酸，矢气频，大便干结，3天一行。尿妊娠试验呈阳性。舌黯，苔薄白，脉细弦滑。喜知有孕，嘱禁止房事，注意休息。用补肾健脾益气安胎之法，拟寿胎丸加减，以防再次滑胎。

处方：菟丝子25 g，桑寄生20 g，续断15 g，桑葚15 g，党参15 g，云苓25 g，陈皮5 g。3剂，每日1剂。

六诊:10 月 20 日。妊娠 2 个多月,腰酸,下腹坠痛,纳差,欲呕,身有微热,口苦,眠差多梦。舌黯,尖稍红,苔微黄,脉细滑尺弱。审其脉症,肾虚夹有胎热,宜在前法基础上佐以清热安胎。

处方:菟丝子 25 g,桑寄生 15 g,续断 15 g,党参 15 g,北沙参 15 g,黄芩 10 g,白术 12 g。3 剂,每日 1 剂。

以后以寿胎丸合四君子汤加减化裁。胎元终得巩固,妊娠顺利,于 1977 年 5 月中旬足月顺产一男婴,母婴均健康。至 1978 年 12 月又再妊娠,因孩子未足两周岁,自愿作人工流产。

述评:

复发性流产是指与同一性伴侣,妊娠28 周内 3 次或 3 次以上的妊娠丢失,其发病原因属于中医"数堕胎""滑胎"范畴。《经效产宝》谓其"应期而堕",指出了反复流产多在每次怀孕的同一时间发生。《叶氏女科证治》云"有屡孕屡堕者,由于气血不充,名曰滑胎",揭示了滑胎的特点及病因。本病多由肾气不固、肾失闭藏,或气血损伤不能滋养胎元,或母体素虚、妊娠以后劳累过度,或跌扑闪挫损伤冲任引起。总而言之,滑胎的病因病机无外乎脾肾、气血、冲任二脉亏损,尤以肾气亏损为主要原因。本案患者已做相关检查未见异常,排除了西医引起复发性流产的相关疾病因素,根据患者月经量多、色淡红夹血块,兼有神疲、腰酸倦怠、面色青白,可辨证为肾气亏损,兼有心脾两虚。治疗上以补肾固气为原则,兼以扶脾养血。

首诊以补益肝肾、健脾益气、养血填精为主。二诊患者间断服药 2 月余,前症改善,继以补肾扶脾。三诊患者月经量较前减半,但仍觉腰酸、尿频,夜寐欠安,以生地黄易淫羊藿增强滋阴之效,金樱子、枸杞子合用取缩泉丸之义,补肾固精缩尿,何首乌、龙眼肉养血安神。四诊患者诸症悉减,正值月经第 4 天,胞宫内瘀血即将排净,即将进入经后卵泡期,冲任血海开始生新,故此诊选用熟地黄、何首乌、墨旱莲、女贞子、桑寄生等一类补益肝肾药物。其中墨旱莲又可以滋肾止血,辅以鹿角霜温阳止血,岗稔根出自罗元恺教授治疗崩漏的经验方二稔汤,可化瘀止血、益肾养血,全方共奏滋阴补肾、养血填精之功。五诊患者月经延期,尿妊娠检测结果呈阳性,此诊治疗遂以寿胎丸补肾健脾安胎。六诊患者已孕 2 月余,见腰酸、下腹坠痛、纳差欲呕等胎动不安之症,罗元恺教授审其脉症,在前法上佐以黄芩清热安胎。至此之后,均以寿胎丸和四君子汤加减,足月顺产一男婴。

张锡纯在《医学衷中参西录》中言:"男女生育,皆赖肾气作强……肾旺自能萌胎也。"胚胎受孕主要依靠父母肾精充足而结合,受孕之后赖母体肾气充足以顾护,支撑其生长发育。本案患者流产 4 次,属滑胎之肾气亏损典型证型,治疗应着重补肾以固本,然肾气之滋长又赖脾胃水谷之精气以滋养,故治疗上辅以健脾益

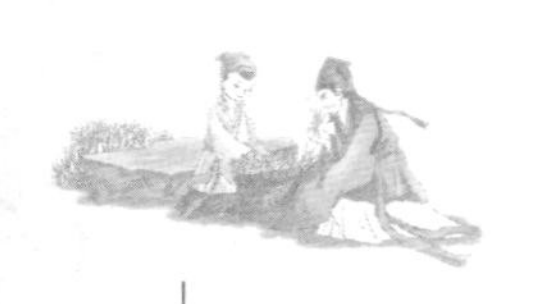

气，气能生血，气足则血亦盛。罗元恺教授在运用中医药防治滑胎时有自己的特色，常运用寿胎丸和四君子汤加减以补肾健脾安胎。其在20世纪60年代还创制了补肾固冲丸，组方主要有：菟丝子250 g，续断90 g，白术90 g，鹿角霜90 g，巴戟天90 g，枸杞子90 g，熟地黄150 g，砂仁150 g，党参120 g，阿胶120 g，杜仲120 g，当归头60 g，大枣50个；功效为补肾固冲，补气健脾，养血安胎。

闭经（原发性闭经）[79]

杜某，女，22岁，1986年10月12日初诊。

患者向无月经来潮，形体消瘦、矮小，如未发育的女孩，乳房平坦，乳晕紫黯，情志抑郁，烦躁，口干，纳差，手心热，无带下，大便秘结；面色晦暗无华，唇红如涂脂，舌红少苔，脉弦细数。中医诊断：闭经（肝肾阴虚）。

处方：生地黄20 g，玄参15 g，麦冬12 g，墨旱莲15 g，女贞子15 g，山萸肉12 g，太子参15 g，怀山药15 g，知母12 g，黄柏10 g。每日1剂，水煎2次，分服。饮食以清润为宜，注意补充营养，忌辛燥刺激之品。

二诊：服药半个月后燥热症状渐消，五心烦热已解，大便调；舌边红，苔薄白，脉弦细。上方去知母、黄柏，加菟丝子20 g、淫羊藿6 g、肉苁蓉20 g，以稍助肾阳。再服10日。

三诊：诸症好转，有少许带下；舌红润，苔薄白，脉弦细，为阴精渐充之征。宜滋养肝肾，佐以活血通经。

处方：生地黄20 g，麦冬12 g，女贞子15 g，菟丝子20 g，怀山药20 g，丹参15 g，桃仁12 g，茺蔚子15 g，鸡血藤30 g，山楂12 g，麦芽30 g。服7剂。

四诊：服药后月经未潮，但胃纳渐进，舌脉同前。拟继续按滋阴、助阳、活血三法治疗。

调治3个月后，月经来潮，量少，色鲜红，乳房稍丰满，乳晕转淡红，体重增加，性情也较开朗。其后继续调治半年余，月经来潮数次，但周期较长。嘱用六味地黄丸、乌鸡白凤丸等继续滋肾调经。2年后随访，身高、体重有增长，形体稍丰满，月经周期40～50日，惟经量偏少。

述评：

原发性闭经是指女性年逾16岁，虽有第二性征发育但无月经来潮，或年逾14岁尚无第二性征发育及月经。古称“经闭”“不月”“月事不来”等。该病首见于

《黄帝内经》。《素问·阴阳别论》曰："二阳之病发心脾，有不得隐曲，女子不月。"闭经病因复杂，有虚有实：虚者多因精血匮乏，冲任不充，血海空虚；实者多为邪气阻隔，冲任瘀滞，脉道不通，经不得下。本案患者年逾16岁，尚无月经来潮且无第二性征发育，形体较差，综合其症状、舌脉，四诊合参，辨证为肝肾阴虚型。其既有肾精不足，肝肾阴虚，天癸不至之闭经，又有阴虚内热之象，热灼营阴，阴血干涸致月事不来，治疗应培补肝肾以养先天之精，佐以清热活血以通经。

月经的周期变化与人体阴阳二气的转化有密切关系，阴极则阳生，阳极则阴生，阴消阳长，阳消阴长。由满而溢，藏泄有期。经期阴血下泄，阳气偏旺，故经后宜滋阴养血；排卵前滋阴中佐以温阳，助卵泡的发育与排出；排卵期阴极阳生，阴阳转化；排卵后着重阴阳双补；月经前则疏肝理气，活血调经，月事以时下。调经之法，重在顺应周期性的阴阳消长，调补肾之阴阳，协调气血之盛衰，助其转化。本案患者尚未建立周期，故首诊以滋阴为主，选用增液汤合二至丸滋养肝肾，增其津血，生地黄、玄参、麦冬滋阴清热，墨旱莲、女贞子滋补肝肾之阴，太子参、山萸肉、怀山药益气养阴、滋润肝脾，知母、黄柏清相火、退虚热。二诊患者燥热症状渐消，提示阴津渐趋恢复，则去知母、黄柏，加菟丝子、肉苁蓉以平补肾阴阳，少佐淫羊藿以稍助肾阳，取其"阳中求阴"之意，此阶段相当于月经周期中的排卵后。三诊患者自诉诸症好转，有少许带下，阴血恢复，肾精渐充，在填补阴精的基础上，加丹参、桃仁、茺蔚子等活血化瘀之品以通经下行。四诊患者经血未通，乃天癸未至精血仍未盛满，宜继续滋养肝肾，按滋阴、助阳、活血三法治疗，使天癸至、冲任通盛，血海由满而溢，则月经来潮有期。

闭经的根本原因在于肾，肾阴肾阳的偏盛偏衰失却平衡协调导致疾病发生发展。原发性闭经患者多伴有全身发育不良的体征，对于此类患者，应加强营养，中药以调补肾阴肾阳为主，以促使天癸至而冲脉盛。卵子是一种物质，属于阴精，需要有营养物质的支持才能发展，其中就包括阳气。阳生阴长，阴阳互根互用，故治疗此类患者应先滋养肾阴，适当温补肾阳，少火生气，阳中求阴，以达到阳生阴长。此外，原发性闭经的治疗较为困难，应结合现代西医检查手法明确病因以规范治疗方案，提高治疗效果。

经行吐衄（代偿性月经）[75]

蔡某，女，25岁，未婚，1975年12月17日初诊。

患者13岁月经初潮后，周期基本正常，有痛经史。自23岁之后，偶有几次经

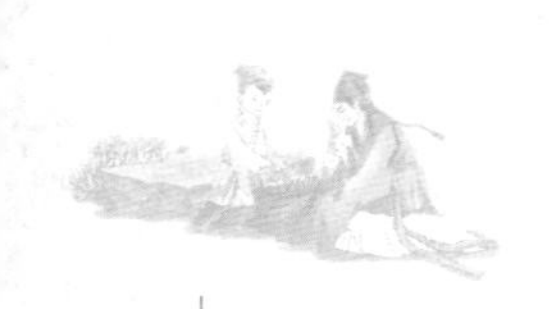

前鼻衄，几滴而止，诊为倒经，经服中药而愈。1975年9月25日正值经前，下夜班午睡后，突然大量鼻衄从口鼻中涌出，色鲜红夹有血块，即到广州某医院急诊治疗。经一昼夜注射药物填塞鼻腔处理未能止血，入该院五官科住院。检查：鼻中隔左侧前下方有糜烂面，有大量血液涌出。内科会诊认为鼻出血与内科关系不大。入院6日，鼻衄共约2 000 mL，输血600 mL。住院18日鼻衄暂止而出院，出院诊断为代偿性月经。出院后不久，患者来我院妇科门诊治疗，自诉从9月大量鼻衄后至今未愈，月经周期不定，经量减少，经色深红，痛经。12月16日下午鼻衄少量，月经现未净，量不多，色暗红。睡眠欠佳，纳差，疲倦；面色晦黄，唇黯，舌黯尖红、边有瘀斑，苔白微黄厚腻，脉弦滑。西医诊断：代偿性月经。中医诊断：经行吐衄（肝郁化火）。

处方：丹参12 g，怀牛膝15 g，牡丹皮9 g，赤芍9 g，生地黄15 g，佛手12 g，山楂肉15 g，黑栀子9 g，藿香6 g，绵茵陈15 g。3剂，每日1剂。

二诊：12月27日。服药后胃纳转佳，睡眠好。月经12月25日来潮，暗红色，量与前次差不多。自觉头晕，唇黯，舌暗红稍淡，苔薄白，脉滑略弦。服上方脾湿稍化，除继续引血下行外，兼养血和肝。

处方：丹参12 g，怀牛膝15 g，黑栀子12 g，生地黄25 g，白芍15 g，山楂核15 g，赤芍9 g，茯苓20 g，桑寄生20 g，香附9 g。4剂。

三诊：1976年1月14日。月经9日来潮，现未净，12日衄血20 mL左右。面色仍稍晦黄，唇暗红，舌有瘀斑，苔白微黄腻，脉弦滑。仍守前法，并加强疏肝之品。

处方：柴胡6 g，白芍12 g，茯苓25 g，白术12 g，黑栀子9 g，牡丹皮9 g，丹参12 g，怀牛膝12 g，桑寄生15 g。3剂。

四诊：2月11日。末次月经2月6日，5天净，量较前几次稍多，色暗红，有血块，经期中仅有少许血丝从鼻孔流出，心烦不安，胃纳欠佳。舌尖红、边有瘀点，苔白略厚，脉弦滑。治则如前。

处方：怀牛膝15 g，丹参15 g，茯苓20 g，山药20 g，白术12 g，黑栀子9 g，白芍12 g，佛手12 g，桑寄生15 g，生地黄20 g。4剂。

五诊：3月15日。月经将潮，近日来自觉喉中有血腥味，但未见鼻衄，自觉胸胁和小腹胀痛，夜寐不宁，小便短赤。舌淡黯、边有瘀点，苔白略腻，脉弦滑。肝气尚郁，兼有瘀滞，治法除继续引血下行外，加强解郁行气化瘀之品，以巩固疗效。

处方：丹参12 g，川牛膝15 g，黑栀子12 g，郁金12 g，白芍15 g，茯苓20 g，山楂肉15 g，桃仁12 g，牡丹皮12 g，青皮9 g。4剂。

六诊：6月12日。末次月经5月25日，5天干净，量中等，色深红，痛经减轻，无鼻衄，仅于经后自觉喉中有血腥味。舌尖红、质淡黯，苔白，脉细弦略滑数。守前法。

处方:丹参12 g,怀牛膝15 g,黑栀子9 g,茯苓25 g,白芍20 g,山药15 g,车前子15 g(包煎),生地黄20 g,香附9 g。5剂。

七诊:9月22日。近几个月来已无鼻衄,自觉也无喉中血腥味,痛经减,已无腰痛,精神好,胃纳可,月经正常,末次月经9月16日,量中等。面色已较红润,舌淡黯、尖稍红,苔白略腻,脉弦滑。

处方:丹参15 g,怀牛膝15 g,黑栀子9 g,茯苓25 g,山药15 g,甘草3 g,北沙参15 g,女贞子15 g,墨旱莲15 g。4剂。

述评:

经行吐衄是指每逢经期或经行前后发生周期性吐血或衄血,又称"倒经""逆经",以青春期少女多见,亦可见于育龄期妇女,相当于西医学中的代偿性月经。《傅青主女科》谓之"经逆"。早在宋代《女科百问》中就有记载:"诸吐血、衄血,系阳气胜,阴之气被伤,血失常道,或从口出,或从鼻出,皆谓之妄行。"该条文阐述了其发病机理系阳气亢盛,耗伤阴津,灼伤血络,血溢脉外。《古今医鉴》中指出:"经行之际……血气错乱……逆于上则从口鼻中出。"本病主要因血热而冲气上逆,迫血妄行所致。若素性抑郁,或暴怒伤肝,肝郁化火,经期血海充盈,冲气旺盛,血海之血随冲气逆上而为吐血、衄血;或平素肺肾阴虚,经行阴血下溢,阴血亏虚,虚火上炎,灼伤肺络,络损血溢而致吐衄。根据本案患者衄血的色、质以及症状,结合舌脉,四诊合参证属肝郁化火型,兼有脾虚湿蕴,治疗上以清肝解郁、养阴清热、引血下行为主,佐以健脾化湿。

该患者治疗始终以犀角地黄汤为基础方养阴清热,合丹栀逍遥散以清肝泻火,佛手疏肝理气,牛膝引火下行;因患者眠纳欠佳,故佐以藿香、山楂、茯苓、茵陈健脾化湿。后患者正值经期,则加入香附、郁金、桃仁等疏肝解郁、活血化瘀、养血调经之品。待衄血止,则予北沙参养阴清热,女贞子,墨旱莲平补肝肾之阴;女贞子善能滋补肝肾之阴,墨旱莲补养肝肾之阴,又凉血止血。二药性皆平和,两药合用成平补肝肾之剂,取效后不宜马上停药,应继续调理1~2个周期,以巩固疗效。

痛经(子宫内膜异位症)[75]

谭某,女,28岁,1975年6月25日初诊。

患者以往无痛经史,从1973年婚后不久出现渐进性痛经。疼痛时间以经前至经行中期为甚,腰腹和肛门坠痛难忍,剧痛时呕吐,伴冷汗,不能坚持上班,月经

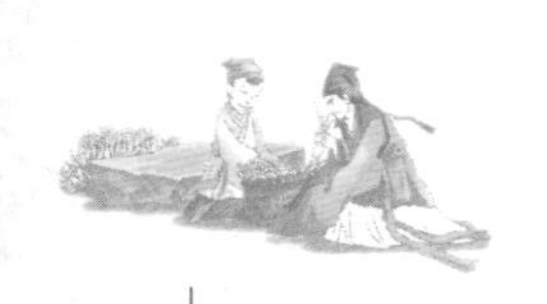

周期基本正常。从1975年2月开始，经量增多，经期延长达10多日，血块多，块出痛减。大便溏，有时每日大便3次。婚后2年余，同居未孕。曾在几家医院检查，均诊为子宫内膜异位症，治疗未效。末次月经6月10日—24日。舌淡黯，边有小瘀点，苔薄白，弦细数。妇科检查：外阴、阴道正常；宫颈有纳氏囊肿，带下较多；子宫体后倾，活动受限，较正常胀大，宫后壁表面可触及几粒花生米或黄豆大的硬实结节，触痛明显；左侧附件增厚，有压痛；右侧附件可触及索状物，压痛。西医：子宫内膜异位症；不孕症。中医诊断：痛经；不孕症（气滞血瘀）。

处方：失笑散加味。五灵脂10 g（包煎），蒲黄6 g（包煎），大蓟15 g，茜草根10 g，九香虫10 g，乌药12 g，广木香6 g（后下），益母草25 g，岗稔根30 g。3剂，每日1剂，水煎服。

二诊：9月13日。近2个月经前服上方数剂，痛经稍减，末次月经8月30日—9月9日，经后仍有血性分泌物，纳差。治依前法加强活血化瘀之力。

处方：三七粉3 g（冲服），五灵脂10 g（包煎），蒲黄6 g（包煎），九香虫10 g，橘核15 g，生地黄25 g，白芍20 g，甘草9 g。每日1剂，水煎服。

三诊：9月24日。服上药10余剂后，痛经明显减轻。舌淡略黯，脉弦细。照上方去生地黄、木香，加乌药12 g、续断15 g、何首乌25 g、党参15 g，调理气血。

四诊：10月28日。末次月经10月24日，现经行第5日，腹痛腰酸大减，经量也减，无血块。舌淡黯，少苔，脉弦细略数。拟两方予服。

方一：仍依前法：三七粉3 g（分2次冲服），五灵脂10 g（包煎），蒲黄6 g（包煎），益母草30 g，九香虫10 g，鸡血藤25 g，山楂核20 g，续断15 g，桑寄生25 g，白芍15 g，甘草9 g。在经前2～3日及经期服，每日1剂，水煎服。

方二：大金不换20 g，九香虫10 g，当归12 g，白芍16 g，甘草9 g，乌药12 g，橘核15 g，广木香6 g（后下）。此方平时服，每日1剂，水煎服。此方以调理气血为主，佐以缓急止痛，使气血畅行不致瘀阻积痛。

五诊：1976年8月7日。患者回当地依上方按月调治半年，诸症渐减。末次月经7月30日，5日即净，经期无腹坠腰痛，经量中等；仅觉口干苦，睡眠欠佳，多梦。舌稍淡黯，少苔，脉弦细数。仍拟两方。

方一：五灵脂10 g（包煎），蒲黄6 g（包煎），九香虫12 g，香附12 g，丹参15 g，赤芍12 g，怀牛膝15 g。此方目的是除去积瘀，以巩固疗效。

方二：女贞子20 g，墨旱莲15 g，丹参10 g，生地黄25 g，夜交藤30 g，白芍15 g，九香虫6 g，香附9 g。此方平时服。因久用活血化瘀行气辛燥之品，必伤阴血，致口干苦，失眠多梦。故邪去八九后，用二至丸加味以滋养肝肾，补益阴血。

六诊：12月8日。前症悉除，5个月来无痛经，月经期准，量中等，5日净，末次月经11月16日。现仅觉痰略多，色白清稀。舌淡稍黯，脉弦细略滑。妇科检查:子宫后倾,正常大小,宫后壁未触及明显结节,无触痛;双侧附件略增粗,无压痛。因患者体较肥胖,痰湿稍重,拟芍药甘草汤合二陈汤加味以调理。

处方:白芍 20 g,甘草 6 g,当归 12 g,九香虫 10 g,香附 12 g,陈皮 6 g,法半夏 12 g,丹参 15 g,茯苓 25 g。3 剂,每日 1 剂,水煎服。

随访 2 年,无复发。

述评:

痛经指行经前后或月经期出现下腹部疼痛、坠胀,伴有腰酸或其他不适症状,严重影响生活质量。痛经分为原发性痛经和继发性痛经两类:原发性痛经指生殖器官无器质性病变的痛经;继发性痛经指由盆腔器质性疾病,如子宫内膜异位症、子宫腺肌病等引起的痛经。本案为子宫内膜异位症引起的继发性痛经,常呈现进行性加重,合并月经过多及不孕症。有关痛经的记载首见于《金匮要略·妇人杂病脉证并治》:“带下,经水不利,少腹满痛,经一月再见者,土瓜根散主之。”其指出了痛经周期性的特点,且多由瘀血内阻而致。

子宫内膜在女性激素周期性作用下产生局部异位病灶的出血与坏死,变成内膜碎屑脱落,中医称“离经之血”。离经之血蓄积下焦而致病。离经之血又称“瘀血”,因此“瘀”是产生子宫内膜异位症的主要原因。气滞、气虚、邪热、寒凝、手术等因素均可导致气血失和,冲任不固,血液离经,瘀血留聚,结成包块,发为癥瘕;瘀血阻络,络脉不通,不通则痛,发为痛经;瘀滞日久,胞脉不通,阻碍两精相搏,发为不孕。瘀阻之痛经,一般有块去痛减的特征,经净以后,痛便消失。《景岳全书·妇人规》中云:“然实痛者,多痛于未行之前,经通而痛自减;虚痛者,于既行之后,血去而痛未止,或血去而痛益甚。大都可按可揉者为虚,拒按拒揉者为实。”本案患者痛经于经行时,疼痛剧烈时恶心欲吐,块去痛止,综合舌脉,辨证为实证中的气滞血瘀型。

痛经的治疗,根据在气、在血,寒热,虚实的不同,以活血化瘀为原则,兼以散寒、清热、行气或补虚调理胞宫、冲任气血。气为血之帅,血为气之母,气血相辅而行,血脉瘀滞,必兼气滞,故化瘀中应兼行气,以期气行则血行。首诊时该患者正值月经刚刚干净,因患者月经量大,经期延长,为防月经淋漓,以失笑散化瘀止血,加以大蓟、茜草、益母草、岗稔根以活血化瘀止血,辅以九香虫、乌药、木香理气止痛;气血具有“寒则涩而不流,温则消而去之”的机理,选用九香虫、乌药止痛的同时又能温肾,木香善调肠胃滞气,兼治肛门坠痛、便溏不爽,全方共奏活血化瘀止血、理气止痛之功。二诊患者月经来潮时痛经程度有减,但月经仍淋漓难净,故继续加强化瘀止血之力,以三七化瘀止血,活血定痛,祛瘀的同时兼能止血。正如《玉楸药解》中云:“和营止血,通脉行瘀,行瘀血而敛新血。凡产后、经期、跌打、

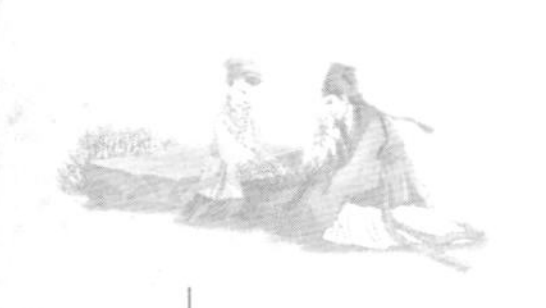

痈肿,一切瘀血皆破;凡吐衄、崩漏、刀伤、箭射,一切新血皆止。”加以橘核、九香虫理气止痛,合芍药、甘草缓急止痛。三诊患者痛经明显减轻,继予调理气血,扶脾养血而善其后,气调血旺而无留瘀之弊。四诊患者正值经期,先予方一三七、失笑散、蒲黄等活血化瘀,养血止血,缓急止痛,待经净后予方二大金不换、九香虫、当归活血化瘀养血,佐以白芍、甘草、乌药等缓急止痛。告知患者经前 2 ~ 3 天及行经期予方一,平时予方二调理气血。五诊患者自诉按上法服半年,痛经程度明显减轻,经期缩短,予方一祛瘀调经,理气止痛;因患者感口干苦,夜寐欠安,这是久用活血化瘀行气之药皆辛温燥,耗伤阴血所致,故予方二二至丸加味平补肝肾之阴,补益阴血。六诊患者自诉已 5 个月痛经未作,经期正常,妇科检查示患者症状明显减轻;考虑患者形体偏胖,以芍药甘草汤和二陈汤以燥湿化痰。

临床上治疗该例患者应遵循“急则治其标,缓则治其本”的原则。行经期少腹疼痛,经期延长,选用失笑散为基础方,加以三七、益母草、九香虫、木香等活血祛瘀、行气止痛,组方中可见罗元恺教授自拟田七痛经散之义。平时调理气血,使气调血旺,无留瘀之弊,因化瘀止痛药多辛香温燥,耗伤阴血,故应适时适量以补益阴血。

妇人腹痛(盆腔炎性疾病后遗症)[75]

黄某,女,26 岁,1992 年 12 月 30 日初诊。

患者右少腹痛伴腰痛 1 年余。曾因人工流产不全行清宫术,其后发现盆腔炎,经常少腹痛、腰痛,时轻时重,经前下腹胀,经期腹痛尤甚。末次月经 12 月 15 日,量中、色黯、质稠,有血块。平时口干,睡眠不宁,带下黄稠,尿短赤、涩痛,大便秘结。舌暗红,苔厚白,脉细弦。妇科检查:外阴、阴道正常;宫颈光滑;子宫后倾,正常大小,质中,有压痛;双侧附件增厚,压痛。中医诊断:妇人腹痛(气滞血瘀)。

处方:丹参 20 g,桃仁 15 g,乌药 15 g,郁金 15 g,山楂 15 g,藿香 10 g,香附 10 g,鸡血藤 30 g,桑寄生 30 g,麦芽 45 g。每日 1 剂,水煎服。

二诊:1993 年 1 月 6 日。腹痛减轻,仍有腰痛,带下减少,二便调。舌暗红,苔白,脉细弦。诸症好转,时近经前,乃守上方,加益母草 25 g。

三诊:2 月 3 日。末次月经 1 月 14 日,痛经减轻,经后时有下腹痛、便秘。舌淡红,苔微黄,脉弦细。湿热未除,加薏苡仁、冬瓜仁各 30 g,去桑寄生、麦芽,以利湿通便。

治疗后症状渐缓,体征改善,半年后妊娠。

述评：

盆腔炎是指女性上生殖道及其周围组织的一组感染性疾病。慢性盆腔炎多是由于盆腔炎未能得到及时、正确的治疗，迁延日久而来，临床缠绵难愈，以不孕、输卵管妊娠、慢性盆腔痛、炎症反复发作为主要临床表现，严重影响女性的生殖健康和生活质量。中医古籍无此病名记载，根据其临床表现，归属于"癥瘕""妇人腹痛""月经不调"等范畴。《诸病源候论·妇人杂病诸候》云："若经血未尽而合阴阳，即令妇人血脉挛急，小腹重急支满，胸胁腰背相引，四肢酸痛，饮食不调，结牢。恶血不除，月水不时，或月前月后，因生积聚，如怀胎状……令人不产，小腹急，下引阴中如刀刺，不得小便，时苦寒热，下赤黄汁，病苦如此，令人无子。"该条文指出了本病的病因之一为经期卫生不良，加之饮食不节，导致恶血瘀滞产生小腹疼痛，月经不调，带下色黄，甚则寒热交作，继而导致不孕等症。从现代医学来看，流产、产后或盆腔手术后调护失当是主要的病因，盆腔感染湿热毒邪，瘀滞胞宫，久而酿脓而致盆腔炎性疾病的发生。

该病在急性或亚急性阶段，主要表现为湿热、湿毒或热毒证；在慢性炎症阶段，由于湿热蕴结，阻碍气机，热灼血络，血脉凝涩，瘀阻胞中，往往缠绵难愈。本案患者因人工流产不全行清宫术后发现盆腔炎，肝气郁结，气机不利，血行瘀阻，结于冲任、胞脉，故小腹疼痛时作，经行有血块；妇女经前肝气发动，故疼痛以经前尤甚；气血瘀结，损伤带脉，带脉失约，故带下量多色黄。综合其舌脉，可辨证为气滞血瘀型，兼有湿浊内阻之象。治疗以行气活血化瘀为主，佐以化湿。罗元恺教授选用丹参、桃仁活血祛瘀止痛，加入香附、郁金、乌药加强行气活血之功，其中香附、郁金在活血的同时又兼疏肝解郁之效。正如《本草衍义补遗》云："香附子，必用童便浸，凡血气药必用之，引至气分而生血，此阳生阴长之义也。"《本草备要》云："行气，解郁，泄血，破瘀。凉心热，散肝郁，治妇人经脉逆行"。气为血之帅，气行则瘀血散，鸡血藤能活血补血通络，通胞脉瘀滞，佐以藿香、麦芽、山楂化湿浊。经前加益母草活血调经，适时加入薏苡仁、冬瓜仁加强利水渗湿的功用。

中医治疗慢性盆腔炎颇有特色，除中药口服汤剂外，还可结合外敷、灌肠等中医特色疗法，内外合治，效果较好。

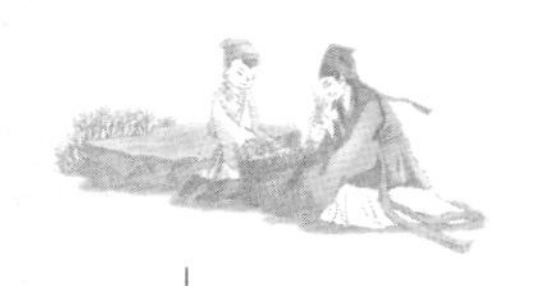

罗颂平

滑胎（复发性流产）[80]

汤某，女，40 岁。2012 年 11 月 22 日初诊。

自然流产 2 次，葡萄胎 1 次。患者 2012 年稽留流产，清宫术后因宫腔粘连致月经不潮，于 2012 年 7 月 7 日行宫腔粘连分离术并上环手术，术后人工周期治疗 3 个月并取环。患者 2007 年顺产一女婴，体健，现有强烈二胎生育愿望。现病史：患者既往月经欠规律，周期 45 ~ 60 天，经期 6 天，量中、色鲜红、无血块，无痛经、腰酸等。末次月经 10 月 22 日，7 天干净，量中、色鲜红。现口腔溃疡，纳眠可，小便调，大便干。舌红，苔黄，脉细。西医诊断：复发性流产。中医诊断：滑胎（肝肾不足）。

处方：熟地黄 15 g，菟丝子 20 g，当归 10 g，枸杞子 15 g，山药 15 g，巴戟天 15 g，鸡血藤 30 g，郁金 15 g，丹参 15 g，黄精 30 g，石菖蒲 10 g，牛膝 15 g。共 14 剂，每日 1 剂，水煎服。并辅以胎宝胶囊和复方阿胶浆补肝肾，养精血，调冲任。

二诊：2013 年 2 月 4 日。月经 2012 年 11 月 24 日、12 月 23 日均来潮，末次月经 2013 年 1 月 24 日，3 天净，量少、色鲜红，有痛经、腰酸。纳眠可，小便调，大便稍溏，日一行。舌尖红，苔薄白，脉细。患者自诉基础体温已升高 13 天。证属肾虚肝郁血瘀证。治以补肾疏肝活血。

处方：菟丝子 15 g，巴戟天 15 g，当归 10 g，白芍 15 g，白术 15 g，茯苓 15 g，鸡血藤 30 g，丹参 15 g，柴胡 10 g，香附 10 g，石斛 10 g，女贞子 15 g。共 14 剂，每日 1 剂，水煎服。配合温胆片、祛斑调经胶囊及助孕丸调经助孕。

三诊：3 月 23 日。末次月经 3 月 11 日，4 天净，量极少，痛经严重，有少量血块，无腰酸。患者自诉排卵期前后有小腹隐痛不适感，现无明显不适。纳眠可，小便调，大便溏。舌尖红，苔白，脉细。基础体温升高 10 天。证属气滞血瘀证。治以疏肝活血。

处方：丹参 15 g，赤芍 15 g，牛膝 15 g，鸡血藤 30 g，皂角刺 15 g，泽兰 10 g，枳壳 15 g，当归 10 g，川芎 10 g，路路通 15 g，王不留行 15 g。共 12 剂，每日 1 剂，水煎服。配合益母调经化瘀合剂和血府逐瘀颗粒以活血化瘀止痛。

四诊：4 月 13 日。末次月经 3 月 11 日，4 天净，量极少。患者自诉无不适，纳眠可,二便调。舌尖红,苔薄黄,脉细。3 月 30 日超声检查提示:子宫内膜厚 0.5 cm,光点不均;子宫、双附件未见异常,未见优势卵泡。辨证属肾虚肝郁血瘀证。治以补肾疏肝活血。

处方:熟地黄 15 g,菟丝子 20 g,枸杞子 15 g,山药 15 g,巴戟天 15 g,鸡血藤 30 g,郁金 15 g,丹参 15 g,石菖蒲 10 g,香附 10 g,乌药 15 g,木香 6 g。共 14 剂,每日 1 剂,水煎服。至下次就诊期间,按照上述方药适当加减继续服用,并辅以助孕丸和胎宝胶囊调经助孕。

五诊:6 月 24 日。患者停经 51 天,阴道少量流血 3 天。末次月经 5 月 5 日。患者自诉6 月 22 日至今,有少许阴道出血,量少,纸巾擦拭即可。现已无阴道出血、恶心呕吐、下腹坠胀等症,有腰酸,时有下腹不适。易上火,纳眠可,二便调。舌尖红,苔白,脉细。外院 6 月 21 日检测 β-HCG 3 835.9 mIU/mL,P 22.5 ng/mL。6 月 23 日复测 β-HCG 7 068.0 mIU/mL,P 50.4 ng/mL。超声检查提示宫内妊娠约 5 周,未见明显胎芽。基础体温已升高 18 天。6 月 22 日—23 日肌肉注射黄体酮 20 mg,每日 1 次。西医诊断:先兆流产。中医诊断:胎动不安(脾肾不固)。

处方:寿胎丸合四君子汤加减。党参 15 g,桑寄生 20 g,续断 15 g,山药 15 g,覆盆子 15 g,菟丝子 20 g,黄芪 15 g,白术 15 g,阿胶 10 g(烊化),白芍 15 g,香附 10 g,远志 10 g。另予西洋参 10 g 和陈皮 5 g 炖服,共 7 剂,每日 1 剂,水煎服。辅以助孕丸和复合维生素片。

六诊:7 月 5 日。超声检查提示:宫内妊娠 6 周,可见胎心搏动。7 月 16 日阴道流血已净。7 月 19 日超声检查提示:宫内妊娠 9 周,可见胎心搏动。守上方安胎。

七诊:8 月 20 日。孕 13 周,阴道出血 1 天。超声检查提示:宫内妊娠 13 周,低置胎盘(胎盘下缘距离宫颈内口约 11 mm)。西医诊断:先兆流产。中医诊断:胎漏(虚热)。

处方:菟丝子 20 g,桑寄生 20 g,续断 15 g,女贞子 15 g,墨旱莲 15 g,白芍 15 g,山药 15 g,覆盆子 15 g,地骨皮 10 g,石斛 10 g,陈皮 5 g,麦冬 10 g,阿胶珠 10 g(烊化),仙鹤草 15 g,藕节 15 g。共 7 剂,每日 1 剂,水煎服。

2 天后血止。患者一直服药安胎至 21 周。2014 年 2 月剖宫产一健康男婴。

述评:

复发性流产是指与同一性伴侣,妊娠 28 周内 3 次或 3 次以上的妊娠丢失,属于中医“数堕胎”“滑胎”范畴。本病首见于《诸病源候论·妊娠数堕胎候》:“血气虚损者,子脏为风冷所居,则血气不足,故不能养胎,所以致胎数堕。候其妊娠而恒腰痛者,喜堕胎。”该条文指出了数堕胎的病因多为气血不足,冲任失养,胎元

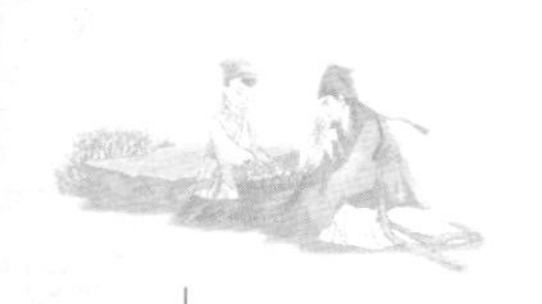

不固，且多有腰痛等胎动不安之象。复发性流产在西医学中病因十分复杂，主要包括染色体异常、母体生殖道异常、母体内分泌异常、免疫功能异常、生殖道感染、宫颈机能不全及血栓形成倾向等。中医主要认为，肾气亏损或气血两虚导致胞宫失养，冲任失调，胎元不固而屡孕屡堕。罗颂平教授认为复发性流产主要发病机制为肾虚冲任损伤，且该类患者往往病程较长，多次流产耗伤阴津血液，虚实夹杂者居多，肾虚为病之本，热灼精血或血滞不行所导致的实证，则是病之标。

肾藏精而主生殖，肾气充，天癸按期而至，任冲脉通，胞宫定期藏泄，则可正常受孕。《素问·上古天真论》云："（女子）五七，阳明脉衰，面始焦，发始堕……七七，任脉虚，太冲脉衰少，天癸竭，地道不通，故形坏而无子也。"女子"五七"之后阳明脉衰乃至三阳脉衰，面色开始焦黑，头发开始掉落，发为血之余，肾其华在发，脱发是气血不足、肾精亏损的表现。而肾精肾气是孕育胎儿的必要条件，肾精不足，天癸缺乏物质基础而不能成熟，肾气虚，胎元不固，则失之所系而滑胎。21～25岁肾精充足，为最佳生育期，35岁之后肾精和肾气开始逐渐衰退，天癸乏，冲任不足，不仅难以受孕，即使受孕也容易出现流产等不良孕产情况。

故高龄女性首先要补肾培元，使天癸暂旺，冲任渐盛，从而使其卵巢、卵子等相关功能恢复到较佳的状态，提高受精成功率，保证受精卵的质量。其次，高龄产妇经历多次流产必然情绪焦虑，肝气郁结，且屡孕屡堕易致瘀血留滞，冲任气血失调，故孕前在补肾的基础上需要佐以疏肝活血，以调理冲任使气调血畅。此外，妇人以血为本，孕后阴血下聚胞宫养胎，更显气血不足，故需要配伍养血补血之品，精血同源，肝肾同调。

该案患者已育一胎且至高龄，肾气渐衰，天癸渐亏，气血渐虚，冲任渐涸，卵泡质量明显下降，故即便妊娠，也难维系，所以依次出现稽留流产、部分性葡萄胎、再次稽留流产等情况。首诊选用菟丝子平补肝肾之阴，熟地黄、枸杞子、黄精补益肝肾、益精血，巴戟天温肾壮阳，以求少火生气、阳中求阴之义。患者现正值经行前期，佐以当归、鸡血藤、丹参、郁金补血养血，活血调经，郁金与石菖蒲合用又能化湿开窍，牛膝既能补肝肾，又能逐瘀通经，引血下行，促进胞宫的藏泄。二诊患者基础体温已升高13天，提示已排卵，遂继予菟丝子、巴戟天补肾填精，当归、白芍、鸡血藤、丹参以养血活血通络，促进卵泡排出，少佐柴胡、香附疏肝解郁，女贞子、石斛滋阴清热。三诊患者自诉排卵期前后小腹隐痛不适，且正值排卵后，遂以理气活血通络之品。四诊患者超声检查提示内膜偏薄且未见优势卵泡，继续予补肾活血疏肝之品。五诊患者已停经51天，相关检查提示早孕，患者有腰酸、下腹不适等胎动不安之象，以寿胎丸合四君子汤健脾补肾安胎。半月后见胎心，继予上方保胎，患者孕13周出现阴道流血、低置胎盘，在选用菟丝子、桑寄生、续断补肾安胎的同时合用墨旱莲、地骨皮、石斛等滋阴清热止血之品。

崩漏（异常子宫出血）[81]

患者，女，34岁，2016年10月19日初诊。

月经紊乱5年余，阴道不规则出血17天。患者既往月经规律，2010年无明显诱因开始出现月经紊乱，月经周期为18～60天，经行7～20天止，量时多时少、色暗红、有血块，腰酸，经行腹泻。患者有妊娠诉求。2016年5月行宫腔镜下诊刮术，术后病理提示子宫内膜单纯性增生。末次月经2016年10月3日。刻症：出血仍较多、色暗红、有少量血块，无腰酸、腹痛，面色萎黄，疲倦乏力，口干；纳可，夜寐差，大便溏，1～2日一行，小便调。舌淡红，苔白，脉细。西医诊断：异常子宫出血。中医诊断：崩漏（脾肾两虚）。治则：补气健脾，固冲摄血。

处方：二稔汤合固冲汤加减。牡蛎30 g（先煎），续断15 g，岗稔根30 g，茜草炭10 g，赤石脂15 g（先煎），黄芪20 g，米炒党参15 g，海螵蛸15 g（先煎），补骨脂15 g，蒲黄炭10 g（包煎），麸炒白术15 g，麸炒枳壳10 g。10剂，每日1剂，水煎服。

二诊：11月21日。患者自诉服上方5日后阴道出血止。11月18日月经来潮，现处经期第4天，量多、色红、有血块，腰酸，乏力，头晕；纳可，眠差，二便调。舌淡红，苔白，脉细。治仍以补气健脾，固冲摄血。

处方：在原方基础上去枳壳，加仙鹤草15 g。12剂，每日1剂，水煎服。

三诊：2017年1月。患者自诉服上方4日阴道出血止。末次月经2016年12月26日，5天净，量中、色红、有少许血块，腰酸，易上火，口干咽痛；纳可，眠差，二便调。舌淡红，苔白，脉细。治以滋阴清热，兼理气血。

处方：盐菟丝子20 g，枸杞子15 g，酒女贞子15 g，桑寄生20 g，白芍15 g，续断15 g，山药15 g，酒黄精30 g，鸡血藤30 g，地骨皮10 g，丹参15 g，盐牛膝15 g。20剂，每日1剂，水煎服。配合服用调经养血膏1个月，第1周晨起空腹服，每日1汤匙，溶于150 mL温开水中饮用；第2周起，早晚各1次。

随访至2017年3月，患者近3次月经周期为29～30天，经期7天，无明显不适。2018年5月患者妊娠。

述评：

崩漏是指月经的周期、经期、经量发生严重失常的病证。发病急骤，暴下如注，大量出血者为“崩”；病势缓，出血量少，淋漓不绝者为“漏”。《素问·阴阳别

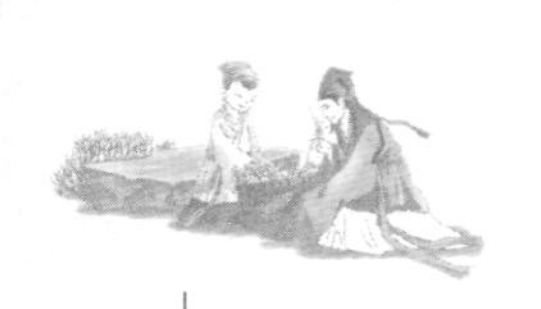

论》首先指出“崩”的概念:“阴虚阳搏谓之崩。”此处崩泛指一切下血势急的妇科血崩证。“漏下”首见于《金匮要略·妇人妊娠病脉证并治》:“妇人有漏下者,有半产后因续下血不绝者,有妊娠下血者,假令妊娠腹中痛,为胞阻,胶艾汤主之。”该条文对漏下、半产后续下血不绝、妊娠下血三种不同情况所致的阴道出血作了初步鉴别,并以胶艾汤异病同治之。《诸病源候论》首次概括了崩中、漏下的病名含义:“忽然暴下,谓之崩中。”“非时而下,淋漓不断,谓之漏下。”《景岳全书·妇人规·崩淋经漏不止》云“崩漏不止,经乱之甚者也”,明确指出崩漏应属月经病范畴。

目前大多数医家认为崩漏的发病本质是肾-天癸-冲任-胞宫轴严重失调。主要病机是冲任二脉损伤,不能制约经血,使子宫藏泄失常。常见病因病机有脾虚、肾虚、血热和血瘀,概括为虚、热、瘀。脏腑功能失调,冲任不固、血海蓄溢和胞宫藏泄失常常致经血非时而下。同时根据岭南湿热气候及患者阴虚体质,崩漏无论是瘀血导致血不归经还是湿热迫血妄行,总以冲任不固、气不摄血为主要病机。故治疗崩漏分为出血期和止血后,根据病情缓急和出血时间长短,遵“急则治其标,缓则治其本”的原则,灵活运用塞流、澄源、复旧三法,同时顾护气阴。

本案患者就诊时阴道不规则出血已逾半月,且量较多,面色无华,神疲乏力,口干,大便稀溏,为脾肾两虚、冲任不固之候。急当治其标,以塞流、固冲摄血为主,辅以益气健脾,予二稔汤合固冲汤加减。岗稔根、地稔根是岭南特有的“南药”,性平而效佳,两者合用共奏补肾健脾、益气摄血之效;《名医别录》中云续断“主崩中漏血”,其具有补肝肾、调冲任、固崩止血之效;赤石脂、蒲黄炭、牡蛎固涩止血,枳壳行气,海螵蛸、茜草化瘀止血,使血止而不留瘀;黄芪、党参、白术健脾益气止血,气又能生血,气血同调,全方共奏塞流之效。其中“二稔汤”(岗稔根、麸炒白术、续断、制何首乌、地稔根、熟地黄、炒棕榈炭、炙甘草、桑寄生、赤石脂、米炒党参)是罗元恺教授经验方,全方也可见罗元恺教授“滋阴固气汤”(熟地黄、续断、岗稔根、米炒党参、黄芪、麸炒白术、盐菟丝子、阿胶、牡蛎、酒萸肉、炙甘草等加减)之义。二诊患者自诉服上方后出血 5 日止,正值经行,以防经期延长不净,前方加入仙鹤草继续补气健脾、固冲摄血。三诊患者自诉月经 5 天净,量较前略有减少,有上火等阴虚火旺之象,遂予滋阴清热,兼理气血,续断、菟丝子、桑寄生、枸杞子、女贞子补益肝肾,地骨皮清虚热、凉血止血;牛膝益肾固精,且引血(火)下行,黄精、山药补气健脾;白芍养血敛阴,鸡血藤、丹参养血活血化瘀。

不孕症（多囊卵巢综合征）[82]

患者，女，30 岁，结婚 4 年，2017 年 8 月 1 日初诊。

正常性生活未避孕未孕 3 年。患者 14 岁初潮，既往月经稀发，周期30～60天，经期 5～6 天，量时多时少，色鲜红，无血块，无痛经。末次月经 7 月 23 日，5 天净，量少，无痛经、血块。易上火，胃纳可，眠多梦，大小便调。舌红，苔白，脉细。性激素检测（经期第 2 天）：LH/FSH >2，PRL 29.09 ng/mL，T 1.63 ng/mL。8 月 1 日超声检查示：双侧卵巢呈多囊样改变。体格检查：身高 170 cm，体重52 kg。西医诊断：原发性不孕；多囊卵巢综合征。中医诊断：不孕症（虚热证）。治法：滋养肝肾，疏肝养血。

处方：寿胎丸加减。盐菟丝子 20 g，桑寄生 20 g，续断 15 g，枸杞子 15 g，酒女贞子 15 g，白芍 15 g，山药 15 g，石菖蒲 10 g，石斛 10 g，素馨花 10 g，合欢花 10 g，酒黄精 15 g。共 20 剂，每日 1 剂，水煎服。

二诊：8 月 22 日。末次月经 8 月 13 日，8 天净，量极少，色淡红。现易上火，余无不适。超声监测排卵周期未见优势卵泡，内膜 5 mm。治以滋补肝肾，健脾养血。

处方：定经汤加减。原方基础上去桑寄生、续断、山药、酒黄精、枸杞子、合欢花，加北柴胡 10 g、当归 10 g、熟地黄 15 g、巴戟天 15 g、白术 15 g、茯苓 15 g。共 20 剂，每日 1 剂，水煎服。

三诊：9 月 26 日。末次月经 8 月 13 日。尿妊娠试验呈阴性，本周期基础体温呈双相，现高温相第 13 天。治以补肾调肝，活血化瘀。

处方：上方去石斛、女贞子，加鸡血藤 30 g、丹参 15 g。共 20 剂，每日 1 剂，水煎服。下周期予氯米芬促排卵。

四诊：10 月 24 日。末次月经 9 月 26 日，7 天净，量中、色暗红、有少许血块，腰酸，痛经。易上火，口苦，无其他不适。本周期第 5 天开始用氯米芬；但超声监测未见优势卵泡，内膜 9 mm；基础体温呈单相，未受孕。治以滋养肝肾，疏肝养血活血。

处方：原方基础上去素馨花、石菖蒲，加合欢花 10 g、女贞子 10 g。共 20 剂，每日 1 剂，水煎服。中成药：助孕丸口服，6 g/次，3 次/天。

五诊：11 月 1 日。月经推迟 1 月余。末次月经 9 月 26 日，现易上火，口腔溃疡，无其他不适。尿 HCG 自测为阴性，基础体温呈单相。治以滋阴清热，活血化瘀。

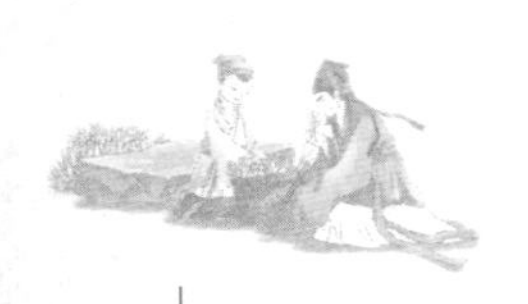

处方:生地黄 15 g,丹参 15 g,赤芍 15 g,盐牛膝 15 g,麸炒白术 15 g,皂角刺 15 g,炒枳壳 15 g,地骨皮 10 g,泽兰 10 g,益母草 30 g,鸡血藤 30 g,甘草 6 g。共 7 剂后,月经来潮。

六诊:2018 年 1 月 2 日。末次月经 2017 年 12 月 22 日,7 天净,量中、色暗红,有腰酸,本周期用来曲唑促排卵。12 月 31 日见阴道有少量咖啡色分泌物,持续至今。2018 年 1 月 1 日超声检查:子宫内膜 4 mm;双侧卵泡数量增多,大于 10 个,直径小于 10 mm。考虑虚热,治以滋养肝肾、疏肝解郁为主,少佐仙鹤草收敛止血。

处方:盐菟丝子 20 g,桑寄生 20 g,续断 15 g,枸杞子 15 g,酒女贞子 15 g,墨旱莲 15 g,白芍 15 g,山药 15 g,覆盆子 15 g,仙鹤草 15 g,素馨花 10 g,合欢花 10 g。每日 1 剂,水煎服。中成药:助孕丸口服,6 g/次,3 次/天。

七诊:2 月 6 日。现停经 47 天,1 月 29 日测 β-HCG 3 019.7 mIU/mL,P 26 ng/mL。即做妇科超声检查:宫内早期妊娠约 6 周,可见心血管搏动。恶心干呕,易上火,无阴道流血等不适。舌淡红,苔白,脉细滑。治以补肾健脾固气为主。

处方:寿胎丸合参苓白术散加减。熟党参 15 g,桑寄生 20 g,续断 15 g,山药 15 g,覆盆子 15 g,盐菟丝子 20 g,白术 15 g,陈皮 5 g,砂仁 6 g(后下),甘草 6 g,山萸肉 15 g,石斛 10 g。共 7 剂。中成药:助孕丸口服,6 g/次,3 次/天。

中药安胎至孕 12 周,胎儿颈后透明层厚度正常。后随访,患者自诉孕期平稳,预产期为 2018 年 9 月 28 日。

述评:

女子未避孕,性生活正常,与配偶同居一年而未孕者称为不孕,从未妊娠者为原发性不孕,在《备急千金要方》中称为“全不产”。不孕病名首载于《周易》,其曰:“妇三岁不孕。”《素问·骨空论》指出“督脉者……此生病……其女子不孕”,阐述其发病机理。而《备急千金要方·求子》称“凡人无子,当为夫妻俱有五劳七伤、虚羸百病所致,故有绝嗣之殃”,指出夫妇双方均可导致不孕。《广嗣纪要·择配篇》提及“五不女(螺、纹、鼓、角、脉)”,指出女子先天畸形可致不孕。该案患者正常性生活未避孕未孕 3 年,属于原发性不孕。综合其临床症状、性激素及超声检查,诊断为多囊卵巢综合征。

多囊卵巢综合征是生育年龄妇女常见的一种复杂的内分泌及代谢异常所致的疾病,以慢性无排卵(排卵功能紊乱或丧失)和雄激素过多为特征,主要临床表现为月经周期不规律、不孕、多毛和/或痤疮,是最常见的女性内分泌疾病之一。中医学中无“多囊卵巢综合征”病名的记载,按临床表现,其可归属于“月经后期”“月经先后不定期”“闭经”“不孕症”等范畴。岭南罗氏妇科认为,多囊卵巢综合征所致的不孕是肾-天癸-冲任-胞宫轴功能失调，产生虚、痰、瘀、热等病理变化的结果，肾虚是主要因素。肾主生殖，是阴阳之本，内藏先后天之精，卵泡的发育及排出与肾精的充足，以及肾阴肾阳的充盛和相对平衡密切相关。罗颂平发扬罗元恺教授“临证首重望诊”的诊法特点，认为望妇人形态对于多囊卵巢综合征所致的不孕症的治疗有特殊意义。形体消瘦者临床多表现为雄激素过多，此类人群多阳有余而阴不足，阴虚内热，易生虚火。该案患者月经稀发，月经色鲜红，伴易上火、夜寐梦多、形体消瘦等症，综合其舌脉可辨证为肾阴虚证。血海匮乏，冲任乏源，经间期无法达到重阴必阳，故卵泡无法发育成熟，难以成孕；精血不足，则月经稀发；阴虚血少，备孕 3 年未孕，精神压力大，肝郁日久化火，耗伤阴血，则见平素易上火、口苦、多梦、形体消瘦、舌红之象。

首诊患者正值经后期，予滋肾养血，佐以疏肝，方用寿胎丸加减。菟丝子、桑寄生、续断、枸杞子、女贞子、黄精平补肝肾之阴，滋肾养血，白芍养血柔肝，以复肝阴，山药、石菖蒲健脾化湿，石斛养阴清热，素馨花、合欢花轻疏肝气。广东合欢花性平味甘，可解郁安神，《神农本草经》记载其“安五脏，和心志，令人欢乐忘忧”。素馨花性平味苦，《岭南采药录》云其“解心气郁痛，止下痢腹痛”，可疏肝解郁、行气止痛。二诊患者经行后再次监测卵泡未见优势卵泡，继续予滋补肝肾，健脾养血。患者诉易上火，考虑肝郁化火所致，故用定经汤疏肝补肾、养血调经。柴胡疏肝解郁，当归养血活血，熟地黄滋肾填精，少佐巴戟天温肾助阳，白术、茯苓健脾祛湿。三诊患者月经延期 10 余日，高温相已持续 13 天，提示已排卵，但尿妊娠检测示未孕，故应以补肾活血化瘀为主，加入丹参、鸡血藤活血通络，促进经血下泄。患者服药当日月经即行，该周期予氯米芬促排治疗，但未排卵，治疗继续予滋肾疏肝，养血活血。五诊患者月经推迟 1 个月，但基础体温呈单相型，尿妊娠检测呈阴性，一派阴虚火热之象，治宜滋阴清热，活血化瘀。六诊予来曲唑促排卵，患者经间期阴道少量流血，治以滋养肝肾、疏肝解郁为主，少佐仙鹤草收敛止血。患者 1 个月后复诊确诊怀孕，且可见胎心。治疗遵循景岳“预培其损”的防治原则，孕后由于脾肾两虚、冲任不固，应及时补肾健脾安胎，先后天相互调摄，以寿胎丸合参苓白术散加减，补肾健脾安胎，患者孕期平稳。

治疗多囊卵巢综合征所致的不孕症应重视调经，经调然后孕子，调理月经需要顺应月经周期中阴阳动态消长转化规律。行经期重阳必阴，子宫泄而不藏，基础体温从高温迅速下降，排泄经血，治宜以通调气血运行为要，活血调经，助阴血下泄；经后期血海空虚，子宫藏而不泄，此时肾水、天癸、阴精、血气等渐复，呈重阴状态，该期应滋肾养血以调冲任，促进卵泡渐长和子宫内膜的修复再生；经间期也称氤氲之时，即排卵期，是重阴转阳、重阴必阳之际，此时应把握种子时机，常在滋阴基础上适当加入温阳助气之品以促进阴阳转化；经前期阳长阴消，重阳必阴，需

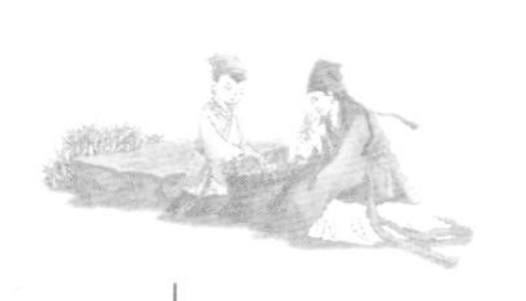

要平补阴阳气血以待孕。待受孕后“预培其损”,补肾健脾安胎以提高妊娠的成功率。

月经过少、滑胎(复发性流产)[83]

赖某,女,26岁,2018年10月23日初诊。

清宫术后月经量减少1个月。患者既往月经规律,经量中等。2018年9月孕12周因发现胚胎停止发育行清宫术,胚胎染色体检查提示XO综合征。末次月经10月5日(清宫术后首次月经),7天净,经量较前减少1/2,色黯。刻下患者口干,易上火,饮食一般,难入睡,大便干结。舌淡红,苔白,脉沉细。孕产史:G4P0A4(人工流产1次,2014年、2015年、2018年分别因早期妊娠胚胎停止发育行清宫术)。患者有生育要求。2017年8月30日因清宫术后宫腔粘连行宫腔镜下宫腔粘连分离术和球囊放置术,术后1个月取出球囊,月经恢复正常。2018年10月18日我院超声检查示:子宫内膜厚薄不均,厚处约5 mm;子宫后壁肌层回声不均(子宫腺肌病);双附件区未见明显占位性病变。西医诊断:复发性流产。中医诊断:月经过少、滑胎(肾虚血瘀证)。治法:补肾健脾,活血调经。

处方:寿胎丸合四君子汤加减。党参15 g,桑寄生20 g,续断15 g,山药15 g,菟丝子20 g,白术15 g,鳖甲20 g(先煎),荔枝核15 g,丹参15 g,鸡血藤30 g,煅牡蛎30 g(先煎),甘草6 g。20剂,水煎服,每日1剂,早晚分服。予散结养血方1料以散结养血调经,2次/天,以适量温水冲服。医院制剂桔荔散结片口服,4粒/次,3次/天。监测基础体温。

二诊:11月12日。末次月经11月11日,现为月经第2日,经量少,色黯。口腔溃疡,口干,便秘。舌尖红,苔白,脉细。治法:滋肾养阴。

处方:寿胎丸合二至丸加减。在原方基础上去党参、白术、丹参、鸡血藤、煅牡蛎,加枸杞子15 g、覆盆子15 g、女贞子15 g、白芍15 g、石斛10 g、地骨皮10 g。20剂,水煎服,每日1剂,早晚分服。予滋阴养血方1料以滋阴养血调经,2次/天,以适量温水冲服。医院制剂助孕丸口服,6 g/次,3次/天。监测基础体温,超声监测排卵。

三诊:12月5日。末次月经11月11日,7日净,经量极少。大便偶溏,口干。舌尖红,苔白,脉细。本周期基础体温呈双相,现高温相第8天。11月22日右侧卵巢优势卵泡18 mm,内膜厚9 mm(连续性欠佳),11月24日右侧卵巢优势卵泡消失,内膜厚度7 mm。治法:补肾健脾,益气养阴。

处方:在上方基础上去鳖甲、荔枝核、枸杞子、白芍,加党参 15 g、炒白术 15 g、郁金 10 g。20 剂,水煎服,每日 1 剂,早晚分服。续用滋阴养血方 1 料,2 次/天,适量温水冲服。助孕丸口服,6 g/次,3 次/天。

四诊:12 月 26 日。末次月经 12 月 9 日,7 日净,经量中等,色鲜红。偶口干,余无特殊不适。舌尖红,苔白,脉细。本周期基础体温呈双相。

处方:在上方基础上去炒白术、郁金,加荔枝核 15 g、橘核 10 g。20 剂,水煎服,每日 1 剂,早晚分服。续用滋阴养血方 1 料,2 次/天,适量温水冲服。助孕丸口服,6 g/次,3 次/天。

五诊:2019 年 1 月 29 日。末次月经 1 月 8 日,7 日净,经量中等,色鲜红。口干,大便 2 天一行。舌淡红,苔白,脉弦细。

处方:在上方基础上去荔枝核、橘核、地骨皮,加墨旱莲 15 g、山茱萸 15 g、陈皮 5 g。20 剂,水煎服,每日 1 剂,早晚分服。再用滋阴养血方 1 料,2 次/天,以适量温水冲服。助孕丸口服,6 g/次,3 次/天。

六诊:2 月 18 日。末次月经 1 月 8 日,2 月 11 日有少量阴道褐色分泌物,无腹痛等不适。舌尖红,苔白,脉细滑。2 月 12 日性激素检查示:β-HCG 5 031 IU/L,E_2 483 pmol/L,P 21.51 μg/L。超声检查示:宫内早孕。2 月 18 日超声检查示:宫内早孕合并宫腔积液(23 mm×3 mm)。西医诊断:先兆流产。中医诊断:胎漏。辨证为肾虚证。治法:补肾健脾,固冲安胎。

处方:寿胎丸加味。菟丝子 20 g,桑寄生 20 g,续断 15 g,枸杞子 15 g,女贞子 15 g,墨旱莲 15 g,白芍 15 g,山药 15 g,覆盆子 15 g,阿胶珠 2 包(烊化),仙鹤草 15 g,侧柏炭 10 g。7 剂,水煎服,每日 1 剂,早晚分服。另予西洋参 10 g,阿胶 9 g(烊化),石斛 10 g,陈皮 5 g。7 剂,每日 1 剂,炖服。

中药安胎至 2019 年 4 月 2 日随访,宫内妊娠 13 周,胎儿颈后透明层厚度正常,转产科常规产检。

述评:

月经过少是指月经周期正常,经量明显少于平时正常经量的 1/2,或少于 20 mL,或行经时间不足 2 天,甚或点滴即净,又称"经水涩少""经水少"等。王叔和《脉经·平妊娠胎动血分水分吐下腹痛证》中有相关记载。"师曰:有一妇人来诊,言经水少,不如前者,何也?师曰:曾更下利,若汗出、小便利者可。何以故?师曰:亡其津液,故令经水少。设经下反多于前者,当所苦困。当言恐大便难,身无复汗也。"该段指出了月经过少的病机是津液亏损。《傅青主女科》认为经水少与肾虚有关:"经水出诸肾""肾水少则经水少"。《证治准绳》认为经水少有虚有实:"经水涩少,为虚为涩。"由此可见月经过少的病因有虚有实,虚者多因身体虚

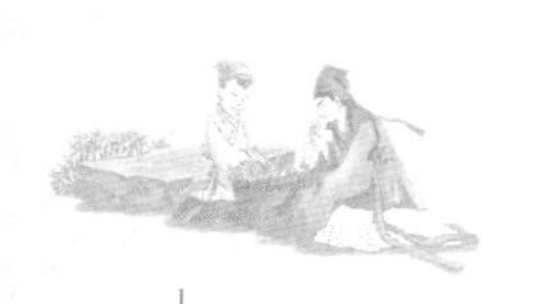

弱，如大病、久病、失血，或饮食劳倦伤脾，或房劳伤肾，而使精亏血少，冲任气血不足，血海乏源；实者多由瘀血内停，或痰湿壅滞，经脉阻滞，血行不畅，经血减少。现代医学对于月经过少病因的认识有医源性、内分泌性、器质性等。该案患者先天肾脾精血不足，无以系胎，加上多次清宫损伤冲任、胞宫、胞络，瘀血阻滞胞宫，月经艰涩不行，综合舌脉辨证为肾虚血瘀。

治疗本案患者以补肾健脾为本，适时行气活血以调经，以寿胎丸合四君子汤为主方，加鳖甲、煅牡蛎软坚散结，丹参、鸡血藤、荔枝核养血活血以标本同治。此外，根据月经周期不同阶段肾阴阳转化、消长规律和气血盈亏变化规律分阶段用药，经后期滋肾疏肝养血，经间期温肾助阳、调理气血，促阴阳转化，联用二至丸以平补肝肾之阴，经前期平补肾气、调和气血，月经期疏肝行气、理血调经。同时佐以散结养血方、滋阴养血方及医院制剂桔荔散结片。桔荔散结片是由罗元恺教授发明的，主要成分有：橘核、荔枝核、续断、小茴香、乌药、川楝子、海藻、莪术、制何首乌、岗稔根、党参、生牡蛎、板栗壳、益母草等。此制剂可行气活血、破瘀消癥、软坚散结，可用于治疗证属气滞血瘀、痰瘀互结证的子宫肌瘤等良性肿瘤。散结养血方是罗颂平教授根据子宫腺肌病的病机特点自拟的膏方，此膏方为《济生方》橘核丸合《景岳全书》荔核散加减而成，以软坚散结、行气活血为主，兼顾健脾化湿、益气养血。滋阴养血方是罗颂平教授针对卵巢储备功能下降所引起的不孕症而自拟的膏方，调补脏腑气血阴阳的同时，尤善滋阴养血；配伍行气化滞之品，使补而不滞；资冲任二脉阴血之源，使阴阳平衡，气血调和，冲任条达，血海充盈；以补肾健脾、养血填精为主，兼有疏肝解郁、祛湿行血之效。此外监测卵泡，待可见优势卵泡及基础体温呈双相时合用助孕丸。助孕丸是广州中医药大学第一附属医院自制的制剂，原方是由女贞子、黄芪、白术、党参、续断等八味中药组成的复方制剂，有健脾固肾之功效，主治脾肾两虚之胎漏、胎动不安等证。治疗时考虑到该患者有多次流产史，故预培其损，待卵泡成熟排出之时予助孕丸以防滑胎再次发生。六诊时患者怀孕，但出现了阴道褐色分泌物，有先兆流产之象，遂予寿胎丸合用墨旱莲、阿胶珠、仙鹤草、侧柏炭等止血之品。阿胶既可以止血又能补血，为补血、固冲任之首选。

《素问·上古天真论》曰："女子七岁，肾气盛，齿更发长；二七而天癸至，任脉通，太冲脉盛，月事以时下，故有子。"其明确指出肾气充足、冲任脉盛月事方能调，而后才能繁衍子嗣。《妇人大全良方》曰："凡医妇人，先须调经，故以为初。"其指出治妇人之疾，以调经为首要，故临证以肾脾为本，顺应月经周期节律，结合岭南地域特色，形成独具特色的调经思路。

痛经（子宫腺肌病）[84]

刘某,女,40 岁,2017 年 3 月 20 日初诊。

超声检查发现患子宫腺肌病 10 年。患者既往月经规律,周期24 ~45天,经期 5 ~7 天,月经量中、色鲜红、质中,有血块,痛经严重。近两年痛经明显加剧,经期头痛、腰酸、乳胀。末次月经 3 月 14 日,7 天经净,经量适中、色鲜红、有血块,痛经明显,尤以第 1 天为甚,经期腰痛、乳胀。前次月经 2 月 10 日,7 天经净,经量适中,痛经明显。孕产史:G2P1。患者无生育要求。现饮食、睡眠尚可,大小便正常。舌暗红,苔薄白,脉细。超声检查提示:子宫后壁不均质改变,考虑子宫腺肌病伴子宫肌瘤(大小约 45 mm×46 mm),建议治疗后复查;子宫前壁肌层稍低回声结节(大小约 29 mm×25 mm)。血清 CA125:45 IU/mL。西医诊断:子宫腺肌病;子宫平滑肌瘤。中医诊断:癥瘕、痛经(血瘀证)。患者拒绝手术治疗,罗颂平予以膏方治疗。

处方:散结养血方。荔枝核、橘核、岗稔根、牡蛎(先煎)、续断、三七、海藻、板栗壳、鸡血藤、盐牛膝、醋三棱、醋莪术、醋香附、乌药、木香(后下)、大腹皮、路路通、丹参、桑寄生、狗脊、酒黄精、五指毛桃、熟党参、白术、炒苍术、白扁豆、千斤拔、茯苓、山药、北柴胡、蒸陈皮、麦芽、桃仁、薏苡仁、皂角刺、重楼、人参、核桃仁、元贞糖,每次约 5 mL,每日 1 ~2 次,温水调服。

二诊:4 月 16 日。末次月经 4 月 10 日,5 天经净,经量适中、色红、有血块,服药后痛经较治疗前明显缓解,仍有腰痛、乳胀。饮食、睡眠尚可,大小便正常。舌淡红,苔白,脉细。守上方膏方。

三诊:5 月 18 日。末次月经 5 月 8 日,6 天经净,经量适中、色红、无血块,痛经消失,无腰痛、乳胀。饮食、睡眠尚可,大小便正常。舌淡红,苔白,脉细。血清 CA125 降至 28.5 IU/mL。嘱患者注意生活调摄,无须继续膏方治疗,定期进行超声检查并复查血清 CA125,门诊随访。

述评:

子宫腺肌病是指子宫肌层内存在子宫内膜腺体和间质,在激素的影响下出血,并伴子宫平滑肌组织增生,形成弥漫病变或局限性病变的一种良性疾病。此病多发生于 40 岁以上的经产妇,并半数合并腺肌瘤,其临床表现为月经量增多、经期延长、痛经、不孕等。其中痛经为最突出的表现,主要表现为逐年加剧的渐进

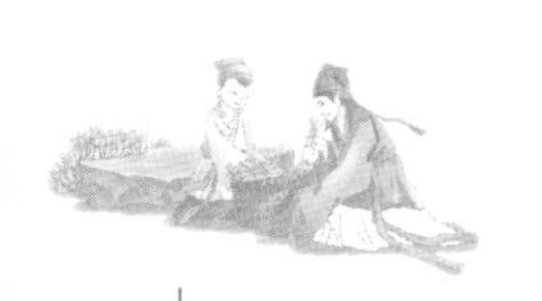

性痛经。中医古籍中未有“子宫腺肌病”的病名记载，根据主要临床表现，其可归属于中医学“癥瘕”“痛经”“月经失调”“不孕症”等范畴。《诸病源候论·癥瘕病诸候》：“其病不动者，直名为癥。若虽病有结癥而可推移者，名为癥瘕。”该条文指出了癥瘕的特点，后世一般以坚硬不移、痛有定处的为癥；聚散无常、痛无定处的为瘕。《圣济总录》还认为癥瘕与积聚属同类疾病：“癥瘕结癖者，积聚之异名也。证状不一，原其根本，大略相类。”

古今医家多认为该病主要发生在胞宫部位，瘀血阻滞冲任胞宫是其病机关键：或由气虚、肾虚致瘀，或由寒凝、气滞致瘀，或由痰浊、湿热与瘀搏结致痰瘀互结、瘀热互结。罗颂平教授认为该病以气滞血瘀及寒凝血瘀为主。患者或经产留瘀，或平素抑郁，或肾虚，致脏腑失和，气血失调，冲任损伤，经期部分经血不循常道而逆行，“离经之血”即是瘀血。血溢脉外，离经之血蓄积胞中，瘀久成积则为癥瘕，形成子宫腺肌病或腺肌瘤；瘀阻冲任，不通则痛则为痛经；瘀阻胞脉，血不循经则月经过多、经期延长；瘀滞日久，胞脉不通，阻碍两精相搏，则为不孕。本案患者突出表现为痛经，且无生育要求，故治疗以活血化瘀、软坚散结治其标，以补肾健脾、益气养血固其本，待瘀血消散，血脉通畅，则症状逐渐消退。

膏方又称膏滋、煎膏，指将多味药材合理配伍组方，反复煎煮，过滤去渣取汁，经蒸发浓缩后，再掺入胶类、炼蜜或糖类等进行收膏，最终熬炼成稠厚状半流质膏状或冻状的制剂，具有易于保存和携带、使用方便的特点。罗颂平认为膏方是一种具有预防治疗综合作用的制剂，正如近代名中医秦伯未言其“非单纯补剂，乃包含救偏却病之义”。膏方具有补虚纠偏、平衡阴阳、调和气血、协调脏腑的功能，子宫腺肌病为顽固之疾，病机虚实夹杂，疗程日久，所以更为适合膏方治疗。罗颂平教授自拟散结养血膏方以软坚散结、行气活血为主，兼顾健脾化湿、益气养血。此膏方为《济生方》橘核丸合《景岳全书》荔核散加减而成，治疗子宫腺肌病多获良效。方中荔枝核、橘核，软坚散结，行气止痛。《本草纲目》云荔枝核：“行散滞气。治颓疝气痛，妇人血气刺痛。”《日华子》云橘核：“主膀胱浮气……又妇人瘕疝，小腹攻疼，腰胯重滞，气逆淋带等疾，以一两，白水煎服立定，盖取苦温入肝而疏逆气之功也。”两药合用为软坚散结的良药对。海藻味咸，咸能软坚润下，《本草崇原》云：“海藻，其味苦咸，其性寒洁，故主治经脉外内之坚结。瘿瘤结气，颈下硬核痛痈肿，乃经脉不和而病结于外也。癥瘕坚气，腹中上下雷鸣，乃经脉不和而病结于内也。海藻……主通经脉，故治十二经水肿，人身十二经脉流通，则水肿自愈矣。”牡蛎软坚散结，收敛固涩。三棱、莪术破血去瘀，行气消积。岗稔根为道地南药，具有养血通络、止血止痛之效。《广东中药志》记载“岗稔果补血滋养，叶收敛止泻止血，根止血收敛”，指出其为止血养血之要药，可减少子宫腺肌病导致的月经过多等证。皂角刺辛散温通，直达病所，攻散之力较强，助散结消癥。《医学入门》云:“皂刺,凡痈疽未破者,能开窍;已破者能引药达疮所,乃诸恶疮癣及疠风要药也。”三七、鸡血藤、丹参、桃仁活血化瘀,养血调经,乌药、木香、大腹皮、香附行气解郁止痛,板栗壳止血散结,柴胡疏肝理气,路路通、千斤拔祛风通络,续断、牛膝补肝肾、强筋骨,狗脊补肾温阳,桑寄生、黄精补肾填精,人参、党参补中益气使气行则血行,重楼凉肝定惊,麦芽消食化积。五指毛桃为岭南常用草药,具有益气补虚、行气解郁、壮筋活络、健脾化湿、止咳化痰等功效,合山药、茯苓、白扁豆、白术、苍术、陈皮、薏苡仁以健脾益气、燥湿利水。核桃仁、元贞糖皆为辅料。全方共收活血化瘀、养血散结、健脾理气、补益肝肾之效,既可消除癥瘕积聚,又可止血调经,治疗子宫腺肌病导致的痛经、月经失调疗效显著。

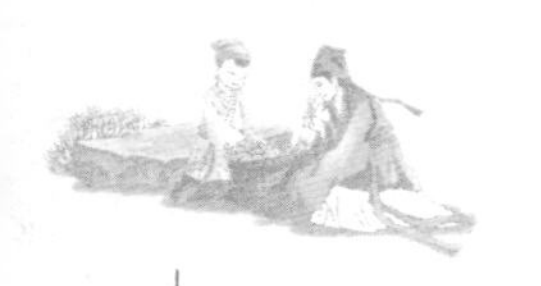

哈孝廉

妊娠腹痛（异位妊娠）[85]

患者，女，24岁，1987年4月15日初诊。

患者于1979年因患卵巢囊肿蒂扭转行切除术，婚后2年不孕，月经周期基本正常，此停经40余日，妊娠试验阴性。1周后阴道有少量出血，并感小腹部疼痛难忍。尿妊娠试验阳性，超声检查示：子宫如孕40余天大小，左侧输卵管峡部有5 cm×4 cm大小包块，内有1 cm×1.2 cm液性暗区。诊为宫外孕，患者不愿手术而来我院就诊。

现症：阴道少量出血，小腹部疼痛。脉沉细弦，舌质微黯，舌苔薄白。证属气滞血瘀，瘀血内积，阻滞胞脉，冲任失调，不通则痛。拟以化瘀止血、理气止痛之剂。

处方：益气活血汤加减。赤芍9 g，生蒲黄9 g（包煎），刘寄奴9 g，乳香9 g，没药9 g，莪术9 g，当归5 g，乌药5 g，丹参5 g，益母草5 g，大血藤5 g。3剂，水煎服。

二诊：服药后，腹壁痛减轻，大便偏干，阴道出血量少，血块较多。取一血块检验，内有蜕膜组织。于前方去刘寄奴、蒲黄，加鸡内金9 g、火麻仁9 g、大黄6 g（后下）。4剂，水煎服。

三诊：阴道出血已止，腹痛消失，但感周身无力。纳谷不香，气短，心悸，脉来沉细。超声检查示包块消失，子宫正常大小；尿妊娠试验阴性。拟进益气养血，调脾胃之剂，以八珍汤合平胃散化裁。

随访，2年后顺产一子。

述评：

异位妊娠是指受精卵在子宫体腔以外着床发育，除宫外孕所指输卵管妊娠、卵巢妊娠、腹腔妊娠、阔韧带妊娠等外，亦包含了宫颈妊娠、子宫残角妊娠、子宫瘢痕妊娠等异常妊娠情况。近年来异位妊娠发病率日益增高，且输卵管妊娠破裂或流产是妇科临床常见急腹症之一，乃危急重症，处理不当常可危及生命。

古代医籍中并无“异位妊娠”病名，据临床表现，其可归于中医学的“癥瘕”

"妊娠腹痛""妊娠下血"等范畴。据其病程各个阶段证候表现不同,分为未破损期与已破损期,据各个时期不同症状采取不同治法。中医治疗只适用于输卵管妊娠的某些阶段,不可随意妄用。对其病因,医家普遍认为是冲任不畅、少腹血瘀所致,证候多为实证,是少腹素有瘀滞,运送孕卵不畅,不能到达子宫腔所致,亦有因先天肾气不足,后天脾气虚衰,无力孕卵所致虚实夹杂证。哈孝廉教授认为该病虽病程之久暂、体质之强弱、寒热所属各异,但总以实为主。急则治标,以活血化瘀为主要治疗原则,亦遵循《素问·五常政大论》所言"大毒治病,十去其六"之旨,不滥用活血化瘀之品。《血证论·阴阳水火气血论》言"运血者,即是气",故加入益气之品,予自拟益气活血汤随证加减治之,颇具疗效。此方主要针对病情稳定期,若有明确手术指征,应立即予急诊手术,不可贻误病机,危及生命。

益气活血汤中赤芍、当归、蒲黄、丹参为血分药,治以活血化瘀止痛,《滇南本草》谓赤芍"降气,行血,破瘀,散血块,止腹痛",《本草纲目》谓丹参"活血,通心包络,治疝痛",且现代药理研究均发现其有抗血小板凝集、抗血栓形成的作用,是临床常用配合组方治疗异位妊娠之品。方中乳香、没药、三棱、莪术、乌药、香附等药行气破瘀,止痛消癥,又加党参、丹参以补气养血。诸药配伍共奏益气养血,活血化瘀、理气止痛之功。本案患者为输卵管峡部妊娠未破裂型,生命体征平稳,故可先予中药杀胚消癥。一诊予益气活血汤加益母草、大血藤3剂,患者证属血瘀为实,故原方增活血止痛之品以求少腹血癥消之从速,避免胚胎继续增大危及生命。二诊见血块量多,蜕膜已下,少腹血瘀大解,症见大便干燥,为失血失津所致,故去破血通淋之刘寄奴、蒲黄,加入鸡内金、大黄、火麻仁等生津益气,润肠通便。三诊后包块消失,实证已解,里虚正显,脾气虚衰,纳谷不香,终予益气养血,健脾和胃,扶助正气而愈。

妇科诸病的治疗主以气血理论为要,从气从血论治。《素问·调经论》言:"人之所有者,血与气耳。"气血不和是疾病发生的基本病机。异位妊娠实因血瘀少腹所致,故治疗大法亦不离气血。

滑胎(复发性流产)[86]

患者,女,2015年4月16日初诊。

患者多年前人工流产1次,1年内生化妊娠1次,后于孕2个月时发生胎停育2次。

现症:月经较规律,经量较前明显减少。舌黯,脉沉细。欲调理求子,末次月

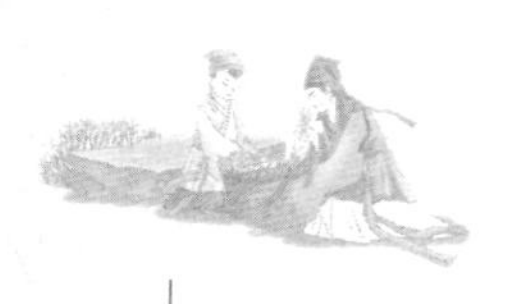

经4月4日。先行孕前调经，治以经前期温肾养血。

处方：山茱萸15 g，菟丝子20 g，肉苁蓉15 g，巴戟天15 g，淫羊藿15 g，鹿角片10 g（先煎），覆盆子15 g，金樱子15 g，仙茅10 g，桑寄生15 g，麦冬15 g，枸杞子15 g，太子参15 g，当归10 g，白芍10 g，何首乌15 g。7剂，每日1剂，水煎服。

二诊：5月14日。5月10日行经，量较之前增多，治以经后期滋阴养血。

处方：当归10 g，白芍10 g，熟地黄15 g，太子参15 g，菟丝子20 g，女贞子15 g，枸杞子15 g，肉苁蓉15 g，鹿角霜30 g（先煎），山茱萸15 g，何首乌15 g，紫石英10 g（先煎），山药15 g。7剂，每日1剂，水煎服。

三诊：5月21日。予首诊方加丹参20 g以养血活血，紫河车10 g以补肾填精。

四诊：6月4日。血HCG检测呈阳性，以首诊方续服。后血HCG水平持续升高，遂继行中药补肾健脾、益气养血保胎治疗。

1年后电话随访，患者于2016年2月剖宫产一女，母女健康。

述评：

滑胎是指堕胎或小产连续发生3次或3次以上者，亦称"数堕胎""屡孕屡堕"，西医学中复发性流产可参照此病。滑胎病名首次由《叶氏女科证治》提出："有屡孕屡堕者，由于气血不充，名曰滑胎。"对其病因病机，《灵枢·五音五味》早就提出："今妇人之生，有余于气，不足于血，以其数脱血也。"《诸病源候论·妊娠数堕胎候》亦言"血气虚损者，子脏为风冷所居，则血气不足，故不能养胎，所以致胎数堕。候其妊娠，而恒腰痛者，喜堕胎"，阐明气血的亏虚是妇科百病的根源，故滑胎治法应重在调气血。宋代《女科百问》曰"若妊娠曾受此苦（滑胎），可预服杜仲丸"，首次提出补肾是防治滑胎的关键。若父母先天禀赋不足，肾气亏虚，系胎无力，则两精虽能结合，但胎不成实，屡孕屡堕。不论气血虚衰，抑或肾虚为本，治以调冲任、培补其元，方可保证胎元稳固。

哈孝廉教授宗张介宾"预培其损"法：未产之前，但宜以培养气血为主，而预为之地。孕前治疗采用周期疗法通调气血。经前期，治拟温肾养血；经期重阳转阴，祛旧迎新；经后期，阴长阳消，治拟滋阴养血；经间期，治拟温阳补血，填精益髓以助孕。治疗总以补脾肾、益气血、固冲任为要，其中养气血是关键，补肾是根本。

本案患者一诊处于经前期，素来经行量少，故予温肾养血之法。方中菟丝子、肉苁蓉、桑寄生配伍补肾填精以固先天之本，其中菟丝子平补肝、肾、脾之阴阳，是补肾安胎之要药。张锡纯谓："于千百味药中，得一最善治流产之药，乃菟丝子是也。"山茱萸、淫羊藿、巴戟天、鹿角片、仙茅等补肾阳，经前期正属阳长阴消之期，加入温阳补肾之品，使得"肾旺自能荫胎"。亦配少许麦冬、金樱子、覆盆子等滋阴固肾之品，阴中求阳，水中补火，阴阳同补。又因经行量少，配以当归、白芍等活血养血之品对症治之。二诊经行已毕，阴长阳消，需要使阴血渐长，故治以滋阴养血，去温补之品，加女贞子、熟地黄等滋阴补肾之品，益肾填精，滋肝补血。三诊约处经间期，是两精结合之重点时期，加入丹参与紫河车二味。《傅青主女科》提出孕胎用药“必须大补气血，而少加以行瘀之品，则瘀散胎安矣”。故加入丹参去滞生新，活血瘀去则胎自能成，紫河车亦为妇女气血大虚、不孕之要药。两者相配，泻而后补，补血益精之功倍增，冲任得养而孕。四诊已孕，继予补肾健脾、益气养血之方服用，直至胎元稳固。

滑胎之治疗不可见孕即止，该病难点除在怀孕外，亦在胎元之稳固不失，贵在坚持服药直至稳定。如《明医杂著·妇人半产》云：“其有连堕数次，胎元损甚者，服药须多，久则可以留。”

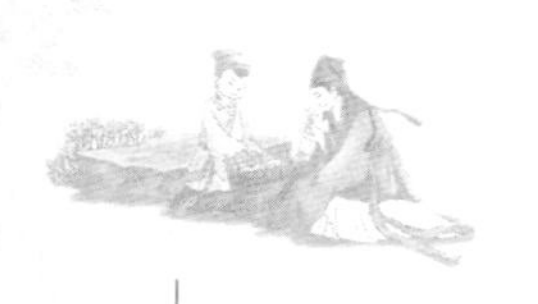

哈荔田

子痫（妊娠期高血压疾病）[87]

友人之女，孕7月余，1957年春初诊。

一日晚间，因事有怫意，致头晕目眩加剧，兼有腹痛腰酸，遂至某医院急诊。已重身7月余，肢面浮肿，血压偏高，时有头晕头痛。妇产科检查：浮肿严重，血压184/110 mmHg，尿蛋白阳性，并见头晕头痛、口干欲饮，诊为先兆子痫，拟留住院，因少数民族饮食不便而返家。不料凌晨突感头痛欲裂，牙关发紧，寻即昏仆，四肢抽搐，目睛上吊，全身痉挛，唇色紫绛，少时自醒，移时又发，未及半日已发作5次，每次持续1～2分钟。测血压（170～190）/（110～120）mmHg，家属即予镇静降压药物后患者入睡。

现症：神智尚清，头痛心烦，泛漾欲呕，口干咽干，便结溲赤，舌红苔黄，脉弦滑而数。诊断为肝肾阴虚、肝火内炽，风阳暴越，胃失和降。

处方：熊胆0.6 g（研末）、琥珀粉1.5 g冲入竹沥15 g即服。后服下方：钩藤15 g（后下），条黄芩9 g，川黄连9 g，杭白芍24 g，当归9 g，刘寄奴9 g，桃仁泥9 g，草红花6 g，天竺黄9 g，僵蚕9 g，苏地龙9 g，桑寄生12 g，麦冬9 g，清半夏9 g。嘱服1剂，以观其效。

二诊：次日，1剂搐止，恳再往一诊，以毕全功。患者形神倦疲，纳少便干，睡不实，身有微热，舌红苔白少津，脉弦略细而数，此气液两亏，虚热外浮。遂于上方去黄芩、黄连之苦寒，清半夏之辛燥，地龙之通窜，加太子参12 g、东白薇15 g以益气生津、透热除烦，黑芝麻12 g、郁李仁9 g以滋阴养血、润肠通便。嘱服2剂。

药后未再发，观察数日，出险入夷。服中药期间，除少量镇静药物外，未伴服其他西药。

述评：

子痫又称子冒，与西医中的妊娠期高血压疾病相似，指妇女全身肌肉痉挛性抽搐与昏迷状态，可发生在妊娠末期、分娩时或产后1周内。子痫病名及病因由《诸病源候论·妇人妊娠诸候》首次提出："体虚受风，而伤太阳之经，停滞经络，复迁寒湿相搏，发则口噤背强，名之为痉。妊娠而发者闷冒不识人，须臾醒，醒复发，亦是风伤太阳之经作痉也。”故曰风邪致病是子痫发病病因。而病位则多认为在肝，如《素问·六元正纪大论》所述“风胜则动”，《素问·至真要大论》所言“诸暴强直，皆属于风”“诸风掉眩，皆属于肝”。孕期产后多虚多瘀，体虚受风，风邪入肝，以致肝风内动，逆崩于上，神愦昏迷，同时气血运行不畅，瘀血阻络，以致筋脉拘挛疼痛，角弓反张。

本病案在息风止痉的基础上佐以活血化瘀之品活血通络、畅运血行，则风自灭，同时活血之品亦能补益阴血、滋养胎儿，一举两得。但活血化瘀的药物选用须谨慎，不可一味峻厉攻破，损伤胎元。本案患者正属发作期，急则先予熊胆粉混合琥珀粉冲泡竹沥水服之，熊胆味苦性寒。《食疗本草》中以熊胆、乳汁及竹沥治小儿惊痫，本病案以此二味治子痫，以求息风止痉，并加入琥珀粉安神活血，三者先服以豁痰开窍醒神，后以钩藤汤加减以养血育阴、潜阳救逆。方中加入刘寄奴、桃仁、红花等活血化瘀之药，如《妇人大全良方》所言“治风先治血，血行风自灭”，诸药合用，则见搐止。二诊患者内风已息，阴虚之象尤重，故去辛燥通窜之品，加入滋阴益气之太子参、郁李仁等，养血补虚。

本案中子痫证属阴虚阳亢、肝风内动，治以活血养阴、平肝息风。其中活血之药如红花、刘寄奴，虽为妊娠期禁用之品，但如《素问·六元正纪大论》谓“有故无殒，亦无殒也”，故只要辨证明确，则不必过于拘泥。

经行腹痛（痛经）[58, 87]

韩某，女，24岁，1977年6月16日初诊。

经行腹痛2年余。患者平素月经规律，色黑，量少，时有血块，小腹冷痛，痛如锥刺，得温较舒，块下痛减，腰背酸楚，四肢不温，面色苍白。

现症：适在经期，少腹痛楚异常。舌淡苔白，脉沉紧。证系瘀血阻滞，寒凝胞宫。治以温经活血，理气定痛。

处方：全当归12 g，桂枝10 g，怀牛膝12 g，刘寄奴12 g，赤芍9 g，川楝子9 g，延胡索4.5 g，细辛6 g，川芎9 g，乌药6 g，吴茱萸6 g，粉甘草6 g。3剂，水煎服。

二诊：6月20日。药后下血块多，腹痛顿减，四肢仍欠温。苔薄白，脉象沉缓。效不更方。

处方：当归12 g，续断12 g，刘寄奴12 g，桂枝10 g，赤芍9 g，乌药6 g，川茜草9 g，香附9 g，川芎6 g，炮姜炭6 g，吴茱萸3 g，甘草4.5 g。3剂，水煎服。

三诊：6月23日。服药后，胞宫凝寒得散，肢冷较温，腹痛较前缓解。现已经

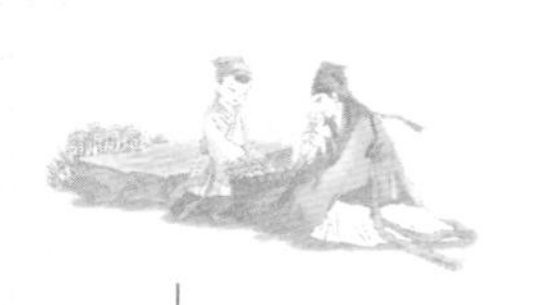

净,再依前法,予丸剂缓调。七制香附丸10丸,每日临睡前服1丸;温经丸5丸,隔日上午服1丸,均白水送下。

四诊:7月16日。末次月经7月15日,周期准时,但经量仍少,暗红无块。腹痛可忍,腰背酸楚,膝软无力。脉象沉细,舌淡苔薄。再予养血温经法。

处方:当归12 g,川芎12 g,白芍12 g,炒杜仲12 g,刘寄奴9 g,五灵脂9 g(包煎),香附9 g,川楝子9 g,延胡索4.5 g,乌药9 g,吴茱萸4.5 g,粉甘草6 g。4剂,水煎服。

五诊:7月21日。月水已净,此次腹痛基本未作。继服坤顺丹每日1丸,白水送下,连服10天。

述评:

经行腹痛之病因,首见于《诸病源候论·妇人杂病诸候》:"妇人月水来腹痛者,由劳伤血气,以致体虚,受风冷之气,客于胞络……与血气相搏击,故令痛也。"本病是由风寒客于冲任引起气血瘀滞导致的。《素问·调经论篇》言:"血气不和,百病乃变化而生。"血与气相互滋生,互相依存,感寒后,血气相搏于胞络,瘀滞不行,不通则痛,发为此病。妇科病的治疗,大要无外乎调理气血。《妇人大全良方》谓:"女子以血为本。"治血为治疗之本,但调气亦至关重要。痛经病亦是如此,加入理气疏肝类气分药可推动气血运行,使活血化瘀定痛之药力倍增。

本案患者属寒凝血瘀型痛经,一诊予桂枝、吴茱萸、细辛温阳散寒,当归、赤芍行瘀活血,延胡索、川楝子、乌药、川芎活血理气止痛,此外配伍刘寄奴用以破血止痛。刘寄奴本为伤科要药,《本草经疏》中云:"刘寄奴,苦能降下,辛温通行,血得热则行……治产后余疾,下血止痛者,正以其行血寻迅速故也。"此诊患者瘀阻胞宫,痛楚异常,加其以速止痛,祛瘀通络。二诊病情稍解,效不更方,只将调气止痛之重药如延胡索、川楝子换为香附等理气之品。三诊换为理气之丸药缓调。四、五诊实寒大解,出现肾虚血瘀等证,故随证加减,加入补肾调气之品,以引气药入血,活泼生机。由此经行腹痛之虚实病证全解。正如《素问·至真要大论》所述:"疏其血气,令其调达,而致和平。"

在辨证施治的过程中,疾病寒热虚实时时变化,且易被掩盖,治程中从实从虚,孰为先后,应随机以赴,冀其巩固。

产后发热（产褥感染）[87]

张某，女，26 岁，季秋初诊。

患者产后第 4 天，因不慎寒暖，将息失宜，初觉形寒不适，体温不高，翌日即恶寒高热，无汗身楚，恶露减少，小腹切痛。自服姜糖水一大碗，并西药解热镇痛片，汗出热不解，晚间体温达 40.6 ℃（腋下），家属急邀往视，情词恳切。

现症：诊其体肤，蒸蒸而热，不恶寒，颜面潮红，身半以上汗出如洗，口干频饮，便秘溲黄。舌质红，苔干黄，脉浮数有力。此风寒化热，内传气分，已成阳明经证，亟宜辛凉泻热，沃焚救涸。

处方：金银花 21 g，生石膏 30 g（先煎），淡竹叶 6 g，荆芥穗 6 g，天花粉 15 g，白薇 12 g，党参 9 g，鲜石斛 12 g，当归 9 g，南红花 4.5 g，粉甘草 6 g。粳米一撮煎汤代水。1 剂，口服。

二诊：次晨。上剂服后，遍体透汗，形困神疲，沉沉入睡。现体温降至 38.2 ℃，上方再予 1 剂。

三诊：恶露增多，体温续降，大渴已减，腹痛顿除。惟头晕神疲，纳少口干，自汗低热，脉见细数。此余热不解，阴液为伤，再进清热滋阴、养血益胃法。

处方：菊花 9 g（后下），白薇 9 g，沙参 9 g，麦冬 9 g，玉竹 9 g，秦当归 9 g，金银花 15 g，淡竹叶 3 g，红花 6 g，炒神曲 15 g，佛手片 4.5 g，太子参 15 g，生牡蛎 15 g（先煎）。

再服两剂而愈。嘱糜粥，食养尽之。

述评：

产后发热是指产褥期内，出现发热持续不退，或突然寒战高热，并伴有其他症状者。女性一般产后几日会出现体温升高至 38 ~ 39 ℃，持续 4 ~ 16 小时即下降，无其他症状，是产后阴血骤虚、虚阳外浮、营卫失调所致，不为病态。产后发热类似于西医学中的产褥感染，指分娩及产褥期生殖道受病原体侵袭引起的局部或全身感染，是感染邪毒所致的危急重症。

关于产后发热的论述首见于《素问 · 通评虚实论》："乳子而病热，脉悬小者何如……手足温则生，寒则死。"此文表明该病病势之危急。《景岳全书 · 妇人规》对该病病因做了较为全面的分类论述："产后发热，有风寒外感而热者，有郁火内盛而热者，有水亏阴虚而热者，有因产劳倦虚烦而热者，有去血过多头晕闷乱

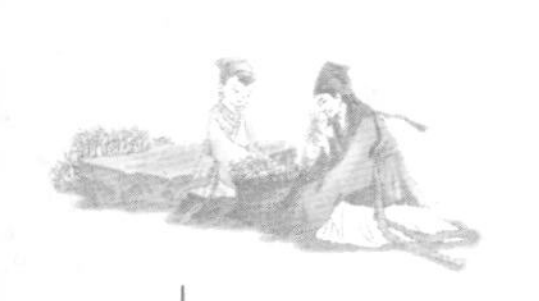

烦热者。诸症不同,治当辨察。”《医宗金鉴·妇科心法要诀》亦总结了产后发热的多种病因:“产后发热不止一端,内伤饮食外风寒,瘀血血虚与劳力,三朝蒸乳亦当然,阴虚血脱阳外散,攻补温凉细细参。”后世医家总结病因病机亦不出其外,多为感染邪毒、外感风寒、瘀血、血虚等。在治疗方面,由于产后出血过多,百脉亏虚,故总不离补法,《女科经纶》即引朱丹溪所言:“产后有病,先固气血。故产后以大补气血为主,虽有杂证,以末治之。”然而对于感染邪毒之证,大补之法难免闭门留寇,因而温病学派提出和法之“小柴胡汤”,以和解少阳祛外邪。如《温疫论》所述:“新产亡血过多……皆能受邪,与经水适断同法。”故虽产后多虚,但若不分寒热皆投温补滋腻之剂,则邪无所出,易生他变,理用和平之剂,活方治之。

本案患者症见大热、大汗、大渴、便秘、脉浮数等热扰阳明之象,实为感染外寒后邪入里化热伤津所致,故治疗应以辛凉泻热、沃焚救涸为要。《伤寒论》曰:“大烦渴不解,脉洪大者,白虎加人参汤主之。”本案取石膏、粳米入方,去苦寒之知母,以辛寒质重、善清透气热的石膏配伍金银花为君,清泻其热,加入天花粉、石斛、党参、竹叶益气生津,少用芥穗以疏其邪;当归、红花配伍和血通瘀,瘀血得散,气机才可宣通而行。全方配伍以辛凉泻热。由于病情急骤易变,故以一诊一剂调之,及时更方。一剂后效不更方。三诊见体温大降,余热未解,蒸蒸阴液为伤,故去石膏之清泻阳明实热之品,改轻剂菊花,减金银花量,加入沙参、麦冬、玉竹等滋阴清热之品,并加入顾护胃气之神曲、佛手等,仅予两剂,嘱予米粥服而尽之,如《素问·五常政大论》所述:“谷肉果菜,食养尽之。”

产后发热的治疗原则应以调气血、和营卫为主,确应注重产后“多虚多瘀”的特点,然则感染邪毒若为实热,仍片面强调补虚之法,则闭门留寇,邪无所出。然《妇人大全良方》言“凡产后发热……不可便作感冒治之”,若与常人一样予苦寒辛凉之品发表攻里,则易伤正气,致犯虚虚实实之戒。故和法是为治法核心。

带下病(阴道炎)[87]

鲁某,女,38岁,1977年5月6日初诊。

患者去岁曾患尿路感染,发作尿频、尿痛、尿浊,愈后每见带下量多,经后尤甚,恙延数月,治无著效。妇科检查:宫颈糜烂;阴道炎。

现症:带下量多,色黄黏浊,臭秽难闻,伴见日晡烦热,脘腹痞闷,食不知味,腰背酸楚,少腹胀痛,口苦咽干,小溲赤热,尿道灼痛。脉来滑数,舌苔黄腻,周边薄白,舌质暗红。此系湿毒蕴热,注于下焦,郁滞气机。治以清化湿热之法。

处方：盐黄柏 6 g，金银花 12 g，瞿麦穗 8 g，海金沙 9 g(包煎)，车前子 12 g(布包)，滑石粉 12 g(布包)，白萹蓄 9 g，川萆薢 9 g，冬葵子 9 g，粉甘草 6 g，白檀香 3 g(后下)，淮木通 4.5 g，干虎杖 12 g。3 剂，水煎服。

另用蒲公英 12 g，吴茱萸 3 g，黄柏 9 g，蛇床子 9 g。3 剂，布包，泡水，坐浴熏洗，每日 3 次。

二诊：5 月 16 日。前方服后，带下明显减轻，潮热未作，腰酸脘痞、少腹掣痛诸症均不若前甚。5 月 10 日经潮，量少，色殷红，经行 5 天而止。现带下尚多，色黄兼赤，少腹隐痛，小便赤短，尿道涩痛。此湿热蕴于血分，水府不畅，再依前法化裁。

处方：云茯苓 12 g，淡竹叶 4.5 g，白檀香 4.5 g(后下)，血余炭 12 g，车前子 12 g(布包)，滑石块 12 g(包煎)，瞿麦穗 9 g，白萹蓄 9 g，金银花 12 g，败酱草 12 g，荜澄茄 6 g，甘草梢 6 g。5 剂，水煎服。外用药同前。

三诊：5 月 22 日。带下止，尿痛、尿赤诸症已除，腰酸、潮热迄未再发。嘱以二妙丸半丸、龙胆泻肝丸半丸合服，每日 1 次，空腹时白水送下，连服 7 天。

述评：

"带下"病名有狭义和广义之分。广义"带下"首次出现于《素问·骨空论》："任脉为病，男子内结七疝，女子带下瘕聚。"该条文提出了冲任督带在女性生理病理中的作用，带脉可约束诸经。现代所指带下病为狭义"带下"，指带下量明显增多或减少，色、质、气味发生异常，或伴有全身或局部症状者。对病因病机的讨论，《诸病源候论·妇人杂病诸候》首次解析了狭义"带下"和阴痒的病因病机，提出"带下五候""带下五色候"等。后世医家多公认湿邪为带下致病关键。《校注妇人良方》曰："阴内痒痛……元气虚损，湿热所致。"《傅青主女科》亦提出："夫带下俱是湿证。"湿邪有内湿和外湿之分，外湿或由久居湿地，或摄生不节，或不洁性交，或经期、人工流产术后等虚损感染而致；内湿则多因脾病运化输布失常，水湿痰浊聚于体内，湿邪重着，病性缠绵，常易郁而化热，困着胞宫。内外两湿相结，发为湿热下注甚则蕴毒之证。带下病的治法应内外同治，在中药汤剂辨证予之的同时，配合中药洗剂熏洗，可事半功倍。

本案患者发病始因尿路感染，为外感湿邪热毒引发此病，带下黏浊臭秽，是湿热蕴毒所致。带下色黄之因如《女科证治约旨》所述："因思虑伤脾，脾土不旺，湿热停蓄，郁而化黄。其气臭秽，致成黄带。"本案患者亦见脘腹痞闷、食不知味等脾虚湿滞之象，故病位确在脾。治法应以清热解毒、健脾化湿为要。方中黄柏、金银花为君，苦寒之品以清下焦湿热，瞿麦、萹蓄、车前子、滑石、海金沙、萆薢、木通等配伍入膀胱、小肠经以清热通淋，共清带下湿热、尿道灼热。白檀香性辛温，入脾肺，理气止痛利胸膈，在苦寒之药中加入辛温之品，意在散热开结、畅利气机，非徒

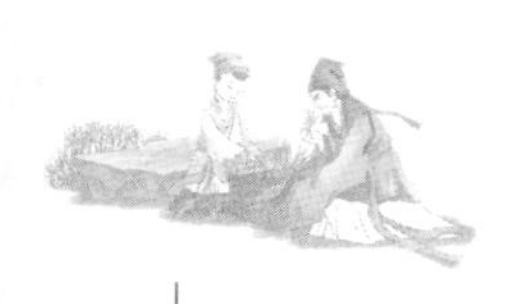

止痛，亦可助通调水道。外洗方由蒲公英、吴茱萸、黄柏、蛇床子四味组成，蛇床子祛风燥湿、杀虫止痒，黄柏、蒲公英清热燥湿、泻火解毒，吴茱萸味辛性热。《本草纲目》言茱萸“所治之证，皆取其散寒温中，燥湿解郁之功……其性虽热，而能引热下行”，故加入3 g吴茱萸于苦寒清热之品中。诸药配伍，既可中和蛇床子毒性，加强清热解毒、燥湿止痒的功效，亦可制约吴茱萸温热过剩之性能，使热下行而出体外，无所滞留。二诊后湿热蕴毒之象稍解，故以前方加减而调。三诊后以丸药缓调而愈。

本案中湿热下注型带下临床并不少见，治疗大法总以清热除湿为主，多用苦寒之品。哈荔田教授却总在苦寒中佐以少量辛温发散之药，如汤剂中白檀香、荜澄茄，外洗剂中的吴茱萸等，一味只用苦寒之品难免伤正，反使湿邪留滞体内无所出，佐以少量辛温之品，活泼气机，使气机畅通，水道通调，湿邪才有所依仗而出。

阴痒（外阴白斑）[87]

郭某，女，67岁，1977年5月7日初诊。

外阴瘙痒半年余。患者查见两下肢胫侧各有苔藓样皮炎，约10 cm×7 cm及8 cm×6 cm大小，询之已十余年，不时作痒，搔抓脱屑，无分泌物。妇科检查：大小阴唇皮肤均呈白色粗糙样改变，皮肤角化，色白，有溃疡面，肛周也有同样皮损，无分泌物。印象为“外阴白斑”。

现症：外阴瘙痒，夜间尤甚，难以入寐，伴头晕目眩，干咳少痰，胶黏难咯，口苦咽干，腹胀纳少，食倾即泻，足胫浮肿。舌质淡红，苔白腻，脉沉弦滑。此为肝肾阴亏，火有余，肝脾不调，湿热下注。治拟滋阴泻火，健脾利湿，清热解毒。

处方：细生地黄15 g，北玄参15 g，北沙参12 g，麦冬12 g，全当归9 g，茅苍术9 g，云茯苓9 g，生薏米15 g，地肤子15 g，白鲜皮15 g，蒲公英15 g，龙胆草6 g，苦参6 g。3剂，水煎服。

外用方：蛇床子12 g，紫荆皮12 g，苦参12 g，百部10 g，黄柏6 g。布包，泡水，坐浴熏洗。另以木鳖子适量，研成极细粉，以醋调成稀糊状，涂搽腿部皮炎。

二诊：5月14日。上方自服6剂，口苦咽干已解，阴痒较前轻，大便转实。脉仍滑，舌苔薄黄、边有瘀紫，乃湿热久蕴，血滞络中。原方去麦冬，加赤芍9 g、丹参9 g。3剂，水煎服。外用药同前。

三诊：5月20日。阴痒续减，纳食亦增，略感腹胀，小溲色黄，再步前法化裁。

处方：生地黄15 g，玄参15 g，沙参12 g，当归9 g，白鲜皮15 g，地肤子15 g，蒲公英 15 g，龙胆草 6 g，川黄柏 6 g，生薏米 15 g，藿香梗 6 g，粉甘草 6 g，大枣 5 枚。3 剂，水煎服。外用药同前。

兹后即以上方共服 20 余剂，阴痒消除，诸恙亦解。遂以六味地黄丸、二仙汤、三妙丸合方化裁，配制丸剂缓调，并配合外用洗方同前，治疗间月。1977 年 10 月复查阴痒一直未发，妇科检查示外阴白斑基本消失，腿部皮炎处也恢复健康皮色。

述评：

“阴痒”病名首见于晋朝《肘后备急方》卷五。后世医家对其病因病机多有发挥。《妇人大全良方》提出：“妇人阴内痒痛，此……湿热所致……若阴中有虫痒痛，亦属肝木。”外感湿邪，蕴而化热，湿热生虫，虫毒侵蚀肌肤，发为阴痒。如《灵枢·经脉》所言：“肝足厥阴之脉……过阴器。”因此阴痒亦为肝经所化，属肝木。《诸病源候论·妇人杂病诸候》提出肾气本虚、风邪致痒的病机：“肾气虚……为风邪所乘，邪客腠理，而正气不泻，邪正相干，在于皮肤故痒。”因此总结其外因多为感受风、湿二邪，或遭虫蚀，内因多为肝肾亏虚。西医中的外阴白色病变临床症见外阴瘙痒、疼痛、色素减退，常归于“阴痒”一类。此类阴痒多无虫而痒，是肝肾不足、精血虚少所致，肝肾经血亏虚，阴虚生风化燥，致阴部皮肤失养而燥痒不宁。该病的治疗多内外合治，以辨证内治配合外用熏洗。内治可调理脏腑气血，是治根之法，外治直达病灶，虽属治标，但二者合用标本同治，相得益彰，是以优选。

本案患者为老年女性，素体肝肾亏虚，病程日久，损耗真阴，阴虚火旺，津液耗竭，生风化燥出现阴痒、外阴皮损，此为肝肾阴虚所致，同时木火刑金，损伤肺津，出现干咳少痰、胶黏难咯等肺阴虚化火之象，可见阴虚之甚，故内治以滋阴泻火、健脾利湿，外治以滋阴清热止痒。一诊中药汤剂以生地黄、玄参、沙参、麦冬四味配伍以滋阴，其中麦冬、沙参入肺胃经，生地黄、玄参入肝肾经，四味合用，共滋肝、肾、肺三阴。加入健脾渗湿之苍术、茯苓、薏米以助运化，使精血充足，生化有源，则营卫调和，肌腠得养，外邪无所依附。同时配合地肤子、蒲公英、玄参等泻火解毒。全方以滋阴为主，健脾为辅，以求正安则外邪自解。外洗方是哈荔田教授经验方，方以蛇床子为君，蛇床子入肾经，外用可燥湿祛风、杀虫止痒，《葛氏方》即载：“妇人阴若苦痒搔者方：蛇床草、节、刺，烧作灰，纳阴中。”苦参、黄柏清热燥湿为臣药，紫荆皮活血解毒，配合百部滋阴杀虫，全方外用治以滋阴清热解毒，与汤剂口服配合内外同治。二诊肺胃阴虚之象稍解，故去麦冬，舌边瘀紫为血络瘀滞之象，因此加入丹参、赤芍活血化瘀，除旧生新，以求旧皮脱落，新皮得生。三诊后阴痒大解，外阴白色病变需要缓调，故予以丸药配合外洗方，间月而愈。

“阴痒”总与湿热有关，故临床多用清热利湿之剂以消除病因、缓解症状，并多主张内外同治，提出外治法的重要性，可速痊愈之期。

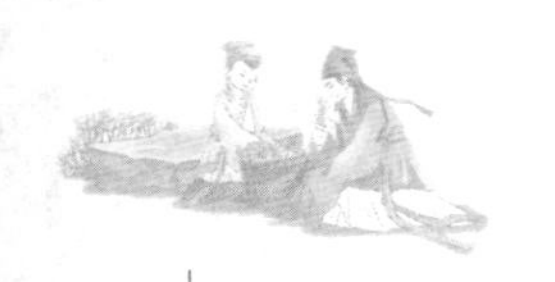

段亚亭

绝经前后诸证（围绝经期综合征）[88]

张某，女，50 岁，2012 年 8 月 21 日初诊。

患者去年月经停闭后出现潮热汗出、心烦易怒、失眠多梦、头晕耳鸣等症，经某医院检查后诊断为神经衰弱，服药效果不佳，近来病情加重，遂来门诊要求中医治疗。

现症：诸症同上。舌质淡红，苔薄，脉细弦。

处方：生地黄、熟地黄各 20 g，山药 20 g，制何首乌 20 g，枸杞子 15 g，泽泻 15 g，牡丹皮 15 g，知母 15 g，黄柏 15 g，龙骨 30 g（先煎），牡蛎 30 g（先煎）。3 剂，水煎服。

二诊：诸症明显好转，潮热出汗减轻。守上方继服 3 剂。

三诊：患者潮热汗出停止，诸症消失。

处方：生地黄、熟地黄各 20 g，山药 20 g，制何首乌 20 g，枸杞子 15 g，泽泻 15 g，牡丹皮 15 g，知母 15 g，党参 15 g，龙骨 30 g（先煎），当归 10 g。5 剂，水煎服。

1 年后随访，诸症消失，未复发，身体健康。

述评：

妇女的自然绝经时期常出现在 49 岁前后，临床易出现烘热汗出、烦躁易怒、潮热面红、失眠健忘等症状，称为绝经前后诸证。本病以肾虚为本，肾的阴阳平衡失调影响心、肝、脾等多个脏腑，从而出现诸多证候，临床常以肾阴虚居多。肾为先天之本，肾之阴阳失调，易累及其他脏腑，致使本病证候复杂，故治疗过程中需要注意顾护肾气，兼而治之。

《素问·上古天真论》曰："七七，任脉虚，太冲脉衰少，天癸竭，地道不通，故形坏而无子也。"绝经前后，天癸渐竭，肾阴亏虚，精衰血少，遂致经水停闭。本案患者初诊时已进入围绝经期，出现潮热汗出、心烦易怒、失眠多梦、头晕耳鸣等症状，舌质淡红、苔薄、脉细弦，考虑为肾阴虚之象，治以滋肾育阴潜阳，初诊方以六味地黄丸（《小儿药证直诀》方：熟地黄、山药、山萸肉、茯苓、牡丹皮、泽泻）为基础，去山萸肉、茯苓，加用生地黄、知母增强养阴清热之功，辅以龙骨、牡蛎平肝潜阳安神。二诊时诸症明显好转，证药适当，遂予继服上方缓解症状。三诊时患者病已大好，方去黄柏、牡蛎，加党参、当归健脾益肾，养血和血，以巩固疗效。

本病病程短则数月，长可数年，若及时施治，获效显著，若贻误治机，易出现心悸、心痛、骨质疏松、贫血等疾患，需要引起重视。

妇人腹痛（盆腔炎性疾病后遗症）[88]

张某，女，34 岁，2012 年 8 月 30 日初诊。

4 年前患者因急性盆腔炎，在外院经抗感染治疗后症状好转，但时常反复发作。近来因劳累过度，致旧病复发。

现症：自觉下腹和少腹疼痛，时而刺痛时而胀痛，腰部疼痛，白带偏多、色黄，纳寐尚可，二便调。苔薄白，脉细弦。

处方：丹参 30 g，当归 15 g，香附 15 g，乳香 10 g，没药 10 g，赤芍 15 g，川楝子 15 g，延胡索 15 g，橘核 30 g，荔枝核 30 g，大血藤 30 g，败酱草 30 g，黄柏 15 g。3 剂，水煎服。

二诊：患者腹痛明显减轻，白带减少。守上方继服 4 剂。

三诊：服药后诸症消失。经查，左输卵管有包块。

处方：丹参 30 g，当归 15 g，赤芍 15 g，橘核 30 g，荔枝核 30 g，大血藤 30 g，败酱草 30 g，黄柏 15 g，党参 15 g，黄芪 30 g，皂角刺 10 g，甲珠 10 g，三棱 10 g，莪术 10 g，夏枯草 30 g。3 剂，水煎服。（因患者去外地探亲，建议继服本方一段时间，巩固疗效。）

1 年后随访病未复发，并生一子，母子健康。

述评：

慢性盆腔炎即盆腔炎性疾病后遗症，以不孕、慢性盆腔痛、炎症反复发作为主要临床表现，病程长，病势缠绵难愈，严重影响女性的生殖健康和生活质量。中医古籍无此病名记载，根据其临床表现，归属中医学“热疝”“癥瘕”“痛经”“带下病”等范畴。

患者既往有急性盆腔炎病史，经抗感染治疗后好转，因劳累过度复发。患者久病未愈，肝气郁结，气机不利，血行瘀滞，故见下腹胀痛或刺痛；气血瘀结，带脉失约，故带下量多色黄。《济阴纲目·调经门》云：“经事来而腹痛者，经事不来而

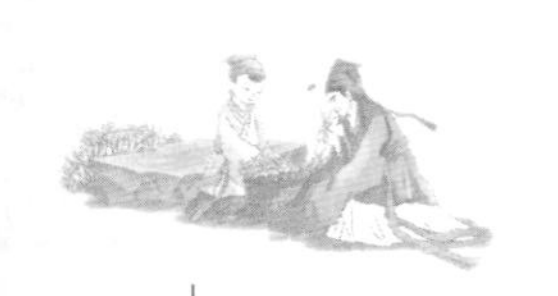

腹亦痛者，皆血之不调故也。欲调其血，先调其气。”对于盆腔炎的治疗，段亚亭教授主张西学中用，用药强调辨证与辨病相结合，常在处方中加用具有抗菌消炎作用的大血藤、黄柏、紫花地丁、蒲公英等药物，从而提高疗效，缩短病程。结合本病案，一、二诊在以香附、橘核、荔枝核理气通络的基础上，加用丹参、当归、赤芍活血祛瘀，乳香、没药、延胡索、川楝子活血消肿止痛，大血藤、黄柏抗菌消炎。三诊经查左输卵管有包块，故加用党参、黄芪补中益气，甲珠、皂角刺、三棱、莪术增强行气破血消癥之功。

以此方服用一段时间后可达到缓解盆腔疼痛、消散盆腔炎性包块的目的，从而降低不孕症及盆腔炎性疾病后遗症发生的概率。

月经后期（多囊卵巢综合征）[89]

吕某，女，24岁，2020年6月13日初诊。

月经稀发3年，近3年体重增加约10 kg。患者14岁月经初潮，平素月经欠规律，1～6个月一行，5～7天净，经量少，色淡红，无明显血块，月经第1天感下腹轻微胀痛，经前无明显乳房胀痛。既往曾间断口服达英-35治疗半年。否认性生活史。

现症：末次月经3月22日。症见面部痤疮，疲倦乏力，偶喉中有痰，喜食甜品，纳寐可，小便正常，大便粘厕。舌淡，苔白厚腻，脉滑。3月25日性激素六项检查示：FSH 3.47 mIU/mL，LH 11.23 mIU/mL，P 0.25 ng/mL，T 0.71 ng/mL，E_2 28 pg/mL，PRL 21.52 ng/mL。空腹胰岛素126.6 pmol/L，3小时胰岛素487.1 pmol/L。妇科彩超示：双侧卵巢多囊样改变，子宫内膜6 mm。

处方：党参30 g，黄芪30 g，山药30 g，茯苓15 g，白术20 g，神曲15 g，香附15 g，苍术30 g，山楂30 g，陈皮15 g，泽泻20 g，法半夏15 g，熟地黄20 g，巴戟天20 g，当归15 g，川芎15 g。10剂，水煎服。

另：予二甲双胍0.5 g，口服，每日2次（饭中服）。配合穴位埋线，并嘱少食甜食，多运动，少熬夜，规律生活。

二诊：6月23日。末次月经6月21日，量少，色红，无明显痛经及血块。面部痤疮及疲倦感较前明显好转，体重较前降低1.5 kg，纳寐可，二便调。舌淡红，苔薄腻，脉滑。

处方：党参30 g，黄芪30 g，山药30 g，茯苓15 g，白术20 g，香附15 g，苍术30 g，山楂30 g，陈皮15 g，法半夏15 g，熟地黄20 g，巴戟天20 g，当归15 g，川芎

15 g,桃仁 10 g,红花 12 g。10 剂,水煎服。

另:继予二甲双胍 0.5 g,口服,每日 2 次(饭中服),嘱月经干净后继续穴位埋线治疗。

三诊:8 月 28 日。近 2 个月月经基本正常来潮。经期复查性激素:FSH 6.20 mIU/mL,LH 7.05 mIU/mL,P 0.35 ng/mL,T 0.57 ng/mL,E_2 38 pg/mL,PRL 34.52 ng/mL。空腹胰岛素 106.7 pmol/L,3 小时胰岛素 221.1 pmol/L。

述评:

多囊卵巢综合征是生殖功能障碍与糖代谢异常并存的内分泌紊乱疾病,以雄激素过多、持续无排卵、胰岛素抵抗为主要特征,是育龄期妇女最常见的一种内分泌代谢疾病。本病属中医学"月经后期""闭经""不孕症"等范畴。

本病的基本病机是脾虚,脾主运化,为后天之本,为气血生化之源,脾气亏虚则气血化生运行失常,影响冲任,进而影响月经与妊娠。《女科经纶》曰:"妇人经水与乳,俱由脾胃所生。"本案患者月经稀发 3 年,伴体重增加迅速,偶喉中有痰。患者肥胖,痰湿内盛,痰湿下注冲任,壅滞胞宫,损伤脾气,脾失健运,气血运行失常,故致月经错后。

《傅青主女科·种子》曰:"肥胖之湿,实非外邪,乃脾土之内病也……治法必须以泄水化痰为主。然徒泄水化痰,而不急补脾胃之气,则阳气不旺,湿痰不去,人先病矣。"段亚亭教授强调健脾补气化痰,脾气强则痰自消,健脾补气是治疗的关键,常以自拟方——益气健脾祛湿方进行加减运用,主要药物有党参、黄芪、山药、白术、茯苓、半夏、熟地黄、当归、泽兰、川芎等。初诊用药后患者症状明显好转,二诊时去神曲、泽泻,加用桃仁、红花加强活血通经之功。

在对于多囊卵巢综合征的治疗过程中,段亚亭教授常配合穴位埋线治疗。经研究证实,其具有调节代谢、促进卵泡发育的作用,临床疗效显著。

闭经(卵巢早衰)[88,90-91]

王某,女,31 岁,2012 年 8 月 29 日初诊。

患者素体虚弱,月经 15 岁初潮,月经周期紊乱,常 3~6 个月一行,月经量少,色红,无痛经,无血块。经外院诊断为卵巢早衰,服用黄体酮后月经可规律来潮,停药后仍闭经。

现症:近来月经又停 3 个月,出现潮热汗出、腰膝酸软、头晕耳鸣、倦怠乏力、

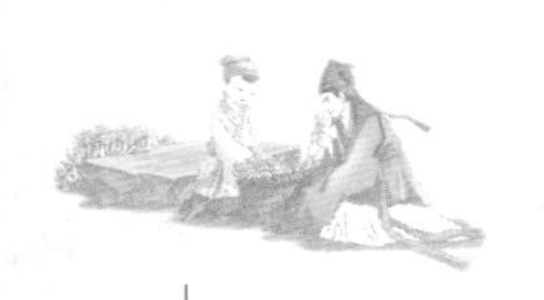

性欲减退等症状，面色少华，胃纳尚可，失眠多梦，二便调。舌质淡，苔薄白，脉细弱。

处方：沙参 30 g，生黄芪 20 g，当归 10 g，生地黄 15 g，制何首乌 20 g，枸杞子 15 g，女贞子 30 g，龟甲胶 15 g（烊化），肉苁蓉 20 g，覆盆子 15 g，鹿角胶 15 g（烊化），紫河车 10 g，丹参 30 g，桃仁 15 g，红花 15 g，鸡血藤 30 g。3 剂，水煎服。

二诊：患者自觉诸症好转。守上方继服 6 剂。

三诊：患者自诉潮热汗出减少，余无特殊。

处方：沙参 30 g，生黄芪 20 g，当归 10 g，生地黄 15 g，制何首乌 20 g，枸杞子 15 g，女贞子 30 g，龟甲胶 15 g（烊化），肉苁蓉 20 g，覆盆子 15 g，鹿角胶 15 g（烊化），紫河车 10 g，丹参 30 g，桃仁 15 g，红花 15 g，鸡血藤 30 g，三棱 10 g，莪术 10 g。6 剂，水煎服。

四诊：诸症渐消，惟少腹隐胀痛。守上方继服 6 剂。

五诊：月经已来，经量中等，色红，无痛经，无血块。

处方：沙参 30 g，生黄芪 20 g，当归 10 g，生地黄 15 g，制何首乌 20 g，枸杞子 15 g，女贞子 30 g，龟甲胶 15 g，肉苁蓉 20 g，覆盆子 15 g，鹿角胶 15 g（烊化），紫河车 10 g，山药 20 g，白术 15 g，茯苓 15 g。6 剂，水煎服。

六诊：诸症消失，月经已净。守上方继服 6 剂。

另将上方作水泛丸，每日 3 次，每次 10 g，服 1 ~ 3 个月巩固疗效。

6 个月后随访，患者自诉月经正常，身体健康。

述评：

卵巢早衰为目前临床常见病，属于中医学“闭经”“不孕症”“血枯”等范畴。段亚亭教授认为妇人以血为本，血又与肝肾密切相关，肾精亏虚、肾气不足是卵巢早衰的病理根源，故主张妇科疾病多从肝肾论治。

本病案患者 15 岁月经初潮，素体虚弱，肾精亏损而血少，肾气虚弱而气衰，冲任不充，血海不能满盈，遂致月经停闭，故治以补肾益精，补气生血，活血通络。初诊以肉苁蓉、鹿角胶、龟甲胶温肾助阳，制何首乌、枸杞、女贞子、紫河车补肾益精，沙参、生黄芪、当归、生地黄补气生血，丹参、红花、桃仁、鸡血藤通经活血。二诊后患者潮热汗出减少，肾气虚弱之象有所改善，三诊加用三棱、莪术以加强活血调经之效。

段亚亭教授强调在诊治过程中应重视脾肾治疗，提出“补脾胃充后天以资化源滋肾水培天癸以养充任”的观点。《傅青主女科 · 妊娠》曰：“脾为后天，肾为先天，脾非先天之气不能化，肾非后天之气不能生。”脾主运化，主统血，输布水谷精微；肾藏精，主生殖，胞脉系于肾。脾运化功能正常，肾精才得以不断补充。五诊后患者月经来潮，遂加用山药、白术、茯苓健脾和胃，以巩固前方疗效。六诊后患者诸症消失，月经已能按月而来。

月经过少（异常子宫出血）[92]

李某，女，28岁，2017年9月1日初诊。

患者12岁初潮，月经尚规律，周期29～32天，经期4～5天，无痛经，无血块。2年前人工流产术后月经量较前明显减少，5天净，前2天每日2片卫生巾，后3天每日1片护垫；伴有经前乳房胀痛，经期轻度痛经、少量血块、小腹冷、腰背酸胀。平素四肢冰凉，形体偏瘦，性格较内向，易生气，纳寐可，二便调。

现症：末次月经8月20日。舌暗红有瘀点，苔薄白，脉沉弦。8月18日尿HCG呈阴性。性激素检查未见明显异常。妇科彩超未见明显异常，子宫内膜8 mm。

处方：生晒参15 g，黄芪30 g，当归20 g，熟地黄15 g，黄精20 g，制何首乌30 g，枸杞子15 g，枣皮15 g，菟丝子15 g，女贞子30 g，香附15 g，郁金15 g，莪术10 g，红花10 g，水蛭3 g，淫羊藿15 g，巴戟天15 g，炙甘草6 g。15剂，水煎服。

嘱暂时避孕，忌辛辣、油腻、寒凉食物。

二诊：10月8日。末次月经9月19日，月经量较前稍增多，血块减少，乳房胀痛、腰膝酸软症状明显减轻。

嘱月经干净后继续口服中药15剂，注意适量运动，保持心情舒畅。

三诊：12月10日。近2个月经量明显增多，基本达到既往正常经量，月经周期正常，经期未有特殊不适，嘱停药。

述评：

月经过少属于中医学“经水涩少”“经水少”“经量过少”范畴。本病病因有虚有实，虚者精亏血少，冲任气血不足，经血乏源；实者寒凝痰瘀阻滞，冲任气血不畅。段亚亭教授认为其病因以虚证或本虚标实证为主，治疗重在补肾养血，活血调经。月经过少者常伴见月经后期，可发展为闭经、不孕症，尤其要警惕卵巢早衰，临证应予以重视，及早诊治。

结合本病案，患者因2年前行人工流产术后月经经量渐少，现经前乳房胀痛，经期小腹冷、腰背酸胀、轻度痛经、少量血块，舌暗红有瘀点、苔薄白、脉沉弦。《素问·阴阳应象大论》曰：“治病必求于本。”肾为先天之本，流产可致肾气受损，精

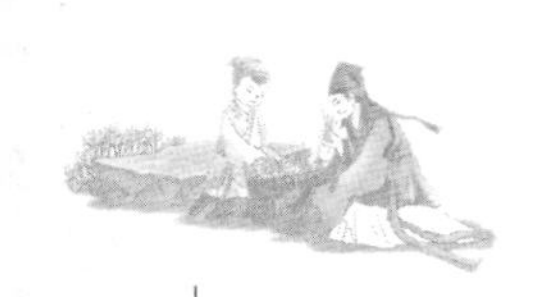

血不足，冲任血海亏虚，精血化源不足，则月经量少。临证结合，本案以肾虚精亏为本，兼见气滞血瘀，故治以补肾益精，行气活血。病程中惯用一方，方中以熟地黄、制何首乌、黄精、枸杞子、女贞子补肝肾、益精血，柴胡、郁金、香附疏肝解郁，水蛭、益母草活血调经，淫羊藿、巴戟天、菟丝子温补肾阳。其中，三棱、莪术配合运用，二者皆能破血化瘀。近代医学家张锡纯认为："若细核二药之区别，化血之力三棱优于莪术，理气之力莪术优于三棱。"此外，加用生晒参、黄芪行补气之效，《难经本义》谓："气中有血，血中有气，气与血不可须臾相离，乃阴阳互根，自然之理也。"气为血之帅，气能生血，使有形之血生于无形之气。

此病案为本虚标实型月经量少，病情较为单纯，症状不复杂，前后三诊辨证相同，故均以同一处方治疗。经调理患者经量明显增多，乳房胀痛、腰膝酸软等经期前后不适亦逐渐消失。

班秀文

崩漏（异常子宫出血）[93]

王某，女，12岁，1973年2月9日初诊。

患者11岁月经初潮，每次经行量多、色红，均需要使用止血药或打止血针方能止血。

现症：初潮后第6次行经，经行已15天，起始3天量多、色淡红，以后量渐少，但仍淋漓不净。无其他自觉症状，能食，能睡，能学习。舌尖红，苔薄白，脉沉细数，面色苍白。中医诊断：崩漏。辨证：肾气未充，冲任未全。治则：滋阴补肾，调养冲任。

处方：何首乌18 g，墨旱莲15 g，熟地黄12 g，覆盆子9 g，菟丝子9 g，五味子5 g，川楝子9 g，女贞子9 g，怀山药15 g，云茯苓12 g，益母草9 g，香附5 g，柴胡2 g，甘草5 g。每日1剂，水煎服，连服5～10剂。

二诊：5月3日。上方共服9剂，服第3剂之后，阴道流血即止。于3月26日月经来潮，周期已对，色量一般，持续3天干净。现逾期1周，经水未来。舌边尖红，苔薄白，脉细数。拟补经水之源以行之。

处方：黄精18 g，菟丝子9 g，川楝子9 g，女贞子9 g，覆盆子9 g，怀山药15 g，党参15 g，柴胡5 g，甘草3 g。每日1剂，水煎服，连服3剂。

三诊：5月15日。上方服后，经水来潮，量多，色红，持续5天干净。除少腹轻微疼痛外，余无不适。舌尖红，苔薄白，脉细缓。仍宗调养冲任之法治之。

处方：当归身6 g，川芎5 g，白芍9 g，熟地黄12 g，艾叶5 g，阿胶9 g（烊化），党参15 g，坤草9 g，墨旱莲15 g，甘草5 g。每日1剂，水煎服，连服5剂。

四诊：5月26日。现无任何症状，要求巩固疗效。脉象平和，嘱每月服初诊方6剂。

观察半年，经行正常。

述评：

崩漏即经血非时而下，或量多如注，或量少淋漓不尽。经血暴下不止者谓之“崩中”，淋漓不断者谓之“漏下”。“崩”首见于《素问·阴阳别论》：“阴虚阳搏谓

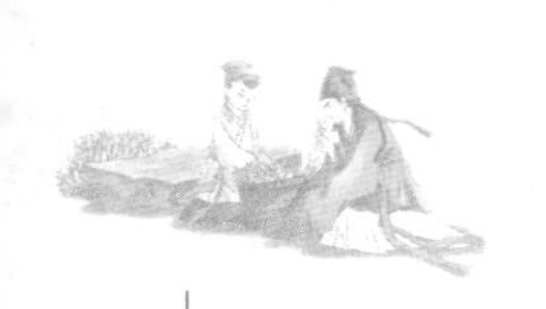

之崩。”“漏下”首见于《金匮要略·妇人妊娠病脉证并治》:“妇人有漏下者,有半产后因续下血不绝者,有妊娠下血者。”关于崩漏的范畴,中医目前有两种说法:一是如《景岳全书·妇人规》中所云“崩漏不止,经乱之甚者也”,是指月经的严重病变,凡经行周期紊乱、出血量多、时间迁延、淋漓不尽者,均为崩漏;二是泛指各种阴道下血证。现所举病例,是属前者而言。

《素问·上古天真论》云:“女子七岁,肾气盛……二七而天癸至,任脉通,太冲脉盛,月事以时下。”《傅青主女科》云:“经水出诸肾。”两者均阐述了肾、天癸、冲任与月经的产生之间存在着紧密联系,肾气的盛衰维系着冲任的盈亏和胞宫的藏泄。班秀文教授在《妇科奇难病论治》一书中指出:室女崩漏是由肾气未盛,冲任二脉发育未全,血海不固所致。故治崩应从肾论治,四诊合参。今患者年仅12岁,未及“二七”,经水已行,肾气未充,冲任未盛,肾气未充则封藏失职,冲任不足则不能制约经血,血海不固,子宫藏泄失常而发为崩漏。现已非暴崩之际,“塞流”之机已过,故以“澄源”“复旧”以求其本,治从补益肝肾、调养冲任之法,从根基论治,使经漏能止。

青春期崩漏辨证以肾气虚型为多见,治疗上以补养肾气、调摄冲任为大法,以促进少女冲任二脉发育健全,常用五子衍宗丸(菟丝子、枸杞子、覆盆子、五味子、车前子)加减。《妇科玉尺》称五子衍宗丸为“治男子无嗣”之方,班秀文教授认为该方是平补阴阳之良剂,凡是肾气发育未充的青少年男女出现的病变均可施之。针对少女冲任不足的病机,既要重视通过肝肾以治奇经,又须注意选用一些入冲任奇经的药,如当归、何首乌、益母草、延胡索、香附等入冲脉,龟甲(胶)、阿胶、杜仲、菟丝子、茺蔚子等入任脉,临证可酌情配用,以提高疗效,缩短疗程。

对于疗效的巩固,班秀文教授主张脾肾并重。脾主运化,主升清,是气血生化之源,有统摄血液的作用;肾为先天之本,是藏真阴而寄元阳之脏,是气血之始,为月经来潮的本源,其主封藏的功能如何将直接影响胞宫的作用,而肾气的盛衰盈亏更是决定了人体生长、衰老的过程,所以要脾肾并重。

崩漏(异常子宫出血)[94]

王某,36岁,已婚,1991年7月10日初诊。

患者近5个月月经紊乱,周期前后不一,经行则流血不止,每次需要服止血药及肌肉注射止血针止血,但时隔不久诸症依然。妇科检查无异常。

现症:阴道流血已半月余,量少、色黯。伴头晕腰痛,四肢无力,畏寒喜暖。舌边红,苔薄白,脉细弦。中医诊断:崩漏。证属肝肾亏损,冲任不固。治拟补益肝肾,固冲止血。

处方:鸡血藤 20 g,丹参 15 g,熟地黄 15 g,白芍 10 g,续断 10 g,阿胶 10 g(烊化),益母草 10 g,蒲黄炭 10 g,煅牡蛎 30 g(先煎),甘草 6 g。每日 1 剂,水煎服。3 剂后血止,继予圣愈汤加菟丝子、枸杞子、补骨脂、桑螵蛸调理善后。

翌月经行,色量正常,7 天干净。随访半年,未再复发。

述评:

崩漏是指女性非周期性子宫出血,其发病急骤,暴下如注,大量出血者为"崩";病势缓,出血量少,淋漓不畅者为"漏"。崩与漏虽出血情况不同,但在发病过程中两者常互相转化,如"崩"者血量渐少可能转化为"漏","漏"者发展又可能转变为"崩",故临床多以"崩漏"并称。班秀文教授认为,崩漏病因不外乎寒、热、虚、瘀四端,为脏腑、气血、阴阳失调所致,其病机以肝、脾、肾功能失常多见。《景岳全书·妇人规·女病》云:"盖经即血也,血即阴也。"血之始赖肾之蒸腾施化,血之源靠脾之健运升清,血之和仰肝之生发调摄。肝失疏泄则气滞血瘀;脾失健运则血源匮乏,血失统摄而妄行;肾失封藏则冲任不固,崩中漏下。

明代方约之在《丹溪心法附余》中首提"治崩三法":"初用止血以塞其流;中用清热凉血以澄其源;末用补血以复其旧。"班秀文教授遵"治崩三法"的同时,强调辨病与辨证相结合,审证求因,综合调治。临证之时必须将塞流、澄源、复旧有机联系起来,在塞流之中有澄源,澄源也为了塞流;复旧离不了澄源,澄源也正是为了复旧。《素问病机气宜保命集》云:"妇人童幼天癸未行之间,皆属少阴;天癸既行,皆从厥阴论之;天癸已绝,乃属太阴经也"。班秀文教授在辨证的基础上,结合妇人不同年龄特点而施治:室女肾气未充,天癸始至,冲任发育未全,治宜重在补益肾气,调摄冲任,然情窦初开,肝气易动,又宜养血柔肝,肝肾同治;少妇房劳多产,操劳谋虑,易耗血伤阴,则肝血亏损,疏泄失职,血海蓄溢失常,治宜滋肾养肝或调肝扶脾,疏通气血,令其平和;老妇"七七"之年,天癸将绝,肾元衰惫,精血日亏,此时崩漏之变多系肾气的功能失常,故当本"贵在补脾胃以资血之源,养肾气以安血之室"之治,治宜滋肾清肝,扶脾养胃,养后天以济先天。

本案患者恰"五七"之年,因肝肾虚损导致血海不固。《傅青主女科》云"经水出诸肾",肾气的盛衰维系着冲任的盈亏和胞宫的藏泄。《医宗金鉴·删补名医方论》云:"肝为木气,全赖土以滋培,水以灌溉。"肾藏精,肝藏血,冲任二脉赖肝肾精血滋养。肝肾亏损,冲任不固,则阴道出血淋漓,漏下不能自止;头为精明之腑,肝开窍于目,腰为肾之外腑,肝肾亏损,经血不足,苗窍失养,故头晕腰痛,四肢无力;阴阳互根,阴损及阳,阳虚则生外寒,故畏寒喜暖,舌苔薄白;漏下量少色黯,

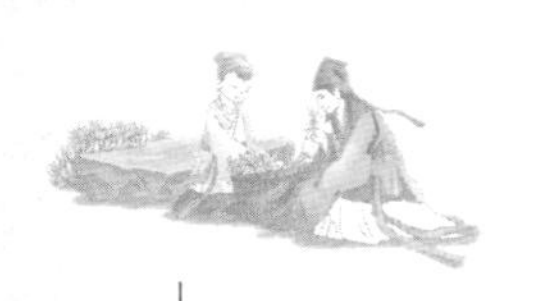

乃虚中有瘀之征。由此可见，本案基本病机为肝肾阴亏、冲任不固，故治宜补益肝肾、固冲止血。方中熟地黄、阿胶、白芍、续断、益母草温补肝肾，固冲止血；鸡血藤、丹参养血活血，祛瘀生新，化中有止，化瘀而不伤正；蒲黄炭、煅牡蛎固摄止血，止中有化，使血止而不留瘀；白芍、甘草合用即芍药甘草汤，既能酸甘化阴，又可缓急止痛。诸药合用，共奏温补肝肾、固冲止血之功。综观班秀文教授组方用药，全方有三大特点：温中有补，补中有化；止中有化，化中有止；慎用炭药，方性温和。总之，全方温而不燥，补而不腻，活而不峻，敛而不滞，具温和坦荡之性。且方证相符，故效如桴鼓，药仅3剂，崩漏即止，真可谓药到病除。

闭经（继发性闭经）[93]

唐某，女，40岁，已婚，1982年11月24日初诊。

患者自诉经闭不行已数年，每次必用雌激素、黄体酮治疗后月经方能来潮，不服药不打针则闭而不行。

现症：已半年未行经，每月有周期性乳房胀闷，伴小腹胀痛，平时带下量少，色白质稀，其余无特殊不适。舌质如平，苔薄白，脉细涩。中医诊断：闭经。辨证：肝失疏泄，血海空虚。治则：疏肝扶脾，养血通经。

处方：当归15 g，白芍9 g，柴胡5 g，云茯苓9 g，白术9 g，薄荷3 g（后下），路路通9 g，王不留行9 g，厚朴5 g，甘草5 g。每日1剂，水煎服，连服3剂。

二诊：12月7日。上方共服6剂，昨日经行，色暗红、有紫块，乳房仍胀痛。舌质正常，苔薄白，脉弦细。拟疏肝理气，因势利导。

处方：柴胡5 g，白芍5 g，枳实5 g，当归身9 g，川芎5 g，香附5 g，夏枯草9 g，甘草5 g。每日1剂，水煎服，连服3剂。

三诊：1983年3月24日。上方自服12剂，3个月均月经来潮，但仍错后，经中乳房及小腹仍胀痛。舌质一般，苔白，脉细。治以养血疏肝之法。

处方：柴胡5 g，白芍9 g，当归9 g，云茯苓5 g，白术9 g，薄荷3 g（后下），夏枯草9 g，青皮5 g，丹参15 g，甘草6 g，大枣9 g。每日1剂，水煎服，连服3剂。

述评：

闭经是指女子年满16周岁月经尚未来潮，或已经建立规律的月经周期后又停经6个月以上，或根据自身月经周期计算停经3个周期以上。本病首见于《素问·阴阳别论》，有“女子不月”的记述。闭经既为证，也为病，其病因病机归纳起来不外乎虚实两端。虚者多为经源不足,血海空虚,如先天禀赋不足;或后天多劳、堕胎、房劳伤肾,导致肝肾亏虚,精血匮乏;或饮食劳倦,节食减肥,导致脾虚气血化源不足;或素体阴虚,下血、小产失血伤阴,过食辛燥伤阴,导致阴虚血燥。实者则因气滞血瘀或痰湿阻滞,使冲任瘀阻,经血不下。同时,虚实之间可以转化,从而出现虚中夹实、实中夹虚的局面。

《素问・阴阳应象大论》有言:"年四十,而阴气自半也,起居衰矣。"今患者近"六七"之年,其所以经闭而不行,乃肝疏泄生发失常,不能行其"以生血气"之职,而致冲任失养,血海空虚。症见周期性乳房胀闷伴少、小腹胀痛,乃肝气郁结之象,故以疏肝扶脾、养血和中之逍遥散治之,复加路路通、王不留行、厚朴行气活血,直通冲任二脉,血海充溢,胞脉通畅,则经水来潮。但经行之时,乳房仍胀痛不舒,故二诊时以柴胡疏肝散加当归身、夏枯草治之,既能养血和营,调理肝脾,又能解郁散结,调动气机之旋转促进肝之生发,故月经按月来潮。《妇人明理论》中提到"一味丹参,功同四物,能补血活血",故三诊时加用青皮、丹参,以加强调气活血之功。

《景岳全书・妇人规・女病》云:"盖经即血也,血即阴也。"班秀文教授认为治经必治血。肝主疏泄,调畅气机,气行则血行;肝又主藏血,女子以肝为先天,故调肝养肝尤为重要;肾为气血之始,经源于肾;脾胃主受纳腐熟,为气血生化之源。故肝、脾、肾在经血的生成及施泄中起到重要作用,也为治疗中重点调理的脏器。本案治疗从治肝着手,肝体阴而用阳,治肝必须阴阳并重;阳明为水谷之海,气血生化之源,土旺则木荣,故治疗上除治用、治体外,必须兼顾阳明。案中治肝选用了四物汤、逍遥散,在柔肝、养肝的同时注重健脾运土,既注意调,又注重养,养中有疏,肝脾同治,木达土运,则经行如常。

不孕症(继发性不孕)[95]

陈某,女,33岁,已婚,1991年5月7日初诊。

婚后6年未避孕未孕。患者婚前曾人工流产2次,自然流产1次。就诊前2个月曾在市某医院行输卵管通水术,提示:双侧输卵管不通,子宫小。子宫输卵管碘油造影提示:双侧输卵管伞端堵塞。基础体温测定3个月均呈单相。平素经量偏少,经色暗红,经前乳房胀痛、痒,伴小腹胀痛,肛坠欲便,经后诸症减轻。

现症:经行第4天,量少未净,伴食欲不振,夜寐欠佳,脘腹胀满,得矢气则舒,大便溏薄。舌质淡,苔薄白,脉细。中医诊断:不孕症。辨证:肝肾亏损,冲任损

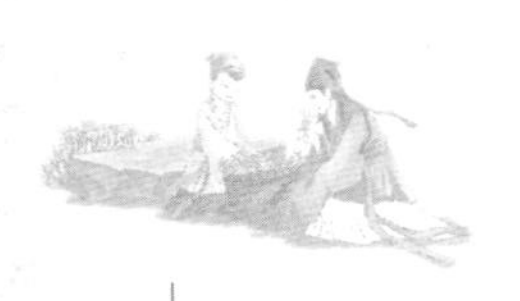

伤,气血不足,胞脉不通。治则:调疏肝气,养血通脉。

处方:鸡血藤 20 g,丹参 15 g,当归 10 g,续断 10 g,川芎 6 g,益母草 10 g,合欢花 10 g,谷芽 20 g,炙甘草 6 g。水煎服,每日 1 剂,连服 3 剂。

二诊:5 月 14 日。药后月经于 5 月 9 日干净,乳房胀痛消失,仍腹胀,时有便意,纳少,便溏。舌质淡红,苔白稍厚,脉细。治以补益肝脾,活血通脉。

处方:当归 10 g,白芍 10 g,川芎 10 g,茯苓 10 g,泽泻 10 g,白术 10 g,路路通 14 g,皂角刺 10 g,甘草 5 g,穿山甲 6 g(冲服)。水煎服,每日 1 剂,连服 6 剂。

三诊:5 月 21 日。药已,腹胀坠感大减,但久立后腰腹仍胀,大便溏薄。舌质淡,苔薄白,脉细。此为脾肾之气尚未恢复、肝血不足所致。拟益气养血、养肝健脾益肾,佐以通行。

处方:鸡血藤 20 g,丹参 15 g,当归 10 g,续断 10 g,川芎 6 g,益母草 10 g,合欢花 10 g,谷芽 20 g,炙甘草 6 g。水煎服,每日 1 剂,连服 3 剂。

四诊:改用补肾通行之法。

处方:菟丝子 20 g,枸杞子 10 g,覆盆子 10 g,茺蔚子 10 g,党参 15 g,穿破石 10 g,桃仁 6 g,仙茅 6 g,红花 3 g,丹参 15 g,红枣 10 g。水煎服,每日 1 剂,连服 39 剂。

五诊:7 月 16 日。患者自诉 7 月 5 日月经来潮,经量仍偏少,但经色红,无血块,经前、经期无不适,胃纳一般,大便正常。舌质淡红,苔薄微黄,脉细弦。此乃肝肾两虚、精血不足之证。遂停用化瘀通行之品,改用温养肝肾、补血生精之品,以促进气血的恢复而易于摄精。

处方:菟丝子 20 g,枸杞子 10 g,茺蔚子 10 g,当归 10 g,山药 14 g,杜仲 15 g,党参 15 g,柴胡 3 g,熟地黄 15 g,炙甘草 5 g。水煎服,每日 1 剂。

连服 21 剂后即受孕,1992 年 5 月足月分娩一男婴。

述评:

女子与配偶同居 1 年,性生活正常,未避孕而未孕;或曾有过妊娠,未避孕而又 1 年未再受孕,称为不孕症。前者为原发性不孕,古称“全不产”,多属元阳不足、禀赋本虚之体;后者为继发性不孕,古称“断绪”,多属肝肾亏虚、冲任损伤之变。

《素问·灵兰秘典论》曰:“肾者,作强之官,伎巧出焉。”《素问·六节藏象论》云:“肾者主蛰,封藏之本,精之处也。”肾藏精,主生殖,为气血阴阳之根源,肾气的强弱与月经的通行藏泄及孕育有着密切的关系,肾气充沛则作强、封藏功能正常。《素问·六节藏象论》亦云:“肝者,罢极之本……以生血气。”肝藏血而主疏泄,体阴而用阳,肝气疏泄有度则经血藏泄有期,经调而能孕嗣。因此,在不孕症的治疗中，班秀文教授尤其注重肾、肝、脾三脏，主张以肾为主，从肾治孕，脾肾并重，肝肾并调。肝脾肾精血充盈，冲任二脉通盛，胞宫得以温煦，则能摄精成孕。同时，班秀文教授在治疗不孕症时将辨证与辨病相结合，病同证异时，把握病机，灵活化裁，如治疗输卵管性不孕，以活血通络、软坚散结为总原则，由于病因病机不同，证型有别，在结合辨证论治的基础上加入温养通行的药物。

本案患者因3次流产而继发不孕，肝肾亏损，冲任损伤，气血不足，胞脉瘀阻，属本虚标实、虚实夹杂之证。初诊症见经量偏少，纳食不振，大便溏薄，乳房、小腹易胀痛等，为虚中有瘀、虚瘀夹杂之象，如一味攻瘀，则虚者更虚，气血难以恢复；若单纯温补肝肾，调养冲任，则胞脉瘀积难除。故治疗应以攻补并施为原则，投以鸡血藤、丹参、当归生血化瘀，川芎、益母草活血调经；续断补肝肾，通血脉；合欢花疏肝解郁、顺气调经，以期达到调养之中有通行，通瘀而不伤正的目的。二诊气血渐复，肝能条达，但恐一诊之方化瘀通络之力不足，故在调肝脾、理气血方剂之中加入路路通、皂角刺、穿山甲粉以加强活血化瘀通行之力。三、四诊投菟丝子、枸杞子、仙茅、淫羊藿、党参、白术等养肝补肾、健脾益气、填精补血之品，使肝肾得补，气血调和，同时佐配活血化瘀、通行走窜之桃仁、红花、皂角刺、穿破石、路路通、穿山甲粉以化瘀通络。五诊改以补肾养血为主，以促进气血的充盛而易于摄精，药选菟丝子、枸杞子、当归、党参、山药、熟地黄等，连服21剂。如此标本并治，气血调畅，胞脉畅通，冲任通盛，故药后受孕产子。

绝经前后诸证（围绝经期综合征）[93]

杨某，女，53岁，已婚，1977年8月15日初诊。

患者经行紊乱，来潮前后不定，量多少不一，色暗红夹紫块，经将行则头晕头痛，心烦不安，纳寐俱差，经中肢节烦疼。

现症：大便干结，3~5日行1次，小便浓秽有味。舌质淡，苔薄白，脉虚细迟。中医诊断：绝经前后诸证。辨证：肾气衰弱，冲任亏虚。治则：调养肝肾，佐以化瘀。

处方：菟丝子9 g，当归9 g，白芍9 g，覆盆子9 g，党参12 g，怀山药15 g，川楝子9 g，泽兰9 g，玄参15 g，麦冬12 g，甘草5 g。每日1剂，水煎服，连服3剂。

二诊：8月23日。患者自诉头晕、头痛减轻，胃纳转佳，大便2日行1次，小便不臭秽。药既对症，仍守上方去怀山药，加北沙参12 g、桑叶6 g。每日1剂，水煎服，连服3剂。

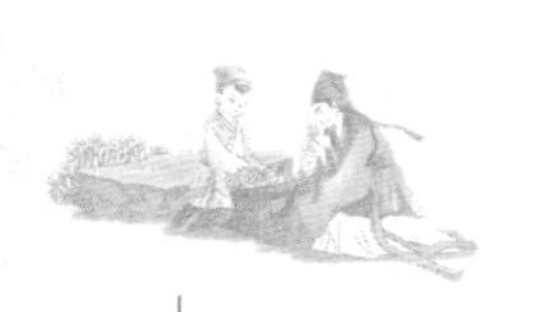

三诊:9 月 23 日。自服上方之后,诸症消失,但大便仍干结,2 日行 1 次,每稍劳累则头晕作痛。此为营阴未复,精血不足,以润养之剂治之。

处方:太子参 15 g,玄参 12 g,肉苁蓉 15 g,川楝子 12 g,麦冬 12 g,石斛 9 g,覆盆子 9 g,鸡血藤 15 g,三七花 2 g,泽兰 9 g,红枣 9 g。每日 1 剂,水煎服,连服 3 剂。

四诊:10 月 18 日。诸症消失,以健脾消滞善后。

处方:党参 12 g,白术 12 g,云茯苓 9 g,鸡内金 9 g,陈皮 5 g,怀山药 15 g,三七花 45 g,当归身 9 g,生谷芽 15 g,炙甘草 3 g。每日 1 剂,水煎服,连服 3 剂。

经此段治疗之后,月经停止,诸症不发。观察半年,疗效巩固。

述评:

妇女在绝经前后出现月经紊乱或绝止,伴随如烘热汗出、烦躁易怒、潮热面红、眩晕耳鸣、心悸失眠、腰背酸楚、面浮肢肿、情志不宁等症状,称为绝经前后诸证。《素问·上古天真论》云:"女子……七七,任脉虚,太冲脉衰少,天癸竭,地道不通,故形坏而无子也。"肾藏精主水,为元阴元阳之根、机体先天之本,肾气旺盛则天癸以时而至,冲脉主血海,任脉主诸阴,经行依时而下。因此,本病的病因病机责之于女子"七七"之年,肾气渐衰,天癸枯竭,阴亏血少,冲任二脉衰退,阴阳平衡失调。

女性肾气的盛衰对心、肝、脾、肺均有影响。心为君主之官,肾水不足则不能上济心火,导致心火过旺,因而出现心悸失眠、焦虑不安等症状;肾阳亏虚则水饮凌心,导致心悸怔忡、面浮肢肿等症状。肾为肝之母,肾气不足则母病及子,精病及血,导致肝肾两虚,疏泄封藏失职,因而出现月经失调、烦躁易怒、耳鸣、腰酸胁痛等症状。肾气不足则土乘太过,导致脾气不足,肾阳亏虚则不能温养脾阳,出现脘腹冷痛、纳呆便溏等症状。此外,肺肾为母子关系,肾阴耗伤不能上润,导致金水无法相生,阴液无法互滋,因而出现骨蒸潮热、盗汗等症状。因此,绝经前后诸证的各种症状均与五脏的功能失调、气血失和有关,但总责于肾。

本案患者已逾"七七"之年,肾气衰弱,阴阳不和,冲任亏虚,故经行前后不定,量多少不一,色暗红而夹紫块;阴阳失调,营血不足,虚火内动,故经将行则头晕头痛,心烦不安,纳寐俱差;相火燎动于内,灼伤阴血,肢节失养,故经中肢节烦疼,平时大便干结,小便秽浊;脉为血之府,舌为心之苗,营血虚则充养失常,故舌质淡而脉虚细迟。辨证属肾气衰退,冲任亏虚,故治以调肝养肾为主。方以菟丝子、覆盆子滋补肾气,平补阴阳;党参、山药益气补脾,以后天养先天;北沙参、玄参、麦冬滋养肝肾之阴,使刚悍之气自平,相火自潜;同时,在补养之中,既配以鸡血藤、三七花、泽兰活血化瘀之品,又用桑叶之甘寒,意在防止离经之血停滞经隧,留瘀遗患。其中泽兰味辛而微温，辛则能开，温则能养，能疏肝气而和营血，补而不滞，行而不峻；鸡血藤味苦甘涩性温，补血化瘀，又能止血，有补而不滞之功；桑叶甘寒，专长清热祛风，但此处取其既有滋肾之阴，又有收敛之妙。治疗全过程着眼于肝肾，调养冲任，平补阴阳，调和气血，补而不滞，药不偏颇，故奏全功。

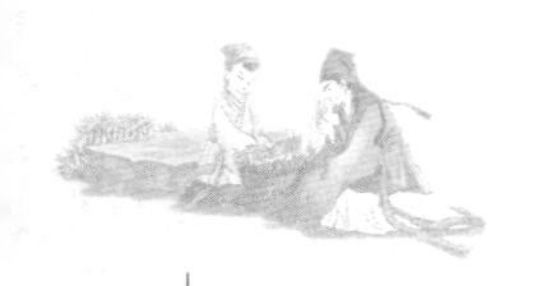

夏桂成

不孕症（多囊卵巢综合征、不孕）[96]

朱某，女，30岁，2011年12月19日初诊。

月经后期，结婚4年未孕。患者既往月经规律，2007年3月人工流产术后月经错后，周期30～60天，经期4～5天，未避孕4年余未孕。月经14岁初潮，周期30～32天，经期4～5天，量中渐少，时有血块，痛经常作。生育史：0－0－1－0。超声检查示双侧卵巢多囊样改变。糖耐量试验提示胰岛素抵抗。末次月经2011年10月9日。现停经73天，白带略有，偶夹血丝，寐欠安时有失眠，便软。查血：T 53.25 ng/dL，E_2 63 ng/L，LH 27.20 mIU/mL，FSH 5.88 mIU/mL，P 0.7 ng/mL，PRL 16.13 ng/mL，β-HCG 0.2 ng/mL。诊治以经后中期论，予滋肾生肝饮合木香六君汤。

处方：丹参10 g，赤芍10 g，白芍12 g，怀山药10 g，山萸肉9 g，牡丹皮10 g，茯苓10 g，续断10 g，菟丝子10 g，柴胡6 g，广木香6 g，砂仁3 g（后下），炒白术10 g，陈皮6 g。7剂。

二诊：12月26日。末次月经10月9日，停经80余天，见拉丝样带下3～4天，基础体温处高温相，药后腹胀矢气频，大便偏稀，纳寐可，易疲劳。脉细滑，舌红，苔腻。经前期以健脾补肾、疏肝化痰论治，予健固汤合越鞠丸。

处方：党参15 g，白术10 g，茯苓10 g，广木香6 g，砂仁3 g（后下），白芍10 g，续断10 g，菟丝子10 g，杜仲10 g，补骨脂10 g，制苍术10 g，香附10 g，炮姜3 g，玫瑰花6 g。7剂。

经期选用五味调经散加越鞠丸。

处方：苍术10 g，香附10 g，生山楂10 g，丹参10 g，赤芍10 g，泽兰叶10 g，益母草15 g，五灵脂10 g（包煎），续断10 g，茯苓10 g，川牛膝10 g，肉桂5 g（后下）。5剂。

三诊：2012年1月30日。末次月经1月4日，现为月经周期第27天，基础体温上升2天，有拉丝样白带，夜寐安，大便偏干，手足不温。脉弦细，舌红，苔腻。经间期用补肾促排卵汤，加入疏肝和胃之品。

处方：丹参10 g，赤芍10 g，白芍10 g，怀山药10 g，山萸肉9 g，牡丹皮10 g，茯苓 10 g,续断 10 g,菟丝子 10 g,杜仲 15 g,紫石英 10 g(先下),五灵脂 10 g(包煎),荆芥 6 g,陈皮 6 g,广木香 9 g,大血藤 15 g。11 剂。

四诊:2 月 17 日。末次月经 2 月 11 日,现为月经周期第 7 天,因工作紧张,夜间易醒或多梦。舌红,苔薄黄。按经后期论治,方用归芍地黄汤。

处方:丹参 10 g,赤芍 10 g,白芍 10 g,怀山药 10 g,山萸肉 9 g,莲子心 5 g,茯苓、茯神各 10 g,续断 10 g,桑寄生 10 g,怀牛膝 10 g,苍术 10 g,广郁金 10 g,合欢皮 10 g,炙龟甲 10 g(先下),陈皮 6 g。14 剂。

其后按上法调治 10 个月,终得一子。

述评:

夏桂成教授根据女性月经周期阴阳消长的升降特点,首创"月经周期七期分类"理论。其中,经后期是指行经期结束至经间排卵期的一段时间,以阴长阳消为生理特点,主要奠定卵泡生长的物质基础,推动月经周期演变。

多囊卵巢综合征属于中医"月经病""不孕症""崩漏"等范畴。本病的病理关键在于经后期阴长不及难达重阴,以致重阴转阳不利,而阴虚日久及阳,阳虚则痰瘀壅阻,致使卵巢呈多囊样改变,月经周期紊乱,冲任气血失常,缠绵日久形成顽疾,难以治愈。

卵泡生长发育及子宫内膜的增长均依赖于阴长,夏桂成教授尤其注重恢复多囊卵巢综合征患者经后期的阴分,并常以带下的分泌量来评估阴的增长水平,从而进行不同程度的遣方用药,如丹参、赤芍、白芍、山药、山萸肉、熟地黄、炙鳖甲、牡蛎、龟甲等品。

《丹溪心法》云:"肥盛妇人……经水不调,不能成胎,谓之躯脂满溢,闭塞子宫。"肾阴虚及阳,阳虚则痰湿壅阻;阴虚心肝气郁,血行不畅则痰瘀互阻。该患者有脾虚痰湿之证,夏桂成教授在滋肾的同时不忘脾胃的顾护,运用党参、炒白术、砂仁、茯苓、木香、陈皮等品,温中和胃,健脾化痰。

阴虚常伴火旺,夏桂成教授认为心火、肝火、肾火之间的平衡在女性疾病中发挥着关键作用,因此常适当加入合欢皮、炒酸枣仁、钩藤、莲子心、黄连、牡丹皮、泽泻等品,清心肝之火,促进肾阴充实,推动阴阳运动。

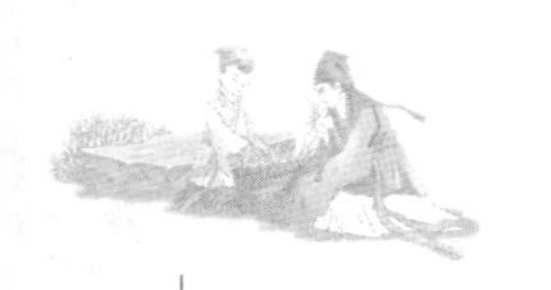

闭经（卵巢早衰）[97]

刘某，女，32岁，2012年9月6日初诊。

经闭2年。患者6年前于外院诊为卵巢早衰，曾行人工周期治疗2年，效果欠佳，间断服用芬吗通、克龄蒙等药物。近期经期查血：FSH 60.2 IU/L，LH 24.0 IU/L，E_2 65.5 ng/L。末次月经8月26日。患者现处经周第26天，服用芬吗通白片，基础体温呈高温相10天，腰酸时作，无乳胀，大便不成形，夜寐安。舌红，苔腻，脉细弦。就诊后嘱其停用激素治疗。从经前期论治，健脾补肾，方取健固汤合毓麟珠加减。

处方：党参15 g，制苍术、白术各10 g，茯苓10 g，广木香6 g，砂仁5 g（后下），白芍10 g，怀山药10 g，续断10 g，菟丝子10 g，杜仲15 g，巴戟天10 g，鹿血颗粒1 g（冲服），五灵脂10 g（先煎）。5剂。

二诊：9月25日。末次月经9月25日。月经来潮第1天，大便溏泄，矢气较多，夜寐多梦。舌红，苔腻，脉弦细。从经期论治，疏肝理气，活血调经，方取越鞠丸合五味调经汤加减。

处方：制苍术10 g，制香附10 g，丹参10 g，赤芍10 g，生山楂10 g，五灵脂10 g（包煎），川牛膝10 g，益母草15 g，泽兰叶10 g，茯苓10 g，续断10 g，肉桂5 g（后下）。7剂。

经净后，转入经后期治疗，滋阴养血，宁心安神，方取二阴煎加减。

处方：丹参10 g，赤芍、白芍各10 g，怀山药10 g，山萸肉9 g，钩藤10 g（后下），莲子心3 g，合欢皮10 g，炒枣仁10 g，茯苓10 g，续断10 g，桑寄生10 g，菟丝子10 g，制苍术10 g，炒白术10 g，广郁金10 g，广木香9 g。12剂。

三诊：10月16日。患者现处经周第22天，本周期月经量多，经期延长，淋漓14天方净，现见少量丝状带下，基础体温处低温相，大便偏稀，夜寐安。舌红，苔腻，脉细弦。治以经后中末期论，滋阴补阳并举，佐以健脾和胃，方取健脾补肾促排卵汤。

处方：党参15 g，炒白术10 g，茯苓10 g，广木香9 g，砂仁5 g（后下），赤芍、白芍各10 g，山萸肉9 g，续断10 g，菟丝子10 g，杜仲15 g，五灵脂10 g（包煎），荆芥6 g，广陈皮6 g，鹿角霜10 g（先煎）。8剂。

四诊：12月6日。末次月经12月6日。经前无明显高温相，经行量少，有少量血块，无痛经。患者现处经周第1天，大便溏泄，夜寐多梦。舌红，苔腻，脉细弦。从行经期论治，经期方同前出入，佐以健脾和胃之品；经后期从滋阴养血、健脾和胃论治，方取杞菊地黄汤合香砂六君子汤加减。

处方：枸杞子 10 g，钩藤 10 g(后下)，怀山药 10 g，山萸肉 9 g，莲子心 5 g，茯苓 10 g，合欢皮 10 g，续断 10 g，桑寄生 10 g，菟丝子 10 g，广木香 9 g，砂仁 5 g(后下)，党参 15 g，炒白术 10 g。7 剂。

五诊：12 月 21 日。末次月经 12 月 6 日。患者现处经周第 16 天，基础体温上升至高温相 1 天，小腹胀痛，无腰酸及乳胀，夜寐安。舌红，苔腻，脉细弦。治以经间期论，补肾助阳、活血通络以促排卵，方取补肾促排卵汤加减。

处方：丹参 10 g，赤芍、白芍各 10 g，怀山药 10 g，山萸肉 9 g，炒牡丹皮 10 g，茯苓 10 g，续断 10 g，菟丝子 10 g，杜仲 10 g，紫石英 10 g(先煎)，五灵脂 10 g(包煎)，炒荆芥 6 g，炙鳖甲 10 g(先煎)，合欢皮 10 g。12 剂。

六诊：2013 年 1 月 14 日。末次月经 2012 年 12 月 31 日。月经来潮前 5 天，量中，色红，无血块，此后月经量明显减少，色黯，淋漓未净至今，伴小腹作胀及腰酸。患者现处经周第 15 天，阴道少量出血，色暗红，无头昏腰酸及乏力，纳寐可，二便调。舌质偏红，苔白腻，脉细弦。诊治以经后初期论，法从清利湿热、化瘀固冲，方取红藤败酱散合加味失笑散加减。

处方：大血藤 15 g，败酱草 15 g，生薏苡仁 20 g，黑当归 10 g，赤芍、白芍各 10 g，制苍术 10 g，炒五灵脂 10 g(包煎)，炒蒲黄 10 g(包煎)，续断 10 g，桑寄生 10 g，菟丝子 10 g，太子参 15 g。5 剂。

上方服后，治疗转入经后中末期，阴阳并补，清心安神，佐以清利湿热，方取补天种玉汤合钩藤汤加减。此后月经停闭，带下量极少，基础体温处低温相。其间治疗一直以经后期论，法从滋阴养血，佐以清心安神、健脾和胃，方取杞菊地黄汤、滋肾生肝饮、清心滋肾汤和清心健脾汤等。

二十四诊：9 月 16 日。带下量较前明显增多，出现少量拉丝样白带，大便不成形。治以经后中末期论，法从滋养肝肾阴血、扶助肾阳并举，兼以健脾和胃、清心安神，方取补天种玉汤合香砂六君子汤、钩藤汤加减。

处方：丹参 10 g，赤芍、白芍各 10 g，山萸肉 9 g，莲子心 5 g，茯苓、茯神各 10 g，续断 10 g，菟丝子 10 g，杜仲 15 g，鹿角霜 10 g(先煎)，五灵脂 10 g(包煎)，合欢皮 10 g，广木香 9 g，太子参 15 g，炒白术 10 g，炙鳖甲 10 g(先煎)。12 剂。

二十五诊：10 月 8 日。治疗期间经阴道卵泡监测提示有排卵。患者现基础体温上升至高温相，无腰酸，夜寐安，大便不成形。舌红，苔腻，脉细弦。治以经前期论，法从补肾助阳、疏肝理气，兼以清心安神，方取右归饮合越鞠丸加减。

处方：丹参 10 g，赤芍、白芍各 10 g，怀山药 10 g，钩藤 10 g(后下)，莲子心 5 g，合欢皮 10 g，茯苓 10 g，续断 10 g，菟丝子 10 g，杜仲 15 g，五灵脂 10 g(包煎)，

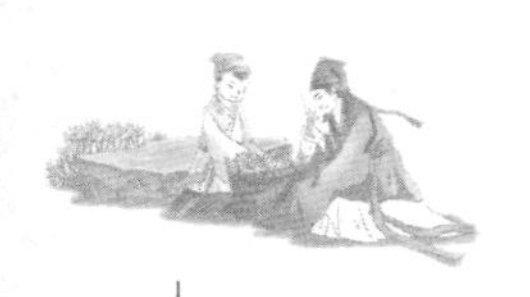

制苍术 10 g,制香附 10 g,紫石英 10 g(先煎),炙鳖甲 10 g(先煎)。10 剂。

患者于 2013 年 10 月 28 日查性激素,发现妊娠,予以健脾补肾、清心和胃安胎。

处方:党参 15 g,白术 10 g,茯苓、茯神各 10 g,白芍 10 g,杜仲 10 g,桑寄生 10 g,菟丝子 10 g,山萸肉 10 g,钩藤 10 g(后下),紫苏梗 6 g,砂仁 3 g(后下),广木香 6 g,莲子心 5 g,生黄芪 15 g。7 剂,水煎服,每日 1 剂,早晚分服。

11 月 15 日超声检查示: 宫内见一 4.1 cm×1.8 cm 孕囊,内见胚胎回声区及胎心搏动。后足月顺产一子。

述评:

《素问·上古天真论》有云:“女子七岁,肾气盛……七七任脉虚,太冲脉衰少,天癸竭,地道不通,故形坏而无子也。”若女子未至“七七”而经水先断,即为现代医学所称的卵巢早衰。中医学中并无卵巢早衰的病名,其临床症状与中医之“月水先闭”“经水早断”诸症相吻合,因而属“闭经”“血枯”“血隔”“绝经前后诸证”“不孕症”等范畴。

《傅青主女科·年未老经水断》云:“有年未至七七而经水先断者,人以为血枯经闭也,谁知是心肝脾之气郁乎……然则经水早断,似乎肾水衰涸。吾以为心肝脾气之郁者,盖以肾水之生,原不由于心肝脾,而肾水之化,实有关于心肝脾。”夏桂成教授认为,心肾相济、肝脾协调是月经来潮及其周期性演变的基础。心肾燮理阴阳,肝脾协调气血,加以奇经之调节,集气血下注胞宫,调摄有度,才能周而复始。因此本病的病机为天癸早竭,肾肝脾亏耗,心肾失交。

《素问·灵兰秘典论》云:“心者,君主之官也,神明出焉。”心在各脏腑中起主导作用,且胞络下系于肾,上通于心。若心肾失济,必将导致一系列病变。心火偏旺,迫血上行,迫汗外泄,则面、颈及胸部阵阵发红,烘热出汗;热扰清空,神明失守,故头晕耳鸣、烦躁失眠;心火耗灼肾阴,癸水衰少,子宫燥涸,故致月经早绝、不孕不育等。因此,夏桂成教授认为在补肾的基础上强调心的调治是治疗本病的重点,并由此提出“宁心补肾调周”法。

上述医案患者有脾虚、湿重、肝郁之征象,夏桂成教授在补肾调周的基础上加用健固汤、香砂六君丸、越鞠丸等方加减,滋肾调周、健脾化湿、疏肝解郁,以促月经周期的演变。脾弱有碍其复阴,因此夏桂成教授将顾护脾胃贯穿治疗始终,以达后天补养先天之效,同时佐钩藤、莲子心、合欢皮等品清心安神、交济心肾,可谓心宁则肾实。

妊娠恶阻（妊娠剧吐）[98]

张某,女,28岁,2014年11月27日初诊。

停经3月余,恶心涌吐痰涎1.5个月。患者近1个月以来恶心呕吐,痰涎明显,曾输液治疗不能缓解,口吐口水及痰涎时作,纳谷尚可,不吐谷物,但觉恶心,晨起吐黄水,大便时偏干,面部痤疮时作。口中觉涩,食后更甚,喝水后方能进食,疲乏无力,周身乏力,小腹作胀。脉细滑,舌红,苔腻。拟清肝健脾,予清肝健脾汤加减。

处方:白芍10 g,钩藤10 g(后下),黄连3 g,党参15 g,炒白术10 g,茯苓10 g,茯神10 g,炙黄芪10 g,炒竹茹10 g,广陈皮6 g,广木香6 g,砂仁3 g(后下),桑寄生10 g。7剂。

二诊:12月4日。妊娠涌吐痰涎,边缘性前置胎盘。药后面部痤疮明显消散,痰涎并未明显减少,恶心尚可,大便先干后稀,纳谷尚香,饭后打嗝明显,痰多频频咯吐。超声检查示:胎盘下缘延至子宫内口。

处方:原方去砂仁,炙黄芪用量加至15 g,加炮姜5 g。7剂。

三诊:12月11日。孕4个月,妊娠呕吐痰涎,边缘性前置胎盘。面部痤疮消散,呕吐略减,纳差,腰酸,痰涎多,不欲饮水,晨起黏痰多,肠鸣,小腹作胀,下坠感轻度。舌苔厚白腻不化。仿小半夏加茯苓汤之意。

处方:上方加半夏6 g、生姜3片、炙升麻3 g。15剂。

四诊:12月25日。停经5个月,恶心、痰多较前好转,小腹作坠,大便日行2次,第1次大便不太成形,余无不适。拟益气助胎,清心和胃,予补中益气汤加味。

处方:黄芪15 g,党参15 g,生白术10 g,茯苓10 g,茯神10 g,白芍10 g,陈皮6 g,升麻6 g,广木香6 g,炒竹茹10 g,钩藤10 g(后下),黄连3 g,莲子心5 g,桑寄生10 g,菟丝子10 g。10剂。

五诊:2015年1月19日。妊娠呕吐、痤疮、低置胎盘明显好转,痰涎减少,略有恶心,晨起较著,夜寐尚可。脉细弦,舌红,苔腻。

处方:上方去莲子心,改黄芪用量为20 g。10剂。

述评:

妊娠期恶心呕吐是指在停经6周左右出现的一种常见的早孕反应,常于12周左右自行消失,无须特殊治疗。其中,约有0.3%～1%的孕妇发展为妊娠剧

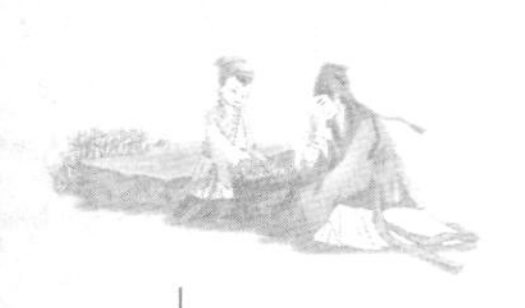

吐，其表现为严重的恶心呕吐，并引起脱水，甚至酮症酸中毒，需要住院治疗。

妊娠剧吐属于中医学"妊娠恶阻"范畴，临床常见证型主要有脾胃虚弱型、肝胃不和型、胃阴亏虚型等。

本病主要机理在于胎气夹肝气上逆，逆犯于胃，胃失和降。妇女孕后月经停闭不行，经血不泄，聚于冲任、子宫以养胎。冲脉为"十二经脉之海""五脏六腑之海"及"血海"，广聚全身之血而血盛，且冲脉与足阳明胃经会于气街，故有冲脉隶于阳明之说，若胃气虚弱，冲气循经上逆犯胃，胃失和降，则发为恶阻，出现恶心、呕吐、呃逆等常见的临床症状。

本病在临床上以肝胃不和者多见，且分轻、中、重三种情况，重者较为顽固，如再加上痰浊阻滞、舌苔厚腻，将更为难愈。本案患者食入不吐，却呕吐痰涎无法自止，舌红苔腻，此乃脾虚气弱、痰湿内阻所致。脾主涎，脾气虚则不能收摄，涎偏多，神疲乏力，脾所以虚馁，与肝经郁火有关。治疗当以清肝降逆、健脾和胃为主。

夏桂成教授亦认为本病以脾胃虚弱为本，肝火上冲犯胃为标。治疗当分清轻重缓急，急则治标，缓则治本。因此在本案治疗中，夏桂成教授先用清肝健脾汤，如钩藤、黄连、竹茹等品清肝降火、和胃止呕，待症状较前好转后，运用木香、砂仁、陈皮、半夏、茯苓、黄芪等品，着重健脾化痰、益气治本。同时，注意补肾安胎，顾护母体，免于伤胎。

柴嵩岩

闭经（多囊卵巢综合征）[99]

患者,女,28岁,2006年12月15日初诊。

闭经10个月。患者既往月经规律,周期30天,经期7天。患者于2003年行人工流产术,后于2004年自然流产后行清宫术,术后月经周期延长,月经2个月一行伴经量减少,渐至闭经。在外院诊断为多囊卵巢综合征,给予二甲双胍加达英-35治疗1个月经周期,停药后月经未来潮。

现症:末次月经2006年2月,未孕,带下不多;胃纳可,夜寐安,二便调;舌淡黯,苔薄白,脉细滑。

处方:太子参12 g,当归10 g,川芎5 g,桃仁10 g,桂圆肉10 g,白术10 g,肉苁蓉5 g,杜仲10 g,乌药10 g,大腹皮10 g,柴胡5 g,郁金6 g,茜草12 g,香附10 g。40剂,水煎服。

二诊:2007年2月9日。月经仍未来潮,基础体温单相平稳,但带下增多;胃纳可,夜寐安,小便正常,大便不爽。舌淡,苔白厚,脉细滑。

处方:当归10 g,薏苡仁20 g,莱菔子10 g,夏枯草12 g,桂枝3 g,川楝子6 g,月季花6 g,大腹皮10 g,茵陈12 g,扁豆12 g,桃仁10 g,三棱10 g,菟丝子20 g。30剂,水煎服。

三诊:4月13日。末次月经4月3日,量中、色红,经前基础体温呈双相,现基础体温单相平稳;胃纳可,夜寐安,二便调。舌淡,苔薄,脉细滑。

处方:太子参12 g,桂枝3 g,阿胶珠12 g(烊化),月季花6 g,炒薏苡仁20 g,泽兰10 g,车前子10 g(包煎),桃仁10 g,合欢皮10 g,巴戟天5 g,路路通10 g,川楝子6 g。30剂,水煎服。

四诊:6月5日。末次月经5月10日,经前基础体温呈不典型双相,现基础体温单相不稳;胃纳可,夜寐安,二便调。舌淡,有齿痕,脉细滑弱。药后月经恢复,已出现排卵现象。

处方:柴胡5 g,冬瓜皮30 g,荷叶12 g,当归10 g,枳壳10 g,大腹皮10 g,莱菔子10 g,茜草10 g,泽兰10 g,杜仲10 g,续断20 g,菟丝子20 g。水煎服。

嘱继服巩固。

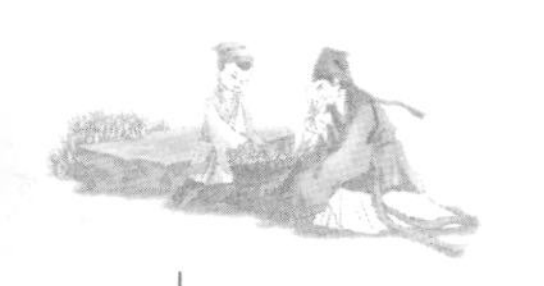

述评：

多囊卵巢综合征是青春期及育龄期女性常见的内分泌代谢紊乱性疾病。中医方面尚无多囊卵巢综合征相对应的疾病，根据临床表现，其可归于中医学“月经后期”“闭经”“不孕症”等范畴。在多囊卵巢综合征的治疗方面柴嵩岩教授积累了丰富的经验，其强调各个脏腑的功能活动正常且相互协调才能维持女性正常的生殖内分泌活动，任何环节的衔接异常均可导致月经及生育功能异常。因此在辨证治疗的过程中须全面分析，兼顾治之。

柴嵩岩教授认为肾虚是多囊卵巢综合征的发病源头，且可导致各脏腑功能失衡，使其病因病机呈现出多因素、复杂且相互制约的特点。结合本病案，患者因清宫术致冲任损伤，肾气虚损，气滞血瘀，瘀阻冲任，气血运行受阻，血海不能满溢，故月经错后，经量减少，渐至经闭，进而影响生育。肾为先天之本，脾为后天之本，《医述》提出：“先天为后天之根。”脾之运化不得肾阳温煦，气血生化运行失调，亦可致经闭。故初诊方中以杜仲、肉苁蓉补肾，太子参、白术健脾，当归、郁金活血调经，加用香附、大腹皮、乌药行气，以增强桃仁、茜草活血化瘀之功。二诊患者带下增多，大便不爽，故方中以薏苡仁、扁豆、茵陈利湿，莱菔子、川楝子行气通便。三、四诊在补肾健脾的同时，加用泽兰、车前子、冬瓜皮、荷叶等药以兼顾理气化湿之功，达到通经活血之效。

经百剂调理后，患者月经已能按时来潮，且有排卵现象，提示生育功能得到基本恢复，嘱继服中药一段时间以巩固前方疗效。

闭经（继发性闭经）[100－101]

王某，女，20岁，未婚，2008年6月17日初诊。

闭经10个月。患者11岁月经初潮，既往月经规律，1个月一行，量中，色红，无痛经，无血块。2007年8月开始以运动结合节食的方式减肥，1个月内体重从49 kg减至40 kg，随后出现闭经，现已月经停闭10个月。患者自诉减肥后患慢性浅表性胃炎。

现症：末次月经2007年8月，时感胃脘不适，面色苍白，唇周色黯，纳寐尚可，小便正常，大便秘结。舌红，脉细滑。

处方：枸杞子15 g，北沙参15 g，月季花6 g，桃仁10 g，知母6 g，槐花5 g，冬瓜皮10 g，女贞子15 g，瓜蒌15 g，郁金6 g，丹参10 g，莱菔子10 g。7剂，水煎服。

二诊:6 月 25 日。基础体温呈单相型。纳寐尚可,小便正常,药后大便通畅。舌黯,脉沉滑。

处方:冬瓜皮 20 g,桃仁 10 g,丹参 10 g,赤芍 10 g,月季花 6 g,莱菔子 10 g,莲子心 3 g,茜草 12 g,槐花 5 g,桑寄生 20 g,百合 12 g。14 剂,水煎服。

三诊:10 月 28 日。药后近 3 个月月经恢复正常,现月经 1 个月一行,量中,色红,无痛经,无血块。末次月经 10 月 10 日,经前基础体温近典型双相。唇周色黯减轻。现口干,纳寐尚可,小便正常,大便秘结。舌淡红,脉细滑。

处方:冬瓜皮 20 g,泽兰 10 g,茜草 10 g,车前子 10 g(包煎),丝瓜络 10 g,当归 10 g,枳壳 10 g,月季花 6 g,茯苓 10 g,杜仲 10 g,益母草 10 g,丹参 10 g。20 剂,水煎服。

述评:

闭经最早见于《素问·阴阳别论》:"二阳之病发心脾,有不得隐曲,女子不月。"本病病因病机多分虚实两类:虚者多因精血匮乏,冲任不充,血海空虚,无血可下;实者多为邪气阻隔,冲任瘀滞,脉道不通,经不得下。本病以持续性月经停闭为特征,临床较为常见,随着现代人生活方式的改变,因节食减肥致闭经的患者日趋增多。

本病案患者因暑期节食减肥致月经停闭长达 10 个月,病程中伴见面色苍白,唇周色黯,舌红,脉细滑。柴嵩岩教授认为闭经出现的本质在于"二阳之病"影响气血化生。《女科正宗》谓:"盖二阳指阳明胃经与大肠经也,此二经,乃水谷传化之地,而心与脾全赖之……今二阳既病,则传化不行,心脾安能不病?故曰病发心脾,则气血不充。"胃主受纳,大肠主传导,二者功能正常,水谷精微化生气血,下注冲任血海,月事以时下;反之,气血乏源,冲任虚损,血海不能按时满溢,则月经量少,月经错后乃至闭经。结合本病案,暑热时节易耗伤气阴,致气阴两伤;加之患者节制饮食,胃受纳不足,胃失所养,气血津液无以化生,致血海空虚;无血溢下,血枯而经闭,故治以益气养阴,养血调经。初诊以知母滋阴清热,月季花、桃仁、郁金、丹参活血调经,瓜蒌、槐花、莱菔子润肠通便,辅以枸杞子、北沙参、女贞子滋阴养血。经调理后,患者舌红改善,提示热象已祛。二诊见舌黯提示血瘀明显,故去瓜蒌、知母,续用桃仁、月季花,加用赤芍、茜草加强活血之功。三诊时患者自诉服药 3 个月后月经恢复正常。

基于此病案本身的用药特点,柴嵩岩教授对于辨证治疗闭经,在各治疗阶段的用药选择上常以舌色不同为主要依据。治疗初期阶段,常见舌红,应重于养阴清热,常用女贞子、北沙参、玉竹、百合、枸杞子,生甘草、金银花、莲子心、钩藤、地骨皮等。治疗中期阶段,多见舌黯,则运用活血化瘀之法,常用川芎、丹参、茜草、

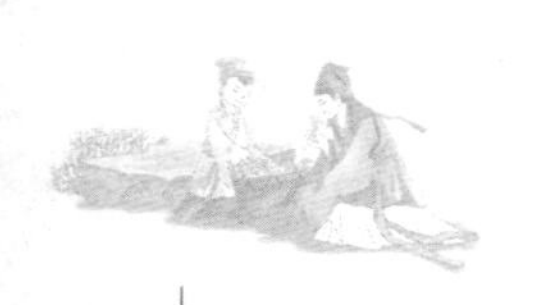

月季花、桃仁、益母草等。治疗后期阶段，则为舌淡红，故重视温肾助阳，同时加用补血之品，常用菟丝子、杜仲、续断、蛇床子、当归、阿胶珠、熟地黄等。

崩漏（异常子宫出血）[102-103]

患者，女，15岁，学生，2005年7月5日初诊。

患者12岁月经来潮，月经周期30天，经期7天，量中、色红，无痛经，无血块。自13岁起月经失调，反复出血，导致贫血。2005年2月开始服倍美力片，治疗2个月，现已停激素治疗4个月。3月1日超声检查示：子宫5.6 cm×4.6 cm×3.9 cm，内膜0.7 cm，双卵巢大小、形态正常，未见成熟卵泡。

现症：阴道不规则出血32天。患者自6月3日开始阴道出血，至今未净，量多，色红，无痛经，无血块。纳差，夜寐尚可，小便正常，大便秘结。舌胖红，苔白干，脉沉滑稍数。

处方：北沙参30 g，生牡蛎20 g（先煎），生地黄10 g，莲须10 g，荷叶15 g，女贞子15 g，墨旱莲15 g，大、小蓟各20 g，寒水石10 g（先煎），益母草6 g。7剂，水煎服。

二诊：7月12日。阴道出血干净2天，纳差，夜寐尚可，小便正常，大便秘结。舌胖红，苔白干，脉沉细滑。

处方：女贞子20 g，墨旱莲15 g，北沙参15 g，莲子心3 g，地骨皮10 g，全瓜蒌20 g，郁李仁5 g，荷叶10 g，莲须15 g，鸡内金10 g，白茅根20 g，香附6 g。7剂，水煎服。

三诊：7月19日。阴道出血干净10天，基础体温上升5天，纳寐可，二便调。舌胖，苔白，脉沉滑。

处方：女贞子20 g，墨旱莲15 g，北沙参20 g，阿胶珠12 g（烊化），地骨皮10 g，全瓜蒌20 g，白芍12 g，百合10 g，莲须15 g，茯苓10 g，山药12 g，香附6 g。7剂，水煎服。

述评：

崩漏是月经周期、经期及经量严重紊乱的出血重症。《诸病源候论·崩中候》云："忽然暴下，谓之崩中。"《诸病源候论·妇人杂病诸候》云："非时而下，淋漓不断，谓之漏下。"两者分别简要概括了崩中、漏下的病名含义。依据本病案患者临床症状，其病归于中医学"崩漏"范畴，属于现代医学"青春期异常子宫出血"。柴嵩岩教授认为青春期崩漏具有以下三大特点：患者年纪小、出血量多、病情进展快。青春期少女肾气不足，天癸刚至，易出现月经紊乱，故在治疗过程中应注意补益肾气，调和冲任。

对于青春期崩漏的治疗，柴嵩岩教授尤其强调应关注患者舌脉的变化情况。结合本病案，患者初诊时舌胖红，苔白干，脉沉滑稍数，气阴两虚，冲任不宁，故见出血量多，病情呈进展之势。急则治其标，故以北沙参益气养阴，辅以生牡蛎、生地黄、莲须、荷叶、大小蓟固冲止血。二诊时阴道出血已止，舌胖红，苔白干，脉沉细滑，冲任调和，病势趋于平稳。缓则治其本，故以女贞子、墨旱莲滋阴益肾，加用北沙参、地骨皮、白茅根增强疗效，辅以全瓜蒌、莲子心清热，郁李仁润肠通便。三诊时基础体温上升5天，舌胖，脉沉滑，提示已恢复正常排卵，舌苔正常，脉象平和，病情已近痊愈，去莲子心、郁李仁、荷叶、鸡内金、白茅根，加用阿胶珠、白芍、百合、茯苓、山药益肾健脾，养血调经，以巩固疗效。由此青春期崩漏可得到有效治疗。

闭经（卵巢早衰）[104－105]

患者，女，30岁，已婚，2003年3月21日初诊。

患者13岁初潮，月经规律，周期23天，经期3～4天，量中。2002年7月因患风湿病，自行服用雷公藤多苷片治疗，每日3次，每次30 mg。治疗3个月后出现月经稀发，偶有月经来潮，后渐至闭经。

现症：闭经3个月。末次月经2002年12月8日。现带下量少，性欲下降，乳房萎缩，记忆力明显减退，潮热汗出，心慌，胃纳可，失眠，二便调。舌淡红，少苔，脉细滑。查体：面色晦暗，乳房轻度萎缩，阴毛脱落。2003年3月13日妇科彩超示：子宫前位，大小3.3 cm×3.1 cm×2.3 cm，内膜线状；右卵巢2.5 cm×1.2 cm×1.0 cm，左卵巢未探及，未见卵泡发育。3月14日性激素检测示：E_2 30.50 pg/mL，FSH 81.90 mIU/mL，LH 27.40 mIU/mL，PRL 6.40 ng/mL。

处方：柴胡3 g，玉竹10 g，月季花6 g，川芎5 g，阿胶珠12 g（烊化），合欢皮10 g，桑寄生20 g，远志5 g，丹参10 g，地骨皮10 g，菟丝子20 g，鸡内金10 g。14剂，水煎服。

二诊：4月4日。辨证不变，继依上法。

处方：柴胡3 g，玉竹10 g，月季花6 g，川芎5 g，阿胶珠12 g（烊化），合欢皮10 g，桑寄生20 g，远志5 g，丹参10 g，金银花10 g，菟丝子20 g，鸡内金10 g，女贞子10 g，石斛10 g，北沙参10 g，甘草6 g，丝瓜络6 g，荷梗6 g。14剂，水煎服。

三诊：4月22日。患者带下较前增多，余无特殊。

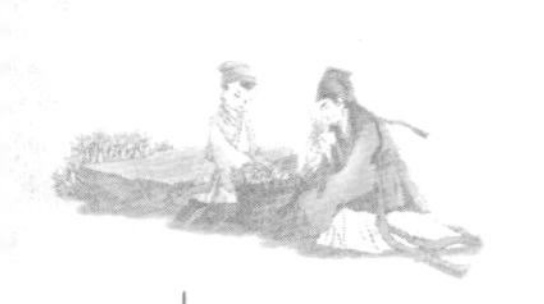

处方：红花 10 g，苏木 10 g，丹参 10 g，泽兰 10 g，蛇床子 6 g。14 剂，水煎服。

后随访，患者于 2003 年 5 月 17 日月经来潮，4 天净，量中、色红，经前基础体温呈不典型双相。嘱其复诊，治疗效不更法。患者又分别于 2003 年 6 月 22 日、7 月 24 日月经来潮，经前基础体温均呈不典型双相，提示排卵恢复，潮热汗出等症状逐渐缓解，性生活基本恢复，阴毛重新生长，乳房较前恢复。

述评：

随着现代社会的高速发展，卵巢早衰的患病率呈逐年上升的趋势。中医古籍中并无相关病名的记载，根据临床症状，其可归于中医学“闭经”“血枯”“不孕症”范畴。《沈氏女科辑要笺正》曰：“然禀赋不齐，行止皆无一定之候，柔弱者，年未不惑而先绝。”

结合本病案，患者曾因患风湿病有长达 3 个月的药物治疗史，药毒长期滞留体内，进而导致月经稀发，后渐至闭经。“七情”“六淫”皆可成为卵巢早衰的致病因素。《济阴纲目》云：“肾水绝，则木气不荣，而四肢干萎，故多怒，鬓发焦，筋骨痿。”药毒之效如“六淫”之热毒，毒热内侵致肝肾亏损，血海亏虚，故见面色晦暗，乳房轻度萎缩，阴毛脱落。柴嵩岩教授提出补肾填精同时活血化瘀是治疗卵巢早衰最基本的用药法则，其主张方中应忌用温燥之品。故初诊选用菟丝子为君药，温而不燥，补益肝肾，再辅以桑寄生、阿胶珠滋阴养血，柴胡、地骨皮清热解毒。二诊加用女贞子补肾益精，改地骨皮为金银花、甘草以加强清热解毒之效。三诊时患者自诉带下量增多，肾亏血虚之证有所改善，遂再以红花、丹参、苏木、泽兰活血化瘀，疏通冲任气血，致血海充盛，则月经即可按时来潮，生育功能亦可得到基本恢复。

月经后期（多囊卵巢综合征）[99]

患者，女，26 岁，2007 年 4 月 13 日初诊。

月经后期，伴不孕 2 年。患者自诉婚后 2 年未避孕而未孕，配偶生殖功能正常。初潮后月经尚规律，婚后月经周期延长，60 天左右一行。曾在某医院诊为多囊卵巢综合征，睾酮值偏高。

现症：末次月经 3 月 15 日，无明显带下，胃纳可，夜寐安，小便正常，大便不爽。自测基础体温呈单相型。舌淡苔厚，脉沉细滑无力。

处方：车前子 10 g（包煎），桂枝 3 g，川芎 3 g，月季花 5 g，夏枯草 10 g，茜草 10 g，桑寄生 20 g，土茯苓 12 g，百合 12 g，枳壳 6 g。10 剂，水煎服。嘱清淡饮食。

二诊:6 月 5 日。服药后基础体温呈不典型双相,但月经未来潮,现基础体温呈单相型,胃纳可,夜寐安,二便调。

处方:当归 10 g,茯苓 10 g,薏苡仁 20 g,茵陈 12 g,阿胶珠 12 g(烊化),大腹皮 10 g,白茅根 15 g,菟丝子 15 g,茜草 12 g,蒲黄 10 g(包煎),车前子 10 g(包煎)。30 剂,水煎服。

三诊:7 月 3 日。月经仍未来潮,基础体温呈单相型,带下极少,胃纳可,夜寐安,二便调。舌黯,脉细滑。

处方:枸杞子 15 g,山药 15 g,白术 10 g,牡丹皮 10 g,玉竹 10 g,女贞子 15 g,合欢皮 10 g,百合 12 g,黄芩 10 g,郁金 6 g,茵陈 10 g,白茅根 20 g。30 剂,水煎服。

四诊:9 月 7 日。末次月经 2007 年 8 月 23 日,量中,色红。经前基础体温呈不典型双相,胃纳可,夜寐安,小便正常,大便不爽。舌淡苔厚,脉沉弦滑。

处方:车前子 10 g(包煎),阿胶珠 12 g(烊化),薏苡仁 20 g,月季花 6 g,玫瑰花 6 g,郁金 6 g,川芎 5 g,夏枯草 12 g,桃仁 10 g,大腹皮 12 g,续断 20 g。40 剂,水煎服。

五诊:10 月 16 日。月经已按月来潮。

述评:

多囊卵巢综合征是一种致病因素呈多样性、临床表现呈多态性的内分泌紊乱综合征,以雄激素过多、持续无排卵和胰岛素抵抗为主要临床特征,以月经紊乱、肥胖、多毛、痤疮、不孕等为主要临床表现。本病以脏腑功能失调为本,痰浊、瘀阻为标,故临床多为虚实夹杂、本虚标实之证。

"七情致病"是现代社会多囊卵巢综合征发病率高的一个不容忽视的因素。结合本案,患者婚后 2 年未避孕未孕,情志不畅,肝气郁结,致月经周期延长。木郁土壅,损伤脾气,脾失健运,痰湿内生,阻滞冲任胞脉,故见大便不爽,舌淡苔厚,脉沉细滑无力。故本案以理气行滞化湿、补肾活血调经为主要治疗原则。一、二诊重于疏肝理气,通利化湿,方中先后以车前子、桂枝、川芎温经通络,枳壳、大腹皮理气行滞,土茯苓、薏苡仁、茵陈通利化湿,当归、阿胶珠、蒲黄养血活血。三、四诊重于补肾健脾,活血调经,方中先后以女贞子、玉竹养阴,山药、白术健脾,枸杞子、续断补肝肾,合欢皮、郁金行气解郁,月季花、茜草、玫瑰花活血调经。服药百剂后患者月经已能按月来潮,基础体温已有不典型双相,提示卵巢功能有所恢复,生殖功能亦趋于正常。

情志不遂为本案的主要致病因素,可进而导致肝脾运化功能失调而发病。现代研究表明,长期精神压力大可引发月经紊乱和排卵障碍,若不良情绪得到缓解,或可获得不药而愈的效果。

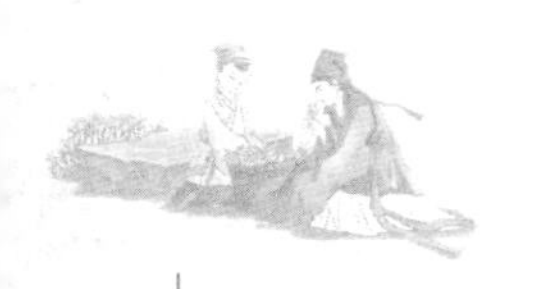

钱伯煊

月经先后无定期（月经紊乱）[106]

廖某，女，38岁，已婚，1976年3月22日初诊。

患者月经先后无定期，周期23～37天，12天始净，量多，色黑红夹有白带，且有血块。

现症：末次月经2月19日，12天净，经期少腹胀痛，腰痛。平时胸背作痛，少腹左侧胀痛，带多、色黄气秽；纳寐可，小便正常，大便干结。舌苔薄黄腻、中剥、边尖刺，脉细软。

处方：党参12 g，茯苓12 g，山药12 g，旋覆花6 g（包），地黄15 g，生白芍12 g，生牡蛎30 g（先煎），昆布12 g，贯众15 g，佛手6 g。6剂，水煎服。另：三七粉18 g，如经行量多，早晚各加服1.5 g，开水送下。

二诊：4月9日。末次月经3月23日，经量明显减少，少腹及腰部隐痛，平时带下仍多、色黄气秽，面目浮肿，气短胸痛，足跟胀痛；纳寐可，小便正常，大便偏干，2～3天一行。舌苔淡黄、中剥，脉细软。

处方：党参12 g，茯苓12 g，山药12 g，黄柏6 g，知母9 g，昆布12 g，海藻12 g，旋覆花6 g（包），续断12 g，贯众12 g。6剂，水煎服。

三诊：4月16日。服上方后，诸恙均见减轻。现处经前，神疲乏力，纳寐可，二便调。舌苔黄、中剥，脉细软。

处方：党参12 g，麦冬9 g，生地黄15 g，白芍9 g，阿胶珠12 g（烊化），生牡蛎30 g（先煎），续断12 g，桑寄生15 g，贯众15 g，椿根皮12 g。9剂，水煎服。

四诊：5月3日。末次月经4月20日，4天净，量中等，色转正常，下腹痛减。此次经期感冒，头痛，胸背隐痛，食后腹胀，晨起下腹作胀，日前感冒未净；纳寐可，二便调。舌质绛、中微剥、边尖刺，脉左细右软。

处方：桑叶9 g，薄荷6 g（后下），枳壳6 g，桔梗6 g，生甘草6 g，茯苓12 g，扁豆9 g，橘皮6 g，木香6 g，旋覆花6 g（包）。3剂，水煎服。

述评：

月经周期提前或延后7天以上，交替不定且连续3个周期以上，称为月经先后无定期。本病首见于《备急千金要方·月经不调》:"妇人月经一月再来或隔月不来。"钱伯煊教授认为其主要病机是肝脾功能失常,冲任不调。脾主中气而统血,脾气虚弱,冲任不固,经血失统,则月经提前;肝主藏血,肝郁气滞,冲任阻滞,疏泄不及,则月经延后。故治疗应以疏肝健脾、养血调经为主。

本病案患者月经23~37天一行,经期较长、量多,兼有痛经、腰痛,平日带下量多、色黄气秽,大便干结,证属肝郁脾虚、肾阴亏虚,兼有下焦湿热。故一、二诊以党参补中益气,茯苓、山药健脾和胃,地黄、白芍、续断滋阴补肾,旋覆花、佛手疏肝理气。患者月经量多,故一诊加用三七化瘀止血。《本草新编》谓:"三七根,止血之神药也,无论上、中、下之血,凡有外越者,一味独用亦效,加入补血补气药中则更神。"患者带下量多,大便干结,故二诊加用黄柏清热燥湿,知母滋阴润燥通便。三诊时患者月经渐调,诸症减轻,方中以麦冬、阿胶珠滋阴养血调经,加用桑寄生增强补肝肾之效。四诊时患者经前感冒,临证结合,以桑菊饮(《温病条辨》方:桑叶、菊花、杏仁、连翘、薄荷、桔梗、甘草、芦根)为基础进行加减,治以疏风清热,兼调肝脾。

钱伯煊教授凡治月经先后无定期,必先从调治肝脾着手,肝脾协调,则冲任气血功能得以恢复,月经自能按期来潮。

痛经(原发性痛经)[106-108]

杨某,女,26岁,已婚,1976年2月6日初诊。

患者诉痛经,平素月经周期24~25天,6天净,量中等、色正常、有血块,经期少腹疼痛颇剧,腰痛。结婚半年,未怀孕。

现症:末次月经1月15日,6天净。平时头晕,纳差,夜寐可,小便正常,大便偏稀,日行1次。舌苔白腻中垢,脉细弦。

处方:制香附6 g,延胡索6 g,当归9 g,川芎6 g,细辛3 g,吴茱萸3 g,沉香片3 g,紫苏梗6 g,乌药6 g,六曲12 g,小茴香3 g,艾叶3 g。12剂,水煎服。

二诊:2月16日。末次月经2月13日,量中等、色正常,腹痛腰痛依然,不能坚持工作。现为行经第4天,痛势稍减,纳寐可,二便调。舌苔中淡黄、边白腻,脉沉细。

处方:桂枝6 g,赤芍9 g,炙甘草6 g,生姜6 g,细辛3 g,吴茱萸3 g,制香附6 g,青皮6 g,乌药6 g。6剂,水煎服。

三诊:3月8日。末次月经2月13日,现月经即将来潮,腹部不适,腰酸,纳

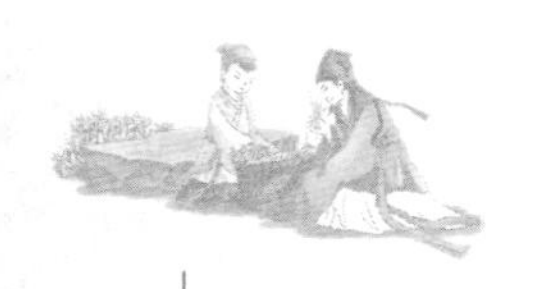

差,夜寐可,二便调。舌苔淡黄腻、微垢,脉沉细。

处方:柴胡6 g,制香附6 g,延胡索6 g,青皮6 g,橘皮6 g,吴茱萸3 g,川楝子9 g,狗脊12 g,焦三仙18 g,牛膝9 g。6剂,水煎服。另:肉桂末12 g,沉香末12 g,琥珀末12 g。三味调和,在经行腹痛时加服3 g,早晚各1.5 g,痛止停服。

四诊:3月22日。末次月经3月10日,痛经明显减轻,且能坚持工作,腰背痛、腿酸均见减轻。现咽痛有痰,轻微咳嗽,纳寐可,二便调。舌苔淡黄腻、中垢边刺,脉细。

处方:麦冬9 g,玄参9 g,桔梗6 g,杏仁9 g,橘皮6 g,茯苓12 g,狗脊21 g,续断12 g,桑寄生15 g,牛膝9 g。6剂,水煎服。

五诊:4月5日。末次月经4月4日,少腹痛轻,腰部稍痛。咽痛口干,泛恶有痰,胃脘不适,夜寐可,二便调。舌苔淡黄腻中垢,脉细。

处方:麦冬9 g,玄参9 g,桔梗6 g,杏仁12 g,制香附6 g,青皮6 g,橘皮6 g,木香6 g,枳壳6 g,竹茹9 g。6剂,水煎服。另:腹痛时加服沉香末0.9 g、琥珀末1.8 g,开水送下。

六诊:5月10日。末次月经4月4日,痛势大减,量、色正常。现月经逾期6天,胃脘不适,泛恶畏寒,纳差,嗜睡,二便调。舌苔薄白腻,脉左细滑、右细软。

处方:紫苏梗6 g,橘皮6 g,砂仁壳3 g(后下),茯苓12 g,山药12 g,生姜6 g,大枣4枚,续断12 g。6剂,水煎服。

七诊:5月21日。停经47天,尿妊娠试验呈阳性,现自觉泛恶胸闷,神疲乏力,有时右下腹作痛,纳寐可,小便正常,大便2~3日一行。舌苔黄腻微垢,脉左弦滑、右弦。

处方:白芍9 g,橘皮6 g,竹茹9 g,佛手6 g,大腹皮9 g,香橼皮6 g,紫苏梗6 g,山药12 g,续断12 g,桑寄生15 g。6剂,水煎服。

述评:

痛经为临床常见病,是指经行前后或正值经期出现的周期性小腹疼痛,可伴见腰骶酸痛,甚至剧痛晕厥。痛经最早见于《金匮要略·妇人杂病脉证并治》:“带下经水不利,少腹满痛,经一月再见者,土瓜根散主之。”其指出痛经具有周期性再现的特点。钱伯煊教授认为痛经首先要辨清虚实,经前或行经腹痛多属实,而经后腹痛多属虚。

本病案患者平素经期腹痛明显,有血块,伴腰痛,舌苔白腻中垢,脉细弦。初诊方中以香附、沉香、紫苏梗疏肝理气止痛,乌药、小茴香、艾叶、细辛、吴茱萸温经散寒止痛,川芎、延胡索行气活血。二诊后,患者经期腹痛依然,效果不显。三诊加用桂香琥珀散(方:肉桂、沉香、琥珀),此方系钱伯煊教授自拟方。方中琥珀性平味甘，活血散瘀，镇静安神，利尿；肉桂性大热味辛甘，散寒止痛，活血通经；沉香性微温味辛苦，行气止痛，温中止呕，纳气平喘，为温通气化之剂，服用后患者经行痛经明显减轻。四、五诊患者咽痛口干，咳嗽，泛恶有痰，舌苔淡黄腻，脉细，用药以养阴清热、理气化痰、健脾益肾为主。六、七诊患者月经逾期，泛恶畏寒，嗜睡，舌苔薄白腻，脉左细滑、右细软，此为早孕之象，尿妊娠试验阳性证实妊娠。方中去行气活血化瘀之品，以紫苏梗、砂仁壳、茯苓理气安胎，橘皮、竹茹、山药健脾和胃，化痰止呕，续断、桑寄生补肾安胎。

上述病案为一实性痛经，证属寒凝气滞，寒凝血瘀，肝失条达，故治法以温经散寒、行气止痛为主，其间辅以桂香琥珀散，与汤药同服以增强止痛之效，效果甚好。

癥瘕（子宫肌瘤）[106-107]

胡某，女，30岁，已婚，1974年12月17日初诊。

患者妊娠4月余，1974年11月22日自然流产（死胎），恶露在产后11天左右干净。于1974年12月14日（流产后第22天）在某医院检查子宫复旧情况，发现子宫仍如怀孕10周大，质硬。经超声检查，确诊为子宫肌瘤。

现症：腰背酸痛，纳差，夜寐可，小便正常，大便偏稀。舌苔薄白，脉沉软。

处方：党参12 g，茯苓12 g，甘草6 g，山药12 g，生牡蛎15 g（先煎），扁豆9 g，橘皮6 g，昆布12 g，续断12 g，桑寄生15 g。6剂，水煎服。另：三七末9 g。如月经量多，早晚各加服1.5 g，开水调服。

二诊：1975年1月6日。末次月经1974年12月26日，10天净，前7天量多，有血块，后3天量少，色褐。腰酸，纳差，夜寐可，二便尚调。舌苔薄白，脉沉软。妇科检查：子宫体前位，如孕8周大。患者将回西安，要求服丸剂。

处方：党参90 g，白术60 g，茯苓120 g，橘皮60 g，生牡蛎150 g，昆布90 g，海藻90 g，山药90 g，续断120 g，桑寄生120 g。1料。（上药同研末，炼蜜为丸，丸重9 g，早晚各服1丸，经行照服。）

三诊：1976年3月1日。末次月经1976年2月15日，8天净。患者自服汤剂及丸药3个月，检查子宫肌瘤如孕40天大小。11个月后，在某医院检查，子宫已正常大小。现月经周期28～30天，7～9天净，量不多，色黑有小血块，经期少腹不痛，仅感下腹坠冷。平时腰酸背痛，纳寐可，小便正常，大便偏稀，日行1次。舌苔薄白、边尖刺，脉细软。要求服丸剂。

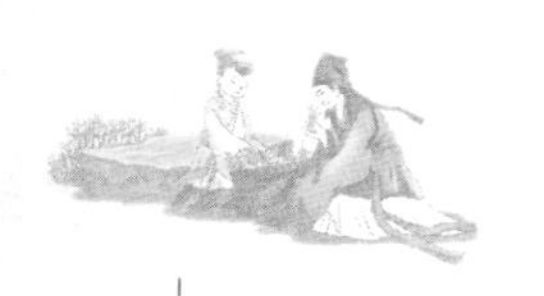

处方：党参 90 g，白术 90 g，茯苓 120 g，橘皮 60 g，木香 60 g，菟丝子 90 g，山药 120 g，生牡蛎 150 g，狗脊 90 g，桑寄生 150 g。1 料。（上药共研末，炼蜜为丸，丸重 9 g，早晚各服 1 丸，经行照服。）

述评：

癥瘕是指妇女小腹内的结块，伴有或胀，或痛，或满，并常致月经或带下异常，甚至影响生育的疾病。关于癥与瘕之区别，《诸病源候论·癥瘕病诸候》云："其病不动者，直名为癥。若虽病有结癥而可推移者，名为瘕。"钱伯煊教授通过长期的中医妇科工作经历积累了丰富的临床经验，其认为妇科经、带、胎、产均与肝、脾、肾三脏有密切关系，在治疗中常采取调脾胃、补肝肾之法。

结合本病案，患者人工流产术后，复查发现子宫肌瘤，现月经量多，经期长，腰背酸痛，纳差，舌苔薄白，脉象沉软。患者术后肾气损伤，脏腑之气失于资助，脾阳亏虚，运化失司，故血行无力，停滞为瘀，积而成块，日久为癥瘕。证属脾肾两虚，治以健脾益肾，软坚散结。

一、二诊以党参、白术、茯苓、山药、扁豆、橘皮健脾和胃，续断、桑寄生补益肾气，辅以三七止血化瘀。气为血之帅，气能行血，气行则血行，《血证论·阴阳水火气血论》谓："运血者，即是气。"故三诊加用木香行气活血，以达到化瘀消积的目的。患者服汤剂及丸药 1 年后复查，子宫已正常大小，子宫肌瘤明显缩小，月经亦逐渐恢复正常。

妊娠恶阻（妊娠剧吐）[106，108－109]

张某，女，28 岁，已婚，1959 年 4 月 15 日初诊。

患者妊娠 2 月余，近 1 个月泛恶呕吐逐渐加重，食入顷刻即吐，并吐苦水及酸水。

现症：近 3 日饮食难进，口干欲饮，头晕心慌，胸闷气短，胃脘及胸中灼热，烦躁不宁，夜寐亦差，小溲短赤，大便已 8 天未通。舌苔黄腻质绛，脉左虚细、右弦滑。

处方：生白芍 9 g，乌梅 3 g，五味子 6 g，旋覆花 6 g（包煎），川石斛 12 g，北秫米 9 g。1 剂，水煎服。

二诊：4 月 16 日。服药后，呕吐依然，胃脘及胸中灼热得止，但口干喜热饮，头晕心慌均减。今晨起腹痛，晨进流质未吐，夜寐一般，小便正常，大便仍闭。舌苔薄黄，脉左细弦、右弦微滑。

处方：北秫米 12 g，清半夏 6 g。2 剂，水煎服。

三诊：4 月 17 日。昨午呕吐 1 次，至今未再吐，胃脘作痛，胸部及中脘觉热，口干喜饮，头晕得止，夜寐稍宁，小便正常，大便旬日未解。舌苔薄黄，脉细弦微数。

处方：北秫米 9 g，清半夏 6 g，竹茹 9 g，枇杷叶 9 g，芦根 15 g，麦冬 9 g。2 剂，水煎服。

四诊：4 月 20 日。3 天来呕吐未作。泛恶渐止，昨晚曾呕吐 1 次，自觉心慌，胸中尚觉灼热，脘部作痛，口干不喜饮，夜寐一般，小便正常，大便通而不畅。舌苔薄白中剥，脉左细弦微滑、右沉细弦。

处方：干姜 1.8 g，党参 6 g，清半夏 6 g，北秫米 12 g。2 剂，水煎服。

五诊：4 月 22 日。昨晚呕吐 1 次，晨起作泛，呕吐酸水，胃脘灼热且痛，口干喜饮，夜寐尚安，小便正常，大便又 3 日未行。舌苔薄黄，脉左细弦微滑、右弦滑。

处方：生白芍 9 g，竹茹 6 g，北秫米 12 g，天花粉 9 g，橘皮 3 g。3 剂，水煎服。

六诊：4 月 24 日。近 4 日未吐，仍感胸脘灼热，至晚增重，胃脘时痛，但不泛恶，口干，心悸，纳食尚可，睡眠较差，小便正常，大便干燥。舌苔薄黄、边有刺，脉左细弦微滑、右弦滑。

处方：橘皮 3 g，竹茹 6 g，枇杷叶 6 g，远志 6 g，北秫米 12 g，茯神 6 g，天冬 6 g。3 剂，水煎服。

述评：

妊娠恶阻指妊娠早期出现严重的恶心呕吐、头晕厌食，甚至食入即吐，是妊娠早期常见的病症之一。本病最早见于《金匮要略·妇人妊娠病脉证并治》："妇人得平脉，阴脉小弱，其人渴，不能食，无寒热，名妊娠，桂枝汤主之。"其主要病机为冲气上逆，胃失和降。治疗以调气和中、降逆止呕为主。

结合本病案，患者妊娠 2 月余，近 1 月泛恶呕吐逐渐加重，伴头晕心慌，胸闷气短，胃脘及胸中灼热，烦躁不宁，纳寐差，小便短赤，大便难解，舌苔黄腻质绛，脉左虚细、右弦滑。钱伯煊教授认为：升降者，水火也，水火者，心肾也，肝胃之气常随心火以降，肾水上承，又常赖脾胃之中气。故患者病程中出现烦躁不宁、寐差等症状。初诊治以平肝和胃降逆，兼以交济心肾。二诊患者呕吐依然，头晕心慌缓解，胸脘灼热得止，大便未解。选方半夏秫米汤，此方出自《灵枢·邪客》，常用以治疗失眠之症，《素问·逆调论》提出"胃不和则卧不安"，此方本质是一养阴和胃剂，方中以半夏降逆止呕，秫米养阴和胃、通利大便。三、四诊患者泛恶渐止，偶有呕吐，治以和胃降逆止呕，结合临证，处方在半夏秫米汤的基础上进行加减。其中，三诊时患者口干喜饮，大便仍未解，舌苔薄黄，脉细弦微数，用药以麦冬养阴生

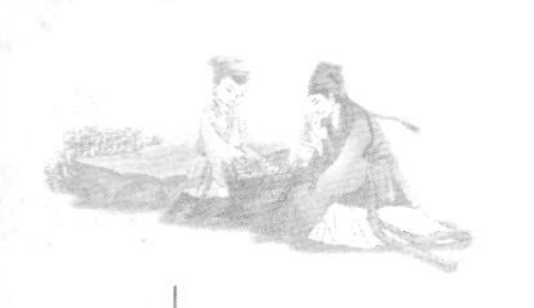

津，芦根清热生津，竹茹清热化痰；四诊时患者口干不喜饮，大便通而不畅，舌苔薄白中剥，脉左细弦微滑、右沉细弦，方中以干姜温中降逆，党参益气健脾。五、六诊患者恶心呕吐、胸脘灼热等症时有反复，治以平肝理气，清热和胃，方选橘皮竹茹汤（《金匮要略》方：橘皮、竹茹、大枣、生姜、甘草、人参）加减，佐以远志、茯神宁心安神。

钱伯煊教授在治疗妊娠恶阻时注意到患者胃逆不纳的特点，故用药精简，选药常取清、轻之品，忌厚腻之味，使患者易于接受，不致服药即吐，疗效尚好。

胎动不安（先兆流产）[106]

刘某，女，28岁，已婚，1961年9月22日初诊。

患者怀孕3个月，于停经40天有反应，曾服中药保胎。曾于1961年9月上旬在妇产医院住院12天保胎。孕2产0，婚后流产、早产各1次，一次为双胎妊娠6个月早产，一次妊娠3.5个月流产。

现症：现腹部隐痛下坠，腰部酸痛，气短，纳差，夜寐多梦，二便如常。舌苔黄腻、边有刺，脉左细数尺弱、右细数微弦。

处方：黄芪12 g，党参9 g，炙甘草3 g，橘皮3 g，升麻6 g，熟地黄12 g，白芍9 g，艾叶4.5 g，阿胶12 g（烊化），山药9 g，生杜仲12 g，续断12 g，白术6 g。5剂，水煎服。

二诊：9月28日。腹痛下坠，腰酸渐减，有时腹胀，头晕乏力，纳食一般，夜寐梦多，小溲频数，大便干结。舌苔淡黄腻、根有刺，脉细软微弦。

处方：党参9 g，白术9 g，山药9 g，艾叶4.5 g，菟丝子9 g，金樱子9 g，木香4.5 g，砂仁1.8 g（后下），续断12 g，生杜仲12 g，谷芽12 g，大枣3枚。6剂，水煎服。

三诊：11月1日。腹部仍时有隐痛，腰部酸痛，纳食正常，夜寐差，小溲频数，大便干结。舌苔黄有刺、根微垢，脉左细数、右弦数。

处方：白芍9 g，五味子9 g，麦冬9 g，阿胶12 g（烊化），黄芩6 g，白术6 g，桑螵蛸12 g，金樱子9 g，续断12 g，桑寄生12 g，紫苏梗6 g，芦根15 g。6剂，水煎服。

四诊：1962年1月10日。自感腹坠胀痛及腰酸均减轻，近1周来又感右侧腰痛较甚，胃脘仍痛，影响睡眠，时有胎动不安，腿足浮肿，经常抽筋，纳食一般，夜寐差，小溲混浊，大便正常。舌苔黄、边有刺，脉左细数、右弦数微滑。

处方:川石斛 12 g,橘皮 3 g,竹茹 9 g,旋覆花 6 g(包煎),木瓜 9 g,生杜仲 12 g,续断 12 g,桑寄生 12 g,黑豆 15 g,生地黄 12 g,狗脊 12 g,金樱子 9 g。6 剂,水煎服。

五诊:1 月 25 日。近半月来,腰酸加重,睡眠亦受影响,1 周来腹坠溲频,入夜尤甚。21 日曾在某医院检查,诊断为先兆早产。近日反胃吐酸,纳食一般,夜寐差,二便正常。舌苔根黄有刺,脉左细数、右细弦数。

处方:熟地黄 12 g,白芍 9 g,麦冬 9 g,阿胶 12 g(烊化),菟丝子 9 g,金樱子 9 g,砂仁 1.8 g(后下),木香 4.5 g,木瓜 9 g,狗脊 12 g,续断 12 g,生杜仲 12 g。6 剂,水煎服。

治疗半年,诸恙渐安,未再服药。后随访,患者自诉于 1962 年 3 月足月顺产一男孩。

述评:

妊娠期间出现腰酸、腹痛、小腹下坠,或伴有阴道少量流血者,称为胎动不安,又称胎气不安。其主要病机是冲任气血失调、胎元不固。《素问 · 六节藏象论》曰:“肾者,主蛰,封藏之本,精之处也。”冲任二脉皆起于胞中,胞络系于肾,肾为冲任之本,故本病以补肾固冲为治疗大法。

本病案患者怀孕 3 个月,腹部隐痛下坠,腰部酸痛,气短纳差,夜寐多梦,二便如常,舌苔黄腻、边有刺,脉左细数尺弱、右细数微弦。患者因早产、流产,大病及肾,气阴两伤,冲任不固,胎失所系,以致胎动不安,故见腰酸、小腹坠痛。治以养阴益气,固肾安胎,兼调肝脾。初诊方中以黄芪补中益气,辅以党参、白术、炙甘草健脾益气,山药、杜仲、续断补益肝肾,熟地黄、白芍、阿胶滋养肾阴。二、三诊出现小便频数、大便干结等症状,故方中以桑螵蛸、金樱子固精缩尿,麦冬、五味子生津,加用菟丝子、桑寄生增强补肝肾之功,佐以砂仁理气安胎,木香行气止痛,黄芩、芦根清热。四诊经服药 3 月余,患者腰酸腹痛逐渐减轻,然又出现腿足浮肿,时常抽筋,小便浑浊,方中以石斛滋阴清热,竹茹、旋覆花化痰,木瓜舒筋活络化湿。五诊患者腰酸加重,腹坠尿频,纳寐差,舌苔根黄有刺,脉左细数、右细弦数,治以补肝肾,健脾胃,兼固胎元,巩固前方疗效。后又以中药继续调理半年,诸恙渐安,终得以顺利足月生产,母子健康。

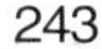

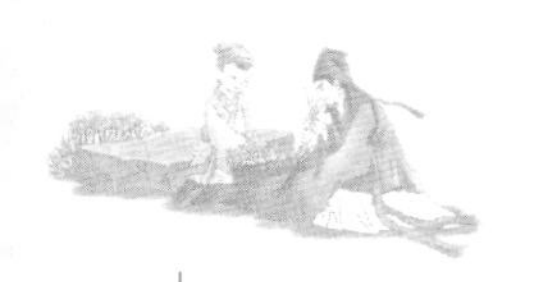

谈勇

妇人腹痛（盆腔炎性疾病后遗症）[110]

胡某,女,28 岁,2017 年 12 月 21 日初诊。

小腹疼痛反复发作,伴有经期延长 2 年。患者 2013 年、2015 年均因计划外妊娠行清宫术。2013 年术后反复出现小腹疼痛,带下色黄、量多、有异味等症状,当地医院诊为“盆腔炎性疾病”,予以妇科千金片、康妇消炎栓治疗,1 周后症状好转。2015 年清宫术后出现经期延长,经期前 3 天量多、色鲜红,伴有小腹坠痛、腰酸,后为咖啡色分泌物,淋漓至第 11 日方净。月经史:13 岁初潮,月经尚规律,周期 28～30 天,经期 10～11 天,末次月经 12 月 7 日。生育史:0－0－2－0。

现症:经期第 15 日,寐差多梦,两侧小腹时有刺痛,近日白带增多呈透明样,纳差,食少,大便溏稀,小便色黄。舌质暗红,苔黄腻,脉弦滑。妇科检查:外阴正常;阴道畅,白带量多,无明显异味,宫颈柱状上皮异位,无举痛;子宫前位,宫体无压痛;右侧附件区增厚,压痛。白带常规:清洁度Ⅱ度,其余未见明显异常。经阴道超声检查:子宫后方液性暗区 3.2 cm×1.8 cm,双附件未见异常。西医诊断:盆腔炎性疾病后遗症。中医诊断:妇人腹痛。中医辨证:湿热瘀结,脾肾两虚。

处方:续断 15 g,菟丝子 12 g,白芍 12 g,杜仲 12 g,茯苓 12 g,槲寄生 10 g,淫羊藿 10 g,党参 15 g,熟地黄 8 g,鹿角霜 15 g(先煎),覆盆子 10 g,白扁豆 10 g,煨木香 12 g,焦六神曲 12 g,香附 10 g,白花蛇舌草 10 g,甘草 5 g。14 剂。外用方:皂角刺 15 g,路路通 15 g,寻骨风 15 g,忍冬藤 30 g,乳香 15 g,没药 15 g,垂盆草 15 g。10 剂,中药直肠导入。

二诊:2018 年 1 月 15 日。末次月经 1 月 6 日,量中、色黯、有血块,无痛经,10 天净。刻下患者小腹两侧仍有隐痛,纳可,便溏较前好转,小便正常。超声检查:子宫后方液性暗区 2.2 cm×1.2 cm。

处方:白芍 12 g,生地黄 10 g,女贞子 15 g,菟丝子 12 g,山药 15 g,茯苓 10 g,墨旱莲 12 g,丹参 10 g,当归 10 g,制龟甲 15 g(先煎),椿根皮 10 g,蒲公英 15 g,皂角刺 12 g,延胡索 15 g,刘寄奴 12 g,甘草 5 g。7 剂,煎汤口服,药渣外敷小腹。

三诊:1 月 23 日。患者现处经期第 18 日,自诉两侧腹痛较前缓解,纳可,近日见少量透明带下,夜寐多梦。舌边光红,苔薄腻,脉滑。超声检查:未见明显液性暗区。妇科检查:外阴正常;阴道畅,白带量不多,无明显异味;宫颈柱状上皮异位,无举痛;子宫前位,子宫附件无压痛。白带常规:阴性。辅助检查:E_2 83 pg/mL,LH 6.77 mIU/mL,FSH 7.96 mIU/mL,P 18.78 ng/mL。

处方:党参 15 g,续断 15 g,菟丝子 12 g,白芍 12 g,杜仲 12 g,茯苓 12 g,槲寄生 10 g,仙灵脾 10 g,鹿角霜 15 g(先煎),骨碎补 10 g,覆盆子 10 g。14 剂。

四诊:2 月 7 日。末次月经 2 月 4 日,量中、色鲜红、少许血块,无痛经,经前乳胀。患者现处经期第 4 日,行经中,舌暗红,苔薄白,脉弦滑。辅助检查:E_2 61 pg/mL,LH 4.56 mIU/mL,FSH 9.44 mIU/mL,T 68.73 ng/dL,AMH 2.48 ng/mL。超声检查:子宫内膜 4.3 mm;左侧卵巢内见卵泡 4~5 枚,大小 8 mm×8 mm;右侧卵巢内见卵泡 3~4 枚,大小 8 mm×6 mm。

处方:丹参 10 g,赤芍 10 g,乌药 12 g,五灵脂 10 g,益母草 12 g,花蕊石 15 g(先煎),制龟甲 10 g(先煎),芡实 10 g,椿根皮 10 g。7 剂,煎汤口服,药渣外敷小腹。

五诊:2 月 12 日。患者现处经期第 10 日,近两日见拉丝样白带,食寒凉物后出现腹泻稀便 2 次。舌淡红,苔薄白,脉细。超声检查:子宫内膜 7.3 mm;左侧卵巢内见优势卵泡,大小 17 mm×15 mm,右侧卵巢未见优势卵泡。

处方:白芍 10 g,牡丹皮 10 g,茯苓 10 g,续断 12 g,菟丝子 12 g,生地黄 10 g,赤芍 12 g,红花 6 g,川芎 10 g,当归 10 g,山药 12 g,煨木香 12 g,焦六神曲 12 g,甘草 5 g。7 剂。

六诊:3 月 5 日。停经 30 天,大便质稀。激素三项:E_2 162 pg/mL,P 16.31 ng/mL,HCG 1 086.7 mIU/mL。

处方:桑寄生 15 g,菟丝子 12 g,续断 15 g,党参 12 g,山药 12 g,白芍 12 g。7 剂。

复查 E_2 243 pg/mL,P 16.53 ng/mL,HCG 5 207 mIU/mL。

述评:

《金匮要略·妇人杂病脉证并治》曰:“妇人中风七八日,续来寒热,发作有时,经水适断,此为热入血室。其血必结,故使如疟状,发作有时。”湿、热、瘀是盆腔炎发病初期的主要病机。发病机制为月经期、流产期、产褥期,或经期同房,或宫腔手术后,胞脉空虚之时,热毒、湿邪乘虚而入,由下而上,与败血搏结于胞中,伤及冲、任、督、带诸奇经,从而带脉失约,任脉失固,或湿热毒邪阻于冲任二脉,气血运行不畅。若病情缠绵难愈,迁延日久,则发展为盆腔炎性疾病后遗症,此时病机转为寒、湿、瘀,证候虚实夹杂,本虚在脾肾两虚,标实在湿浊、血瘀。

《医家金鉴·治诸积大法》有云:“形虚病盛先扶正,形证俱实去病急,大积大

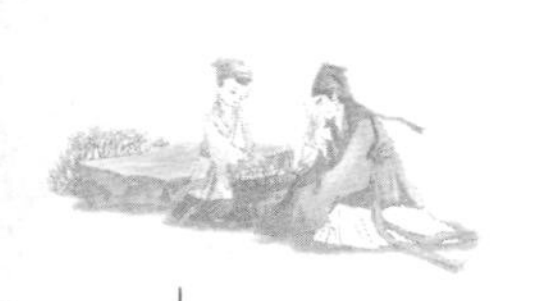

聚衰其半，须知养正积自除。”本病案在遵循“扶正祛邪法”的同时，应关注肾之精气在女性生殖功能中的主导作用，病程日久肾虚不固，湿热血瘀内蕴，故以扶正祛邪法结合补肾调周法。经间期补助阳气，重阴必阳，促卵泡排出；在排卵后予中药健黄体功能，利于胚胎着床，从而达到扶助正气、祛除邪气、调周助孕的目的。

盆腔炎性疾病后遗症多以腹痛为主要症状，血运不畅，不通则痛，故止痛必调气血，而调和气血就离不开肝脾二脏的正常功能。该患者脾虚湿盛，故佐以煨木香理气止痛，焦六神曲化湿和胃，椿根皮清热燥湿，再以花蕊石、骨碎补活血化瘀，蠲化瘀血。

不孕症（未破裂卵泡黄素化综合征）[111]

陈某，女，30 岁，2017 年 5 月 17 日初诊。

未避孕未孕 1 年。患者结婚 2 年，婚后夫妇性生活正常，未避孕未孕 1 年。患者平素月经后期，30～45 天一行，2017 年 2 月和 3 月先后于某三甲医院行自然周期卵泡监测及促排卵治疗。卵泡监测提示未破裂卵泡黄素化综合征。月经史：13 岁初潮，周期 30～45 天，经期 5～7 天，经量中等、色暗红、血块少许，痛经时作。生育史：0－0－0－0。末次月经 2017 年 5 月 3 日，月经量、色、质同前。

现症：经周第 15 天，腰酸，寐差，入睡困难。舌质紫黯，苔白，脉滑。男方辅助检查未见明显异常。患者为求中医调理，来我科就诊。经周第 3 天辅助检查：E_2 62 pg/mL，FSH 6.75 mIU/mL，LH 12.82 mIU/mL，P 0.53 ng/mL，T 70.16 ng/dL，PRL 21.08 ng/mL。超声检查示：子宫、卵巢大小正常；子宫内膜 6.3 mm；左侧卵巢内卵泡多于 10 枚，优势卵泡 13 mm×11 mm；右侧卵巢内卵泡多于 12 枚，优势卵泡 14 mm×15 mm。西医诊断：原发性不孕；多囊卵巢综合征；未破裂卵泡黄素化综合征。中医诊断：不孕症（肾虚血瘀证）。按经后期论治，予滋阴方加减。

处方：白芍 12 g，生地黄 10 g，山药 15 g，女贞子 12 g，菟丝子 12 g，仙灵脾 10 g，炙鳖甲 12 g（先煎），地骨皮 10 g，连翘 19 g，夏枯草 12 g，钩藤 6 g（后下），茯神 12 g，当归10 g，红花 10 g，川芎 10 g，丹参 10 g。共 3 剂，每日 1 剂，早晚分次温服。嘱患者锻炼身体，减轻体重，定期监测排卵。

二诊：5 月 20 日。经周第 18 天，舌质淡紫，苔白，脉弦滑。超声检查示：子宫内膜厚度 8.1 mm，形态分级 B；左侧卵巢内优势卵泡 12 mm×12 mm，右侧卵巢内优势卵泡 18 mm×20 mm。性激素检测：E_2 264 pg/mL，LH 12.51 mIU/mL，FSH 8.03 mIU/mL，P 0.70 ng/mL。予 HCG 10 000 单位即刻肌肉注射，联合补肾促排卵汤加减。

处方：菟丝子 12 g，续断 12 g，丹参 10 g，当归 10 g，川芎 10 g，牡丹皮 12 g，炒白术 12 g，红花 10 g，郁金 12 g，柴胡 8 g。共 3 剂，每日 1 剂，早晚分次温服。嘱患者 24～48 小时内同房。另予血府逐瘀口服液活血化瘀以助排卵。

三诊：5 月 22 日。经周第 20 天，舌质淡紫，苔白，脉滑。超声检查示：子宫内膜 8.5 mm，形态分级 B；左侧卵巢内优势卵泡 12 mm×10 mm；右侧卵巢见无回声区 22 mm×23 mm，内见网状分隔。按经前期论治，予补阳方加减。

处方：续断 15 g，菟丝子 12 g，白芍 12 g，白术 10 g，杜仲 12 g，茯苓 12 g，淫羊藿 10 g，桑寄生 10 g，鹿角霜 20 g（先煎），覆盆子 12 g。共 14 剂，每日 1 剂，早晚分服。另予桂枝茯苓丸活血化瘀。嘱其月经来潮第 2～3 天复诊。

四诊：6 月 9 日。末次月经 6 月 7 日。患者现处经周第 3 天，行经中。辅助检查：T 63.19 ng/dL，E_2 72 pg/mL，LH 9.08 mIU/mL，FSH 6.54 mIU/mL，P 0.23 ng/mL。经期暂不用药，待月经干净后按经后期论治，服用滋阴方加减。嘱畅情志，锻炼身体，并且定期监测排卵。以滋阴方为基础方，据卵泡发育情况予以治疗，当优势卵泡平均直径≥14 mm 时酌情加用助阳及活血药；平均直径≥18 mm 时予补肾促排卵汤加减，酌情应用 HCG 或促性腺激素释放激素类似物，并加用针灸以促排卵。嘱患者按摩少腹，加强运动如爬楼梯等，以帮助卵泡排出，后续用补阳方加减以健黄体。若监测到卵泡排出，14 天后根据 HCG 结果判断是否妊娠。患者遵从上述方法治疗 3 个月经周期，其中 1 个周期出现未破裂卵泡黄素化综合征，另外 2 个周期均见优势卵泡排出，同房未孕。

五诊：10 月 23 日。末次月经 10 月 5 日，量中、色红、血块少许，无痛经。患者现处经周第 19 天。超声检查示：子宫内膜 8.6 mm，形态分级 B；右侧卵巢内优势卵泡 20 mm×17 mm；左侧卵巢无优势卵泡。性激素检测：E_2 225 pg/mL，LH 10.34 mIU/mL，P 0.23 ng/mL。治疗上予 HCG 10 000 单位即刻肌肉注射，嘱患者 24～48 小时内同房。同时予针灸及血府逐瘀口服液活血化瘀以助排卵。48 小时后超声检查提示右侧优势卵泡已排。

处方：予补阳方加鹿角霜 15 g（先煎）、覆盆子 10 g。共 14 剂，每日 1 剂，早晚分服。

六诊：11 月 10 日。排卵后第 16 天，经周第 37 天，性激素检测：P 42.13 ng/mL，HCG 420.2 mIU/mL。后予保胎治疗。

述评：

多囊卵巢综合征以肾阴亏虚、癸水不足为发病基础，伴随脏腑失调、寒热失调、病理产物交织等表现。此类患者常因阴阳转化失利，加之肝郁、血瘀、痰湿等

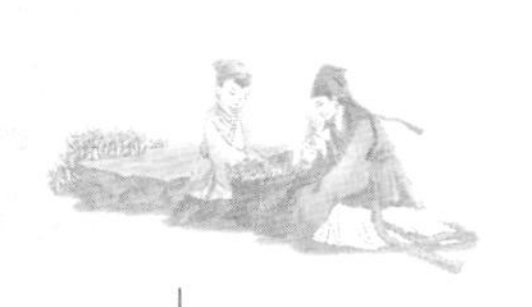

病理因素阻滞胞宫，而使卵子无法顺利排出，即为未破裂卵泡黄素化综合征，从而导致不孕。

《素问·阴阳应象大论》曰："天有四时五行，以生长收藏……故重阴必阳。"女性经间期以重阴必阳为主要生理特点，阴阳能否顺利转化，主要取决于阴长至重，即癸水达重、精卵成熟、血海盈满、津液充盈，同时也取决于癸水之阳、脾肾阳气，可谓"独阳不生，孤阴不长"。本病案运用滋阴补阳序贯疗法，经后期予生地黄、山萸肉、炙龟甲、菟丝子、当归、白芍等品滋肾阴癸水；经后中末期予续断、鹿角霜等品补肾助孕，促进重阴转阳。

《周易·系辞下》曰："天地氤氲，万物化醇；男女构精，万物化生。"经间期出现的气血生理活动即"氤氲状"。排卵障碍除了与肾阴癸水失调有关外，也与氤氲状失常相关。该患者瘀血阻滞胞宫，使得卵子无法顺利排出。因此于经后末期、经间期予丹参、红花、川芎等品活血通络以促排卵，待卵子顺利排出后予续断、鹿角霜、淫羊藿、覆盆子、杜仲等品温阳补肾助孕。

不孕症（继发性不孕）[112]

患者，女，25 岁，2015 年 8 月 16 日初诊。

结婚 3 年，末次人工流产术后 2 年，未避孕未孕 1 年余。患者 2012 年结婚，性生活正常，工具避孕。2012 年、2013 年因意外妊娠先后 2 次行人工流产术，术后工具避孕。2014 年年初起未避孕一直未孕。月经史：14 岁初潮，月经规律，周期 30 ~ 34 天，经期 6 ~ 7 天。人工流产术后经量减少，色稍黯，少许血块，偶有痛经，可忍受，腰酸。末次月经 8 月 5 日，量、色、质同平素。否认其他病史。

现症：月经周期第 12 天，白带量少，夜寐多梦，二便尚调。舌红，苔薄少，脉细。予经阴道超声检查：子宫、双侧卵巢大小正常；子宫内膜厚度 5.3 mm；左侧卵巢内卵泡 7 ~ 8 枚；右侧卵巢内卵泡 8 ~ 9 枚，优势卵泡 14 mm × 13 mm。予查性激素：E_2 89 pg/mL，LH 9.34 mIU/mL，FSH 11.99 mIU/mL，P 0.86 ng/mL。西医诊断：继发性不孕。中医诊断：不孕症。予滋阴补阳中药周期序贯治疗。嘱患者保持乐观情绪，多食用榴梿、柚及豆制品等。予奠基汤加减。

处方：熟地黄 10 g，山药 15 g，山茱萸 6 g，炙龟甲 15 g（先煎），炒白芍 12 g，炒当归 10 g，丹参 10 g，墨旱莲 12 g，女贞子 15 g，芡实 10 g，茯神 10 g，菟丝子 12 g，红花 6 g，赤芍 12 g，甘草 5 g，紫河车 3 g。5 剂，每日 1 剂，早晚分服。同时予戊酸雌二醇片（补佳乐）1 mg 口服、1 mg 塞阴外用，每日 1 次。

二诊:8 月 20 日。月经周期第 16 天,少量蛋清样白带,寐差,时而烦躁。舌红,苔薄腻,脉细弦。予经阴道超声检查:子宫内膜厚度 6.6 mm;右侧优势卵泡 20 mm×18 mm。予排卵汤加减。

处方:炒当归 10 g,续断 15 g,川芎 10 g,赤芍 12 g,炒白术 10 g,炒薏苡仁 10 g,丹参 10 g,牡丹皮 10 g,红花 8 g,菟丝子 10 g,醋柴胡 8 g,郁金 12 g。3 剂,每日 1 剂,早晚分服。予阿司匹林肠溶片 25 mg、泼尼松 5 mg 口服,每日 1 次,并嘱继续监测排卵。

确认排卵后,予助黄汤加减。

处方:熟地黄 8 g,炒白芍 12 g,菟丝子 12 g,山药 15 g,炒白术 10 g,杜仲 12 g,桑寄生 10 g,淫羊藿 10 g,鹿角霜 15 g(先煎),覆盆子 15 g,茯苓 12 g,合欢皮 10 g,甘草 5 g。14 剂,每日 1 剂,早晚分服。月经来潮停服。

采用以上滋阴补阳中药周期序贯治疗 3 个月经周期后,患者优势卵泡日雌激素水平呈上升趋势。予诱导排卵、指导同房 2 个周期后成功妊娠。

述评:

薄型子宫内膜是指子宫内膜的厚度低于可以受孕的阈厚度。虽然目前临床上尚未统一此阈厚度的标准,但是我国专家普遍认为薄型子宫内膜是指卵泡发育成熟(直径≥18 mm)时或 HCG 注射日,子宫内膜厚度 <7 mm。

中医并没有“薄型子宫内膜不孕”的病名,根据临床表现,本病属于中医学“月经过少”“不孕症”等范畴。中医学认为本病多是由于先天肾精不足,高龄肾气渐虚,或房劳久病、多次生产、堕胎等后天因素伤肾,故而肾精变少,无精化血;兼之肾虚日久,经行产后调摄不当外邪内侵胞宫,或各种宫腔手术如人工流产、清宫等刀刃损伤冲任、胞宫、胞络致瘀,瘀血为患,冲任、胞宫、胞络气血运行受阻,胞宫失于濡养,影响内膜生长,而致月经过少或难以摄精成孕。本病辨证以肾虚为主,兼有心旺、脾虚或肝郁;病机尚有血瘀、气滞、痰湿等,以血瘀为主。

谈勇教授在继承国医大师夏桂成教授“调整月经周期节律法”理论的基础上,结合现代医学女性生殖内分泌特点而创立“滋阴补阳方序贯疗法”,根据女性月经周期不同阶段脏腑气血阴阳的变化规律而筛选用药。子宫内膜的增殖主要在经后期,薄型子宫内膜患者往往雌激素水平偏低,且正处血海空虚之时,因此处方用药重在经后,治以滋阴养血、以阴扶阴,在奠基汤基础上加入炙龟甲、熟地黄、紫河车之味;经间期重阴必阳,重点在于促进内膜的转化及精卵的排出,治以补肾活血,方用排卵汤加减;经前期阳长阴消,为孕卵着床做准备,治当温肾助阳、健黄助孕,方以助黄汤加减,药如熟地黄、菟丝子、山药、杜仲、桑寄生、淫羊藿、鹿角霜、覆盆子等品。同时,序贯期间少佐健脾、安神等药健运脾胃、宁心敛精,加之心理

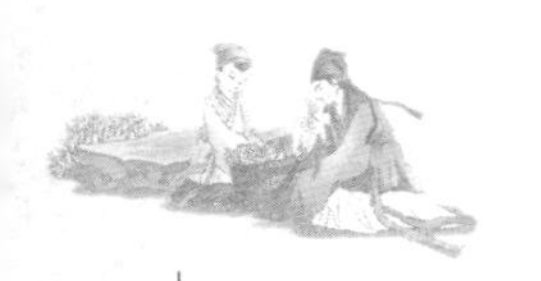

疏导，协同增效。

薄型子宫内膜患者常有子宫内膜血流灌注不足、血流阻力较高的问题，用药时常添红花、赤芍等活血之品，以扩张子宫内膜血管，降低血管阻力，改善血液循环，从而促进子宫内膜生长，提高子宫内膜容受性。本病治疗亦应重视饮食调摄，嘱患者多食用海参、西柚、榴梿、豆类及豆制品，以助子宫内膜增长。

韩百灵

癥瘕（慢性盆腔炎）[113]

吴某，女，40岁，2000年3月22日初诊。

患者患有慢性盆腔炎10余年，近2个月小腹疼痛加剧，甚则不可行走，伴有腰部酸痛及下腹部坠胀，并有双侧腹股沟淋巴结肿大。舌淡有瘀斑，脉沉弦而滑。超声检查示：双侧输卵管增厚，盆腔少量积液，右侧卵巢肿物（考虑为炎性包块）。曾用抗生素治疗2周无效。诊断：癥瘕（慢性盆腔炎）。辨证：肾虚肝郁。治法：补肾疏肝，解毒除湿止痛。

处方：调肝汤[熟地黄20 g、枸杞子20 g、甘草20 g、白芍20 g、延胡索20 g、土茯苓20 g、鱼腥草20 g、当归15 g、王不留行15 g、川楝子15 g、鳖甲15 g（先煎）、怀牛膝15 g、枳壳15 g、通草10 g、皂角刺10 g]加连翘20 g、泽泻15 g，以解毒逐水、定痛。7剂，每日1剂，水煎服。

二诊：3月29日。患者自诉腹痛好转，腰部酸痛及下腹部坠胀感消失，腹股沟淋巴结肿大缩小，余无不适。舌淡，苔薄黄，脉沉弦稍滑。

处方：续用上方加黄柏15 g。7剂，每日1剂，水煎服。

三诊：4月5日。患者自诉无任何不适，腹痛消失。舌淡，苔薄白，脉沉弦。超声检查示：双侧附件增厚。

处方：继以上方去黄柏、泽泻。7剂，每天1剂，水煎服。

四诊：4月12日。无任何不适。舌脉同前。

处方：继以上方加女贞子20 g。7剂，每日1剂，水煎服。

五诊：4月19日。无任何不适。

处方：继服上方1周以巩固疗效。同时嘱患者注意休息、节房事、避寒凉，免其复发。

述评：

慢性盆腔炎为盆腔炎性疾病反复迁延发展而来，现多称为“盆腔炎性疾病后遗症”，可造成输卵管阻塞、积水、盆腔粘连、输卵管卵巢囊肿等。中医古籍无此病名，但在“癥瘕”“带下病”“妇人腹痛”等病证下可见类似记载。《景岳全书·妇

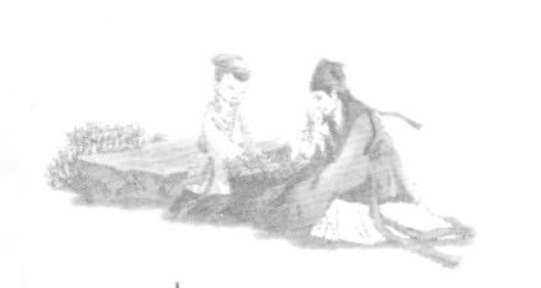

人规》有云："瘀血留滞作癥，惟妇人有之。其证则或由经期，或由产后，凡内伤生冷，或外受风寒，或恚怒伤肝，气逆而血留……总由血动之时，余血未净，而一有所逆，则留滞日积而渐以成癥矣。"此段阐述了本病的发生过程多与女性特有的生理特点密切相关。肾为先天之本、气血之根，若妇人先天肾气不足，或房劳多产，或劳倦失度伤及肾精肾气致气血亏虚，气为血之帅，气虚则血行迟缓，血虚则脉络滞涩，气血不畅则瘀血内生；加之女子经、孕、产、乳本易耗伤阴血，血虚甚则瘀滞更甚。且妇人多有情志抑郁、肝气不舒，阻遏气机，加重瘀滞，则发为本病主要症状之一——疼痛，以胀痛或刺痛为主。若正值经期产后血室正开，湿热或寒湿之邪极易乘虚侵入下焦，如《素问·太阴阳明论》所云："伤于湿者，下先受之。"寒湿、湿热与血搏结留滞于下焦，直中胞宫冲任，导致本病另一常见症状——带下异常。故本病多以肾虚肝郁为发病基础，湿热或寒湿为发病关键，治疗时应着重肝肾两脏的调理，兼顾祛邪。

本案患者病史长达10余年，可见正虚日久，故见肾府失荣、腰部酸痛；初诊前2个月或因摄生不慎、外邪侵袭，湿热毒邪壅滞下焦，故下腹疼痛加剧。结合舌脉可见长期正虚瘀滞之象，诊断为肾虚肝郁证，兼有湿热毒邪，治疗采用调肝汤加减以补肾水、疏肝气、利湿热。方中采用熟地黄、枸杞子、当归、鳖甲以补肾填精、滋阴养血，白芍、延胡索、川楝子、枳壳行气疏肝止痛，白芍兼能柔肝敛阴、顾护阴血，肝气条达，阴血充足，瘀滞乃化。此外，配伍土茯苓、鱼腥草、皂角刺等品以清热解毒利湿，佐怀牛膝引药下行，与王不留行、通草、泽泻等品利湿解毒，共用引外邪由下而出。二诊时可见腰酸腹痛好转，肾虚稍见改善，舌脉仍有邪实之症，故上方加入黄柏以增清热利湿解毒之功。三诊诸症改善，湿热已去大半，故稍减苦寒清热之药，上方继用。四、五诊效不更方，加入女贞子滋肾养阴、扶正固本，肾精充足，肝气条达，血脉调畅，则疼痛未再复发。

闭经（继发性闭经）[114]

李某，女，31岁，1990年9月1日初诊。

患者自然生产后2.5年，停哺乳1年，月经未复潮。孕前月经规律，月经周期30天，经期7天。刻诊：腰酸，乏力，时有头晕，白带量少，饮食可，二便调。舌淡，苔薄白，脉沉细无力。盆腔超声检查未见明显异常。诊断：闭经。辨证：肾虚证。治法：补肾填精，调理冲任。

处方：百灵育阴汤加减。熟地黄15 g，山萸肉12 g，山药12 g，续断12 g，桑寄生 12 g，海螵蛸 12 g（先煎），煅牡蛎 15 g（先煎），菟丝子 12 g，女贞子 12 g，怀牛膝 12 g，香附 10 g。14 剂，水煎服，每日 1 剂。

二诊：9 月 16 日。患者用药后 10 天月经来潮，行经 3 天，量少，色淡红。现月经已净，稍有腰酸，偶有头晕，体力有改善，无其他明显不适。舌脉同前。

处方：继以上方加淫羊藿 12 g、鹿角霜 10 g（先煎）、紫河车 10 g。14 剂，水煎服。

三诊：10 月 1 日。患者用药后白带较前增多，有少量透明拉丝状白带，腰酸、乏力症状消失，头晕未再发作。舌尖略红，苔薄白，脉较前有力。

处方：守上方加丹参 10 g、赤芍 10 g。14 剂。

四诊：10 月 17 日。月经如期来潮，量较前稍增多，颜色淡，现已基本干净。无痛经及其他不适。舌尖红，苔薄白，脉缓。

处方：继续给予中药治疗，方用百灵育阴汤加减。熟地黄 15 g，山萸肉 12 g，山药 12 g，续断 12 g，桑寄生 12 g，海螵蛸 12 g（先煎），煅牡蛎 15 g（先煎），菟丝子 12 g，女贞子 12 g，怀牛膝 12 g，香附 10 g。30 剂，水煎服。嘱见透明白带后方中加赤芍 10 g、丹参 12 g、肉桂 3 g，以温经活血。

五诊：11 月 20 日。患者按上方服药 1 个月，月经如期来潮，行经 5 天，经量达到孕前正常水平，经色可，无血块，无其他不适。

处方：继以上述方案治疗 1 个月。

随访半年，患者月经均能正常来潮，经量如常。

述评：

闭经是指女子年满 16 周岁月经尚未来潮，或已经建立规律的月经周期后又停经 6 个月以上，或根据自身月经周期计算停经 3 个周期以上。《圣济总录·妇人血气门》曰："月水不通者，所致不一……有大病后热燥不通，有寒凝结滞不通，有积聚气结不通，有心气抑滞不通。凡此所受不同，治之亦异。盖妇人假血为本，以气为用，血气稽留，则涩而不行。"此段指出了本病病因多端，或因燥热血虚，或因寒凝阻滞，或因气机郁结，但究其根本是与气血失调相关。故本病应以冲任气血不调为主，病因病机不外乎虚实两端。虚者主要责之肝肾两脏，盖肾主封藏，为藏精之脏，肾精充盛，天癸泌至，精血化生，肝血充足，下注冲任胞宫，血海按时溢泻，月经方能如期来潮。若女子先天禀赋不足，或经孕产乳耗伤肾阴肾精，肾虚精亏，肝血无以化生，则冲任不足，无血可下，月经停闭。实者或由七情内伤，或痰湿阻滞、湿热积滞、寒凝血瘀致胞脉阻滞，冲任不通，血不得下，发为本病。故临证应首辨虚实：虚者重在补益肝肾，调理冲任；实者在辨清主要病理因素后进行论治，血瘀者活血化瘀，湿热者清热利湿，痰湿者燥湿化痰。亦有虚实夹杂者应标本兼

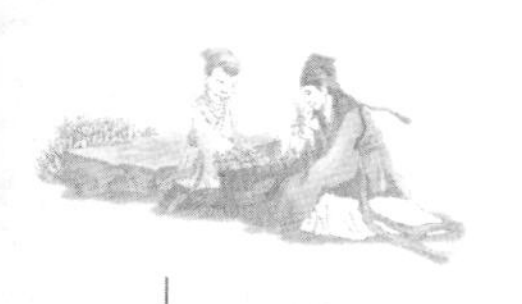

顾,不可妄投通利之品。

本案女子产后两年半仍未转经,如《圣济总录·妇人血气门》中所记载:“在上为乳饮,在下为月事,养之得道,则荣卫流行而不乖,调之失理,则气血愆期而不应。”平素女子精血下行,自胞宫而出则为月经;哺乳期精血上行化生为乳汁,赖气以行哺育胎儿。若哺乳过久耗伤母体精血,则冲任血海不足无血可下,故经水停闭。本病案患者腰酸、乏力以及舌苔脉象均为肾虚精亏之征,故治疗选用自拟方百灵育阴汤加减以补肾养精、调理冲任。该方选用大量补肾养阴药,如熟地黄、山药、山萸肉、女贞子等,取六味地黄丸之“三补”药组,取其补肾养肝健脾之意,益精养血,补后天以滋先天,则生化无穷;并加入续断、桑寄生、菟丝子等平补肝肾之品,助生精补血。此外,配伍少量血肉有情之品,如海螵蛸、煅牡蛎,既增滋肾养血之力,又能潜阳滋阴,防阴虚日久、虚火扰动;并佐入香附理气活血通经,与引经药怀牛膝共伍,助经水来潮,且补中有行、补而不滞。二诊时月经既行,冲任得养,肾虚稍有改善,继予上方治疗。因适逢经后期,为阴长阳消之时,阴长至重方能推动月经周期,故少佐助阳之品于阳中补阴,使阴得阳升而泉源不竭。三诊时可见透明拉丝样带下,即已重阴转阳进入经前期,故加入丹参、赤芍活血通经助月经来潮。四、五诊继以补肾养肝、益精补血为基础,根据月经周期阴阳转化规律分期用药,气血得充,胞宫得养,阴阳平和,则经水自调。

经行吐衄(经前期综合征)[115]

王某,女,17 岁,未婚,1980 年 12 月 2 日初诊。

患者 15 岁月经初潮,周期尚准,行经 10 余日始净,血量多,色正常;经期腹痛,并常有鼻衄,严重可见呕血,量多时经血即减少。曾闭经 6 个月,但每月衄血出血甚多。末次月经 11 月 15 日,量少,带血 2 日,伴头痛,心中烦热,少腹胀满,腰痛;口渴喜冷饮,食欲尚可,二便正常。舌苔薄黄,左脉细弦,右脉细弦数。诊断:经行吐衄。辨证分析:肝郁气盛化火,灼伤血络,迫血妄行所致。

处方:生地黄 15 g,牡丹皮 10 g,白芍 15 g,川芎 15 g,焦栀子 10 g,菊花 10 g,制香附 12 g,当归 15 g,川楝子 15 g,益母草 15 g,荆芥炭 10 g(包煎),牛膝 10 g。5 剂,水煎服,每日 1 剂。

二诊:12 月 6 日。服药 3 剂后头痛及腹胀渐减,但觉全身酸楚,疲惫无力,腰痛,食后脘胀,嗳气时作,大便溏薄,日 4 ~ 5 次。舌苔薄白,脉细弦数。治以疏肝益肾,健脾运中。

处方：生地黄 15 g，牡丹皮 10 g，白芍 15 g，泽兰 10 g，香附 10 g，党参 15 g，白术 15 g，茯苓 15 g，益母草 20 g，荆芥炭 10 g（包煎），枳壳 10 g。4 剂，服法同上。

三诊：1981 年 1 月 15 日。近 2 个月来，月经未至，曾经鼻衄两三次，胃脘尚舒，二便正常。舌苔薄白，脉象沉弦。治以养血清热、导热下行之法。

处方：生地黄 20 g，当归 15 g，白芍 15 g，泽兰 15 g，牡丹皮 15 g，女贞子 15 g，藕节 20 g，怀牛膝 15 g，益母草 15 g，生甘草 5 g。6 剂，服法同上。

四诊：月经于 1 月 19 日来潮，量中等、色黯、无血块，持续 3 天，腹部微痛，鼻衄未作。舌质淡，苔薄白，脉象细数。

处方：生地黄 20 g，当归 15 g，白芍 15 g，丹参 15 g，地骨皮 20 g，怀牛膝 10 g，白茅根 15 g，藕节 12 g。嘱其再进 7 剂后改服知柏地黄丸，每日早晚服 12 g。

1 年后该患者介绍一同窗好友来诊。高兴告知自上次服药后，一直未出现鼻衄现象，且无任何不适感。

述评：

经行吐衄是指女性每值经期或月经前后出现吐血、衄血，严重者可影响工作和生活质量，属于中医“月经前后诸证”范畴，亦可称为“倒经”“逆经”。《傅青主女科·调经·经前腹疼吐血》有云：“夫肝之性最急，宜顺而不宜逆，顺则气安，逆则气动；血随气为行止，气安则血安，气动则血动。”此段指出了本病实则为肝气上逆、血随气动所致。女子以肝为先天，肝藏血、主疏泄，肝与肾一藏一泄共司冲任血海。然女性多素性抑郁，伤及情志，致肝失条达、气机郁滞，气郁日久化火伏于肝经，值经前或经行之时，冲气偏盛，气血循肝经上逆，加之郁火灼伤脉络，血溢于外则发为吐血、衄血。《张氏医通》曰：“倒经则肝血上逆……冲为肝之血海，是皆关乎脏气。”经血上逆，冲任血海空虚，无血可下，则吐衄之时伴见月经量少甚则闭经。故本病的发生与肝失疏泄、气郁化火密切相关，虽吐衄伤血不甚，然经血上下颠倒未免伤及肾气，故临证治疗时除疏肝清热外，还应顾护肾气、调养气血。

本案患者肝郁日久，气郁化火，经行之时冲气旺盛，血随气逆，热伤血络，溢于脉外，故发为鼻衄，甚则呕血。肝气上逆热扰清窍则头痛，郁火不舒阻于胸中故心烦胀满，经血颠倒耗伤肾气故而腰痛不适，舌苔脉象均为肝郁化火之征，故治疗以疏肝清热、凉血止血为主。初诊选用焦栀子、菊花、川楝子以平肝清热，配伍川芎、香附、益母草、当归以行气活血、调理冲任，香附兼能疏肝解郁，当归亦可补血养血；与生地黄、牡丹皮、白芍共伍，既清热凉血，亦补血活血，白芍敛肝阴养肝血，使全方行而不散；并佐入荆芥炭止血化瘀治标，牛膝引火下行、引血归经，助药到病所。二诊时肝郁稍缓，故头痛好转，但可见肝木乘土之征，肝气偏盛、横逆犯脾，则脘胀便溏，嗳气时作，故在上方基础上加入健脾益气之品助脾胃运化。三诊时鼻

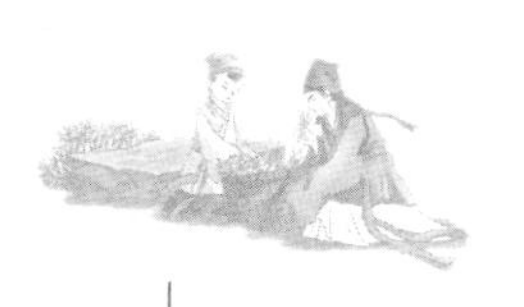

衄复作，然肝经郁火已去大半，或因郁火日久、阴虚内热致虚火扰动所致，故上方疏肝泄热之品减量，加入女贞子助滋阴养肝。四诊鼻衄未作，继予滋阴清热、凉血止血巩固疗效。自此逆者已平、热者已清，则肝气疏达，阴阳平和，经水归经。

带下病（阴道炎）[115]

曲某，女，37 岁，已婚，1981 年 7 月 25 日初诊。

患者带下量多半年余，质地清稀，伴四肢不温，腰酸，倦怠乏力，眼泡水肿，面色淡白，饮食尚可，大便溏薄。既往月经规律，末次月经 7 月 11 日，经量正常，经行第 1 天痛经。孕产史：孕 4 流 1 产 3。舌质淡，苔白滑，有齿痕，脉沉。诊断：带下病（白带）。辨证：脾肾阳虚，湿邪下注。治法：温肾健脾，除湿止带。

处方：熟地黄 15 g，怀山药 20 g，枸杞子 10 g，制附子 3 g（先煎），肉桂 3 g（后下），狗脊 15 g，补骨脂 15 g，菟丝子 10 g，白术 15 g，芡实 10 g，苍术 10 g，茯苓 10 g，甘草 10 g。7 剂，每日 1 剂，水煎，早晚温服。

二诊：8 月 3 日。患者自诉带下量减少，倦怠乏力好转，大便正常。舌质淡，苔白滑，脉沉。考虑临近经期，予温肾止带、调经止痛。

处方：小茴香 20 g，桂枝 10 g，香附 10 g，延胡索 10 g，怀山药 15 g，制附子 3 g（先煎），肉桂 3 g（后下），炮姜 10 g，白术 15 g，芡实 10 g，甘草 10 g。7 剂，每日 1 剂，水煎，早晚温服。

三诊：8 月 12 日。患者再次来诊，自诉带下已经正常。嘱口服右归丸月余，巩固半月。

述评：

带下过多是指带下量明显增多，色、质、气味异常，或伴全身或局部症状者。明代薛立斋于《女科撮要 · 带下》云："或因六淫七情，或因醉饱房劳，或因膏粱浓味，或服燥剂所致，脾胃亏损，阳气下陷，或湿痰下注，蕴积而成，故言带也。"此段指出了本病的发生多因脏腑功能失调而起。带下由肾中精水化生而来，封藏于肾，经脾之运化、肝之疏泄流于下焦，由任督二脉总司、带脉制约，润泽胞宫与阴道。若女子素禀不足或房劳多产，致肾气受损，失于封藏，则冲任失司；或肾阳亏虚，水湿不化，下注任带，均可致带下增多。此外，若肾虚命门火衰，上不能暖土，脾土失于温煦，或饮食、忧思劳倦伤及脾气，致脾虚水失运化，停聚湿邪内生，流注下焦、伤及任带，亦发为本病。情志内伤易使肝气疏泄失常，加之肝郁乘脾影响脾土运化，两者均可致水湿内生从而发展为本病。本病多因脏腑功能失调、湿邪伤及任带所致；然除内湿之外，外湿亦可导致本病，如经行产后、宫腔操作等，此时胞宫正开，湿邪乘虚内侵。《素问·太阴阳明论》曰："伤于湿者，下先受之。"湿性趋下，易流注下焦、伤及任带，且湿性黏着，故带下绵绵不尽。正如《傅青主女科》所云："夫带下俱是湿证。"本病的病因关键乃湿邪，故治疗以祛湿止带为主，然湿邪的产生与脾、肾、肝密切相关，故亦不可忽视脏腑调理的重要性。

本案患者多孕多产伤及肾气，日久及脾，脾肾两亏，带脉失约，故见带下量多半年余；肾虚命门火衰，阳气不达，腰府失荣，冲任不温，故可见腰酸、四肢不温、经行腹痛；肾阳不足，无以温煦脾阳，脾虚运化失职，肌肉失养、水湿不化，故可见乏力、便溏；舌苔脉象均为脾肾阳虚、湿邪下注之证。故一诊予附子、肉桂、狗脊以温肾助阳、生命门之火，配伍熟地黄、枸杞子滋肾养精，寓阴中补阳之意，则阳得阴助、生化无穷。此外，还加入山药、补骨脂、芡实等品以补肾固精止带，山药、芡实亦可健脾燥湿，与白术、苍术、茯苓共伍，共奏补气健脾、燥湿利水之功。二诊时可见带下量减少，乏力、便溏改善，此乃脾虚稍缓之征，故燥湿之力稍减，继予温肾健脾止带治疗。因月经将行，故少佐行气止痛、温经通络之品，如小茴香、延胡索、桂枝、香附等。三诊带下量已正常，考虑该患者房劳多产、脾肾久伤，仍有复发之虞，故予右归丸温肾助阳、健脾固精巩固治疗。该患者整个治疗过程以调理脏腑功能、除湿止带为主，肾阳得复、脾土得温，则水湿得化、任督带脉功能恢复，带下如常。

胎动不安（先兆流产）[115]

张某，女，28 岁，1981 年 9 月 3 日初诊。

该患者停经 70 天，已知怀孕。近 10 天出现阴道少量下血，色淡质稀，时觉小腹下坠，伴头晕、乏力、腰酸，小便清长，手足凉而恶寒。舌质淡，苔白滑，脉沉滑而无力。孕产史：孕 2 产 0，1980 年 6 月停经 50 天时做人工流产 1 次。辅助检查：尿妊娠试验阳性。诊断：胎动不安。辨证分析：肾阳不足、胎失所养。治法：温补肾阳，固冲安胎。

处方：人参 10 g，白术 15 g，杜仲 15 g，续断 15 g，覆盆子 15 g，阿胶 10 g（烊化），艾叶 15 g，菟丝子 20 g，补骨脂 15 g，炒地榆 20 g。5 剂，水煎服，每日 1 剂，早晚分服。

二诊：患者自诉血量点滴，腰酸、小便清长已除，余症减轻，惟乏力、头晕。脉

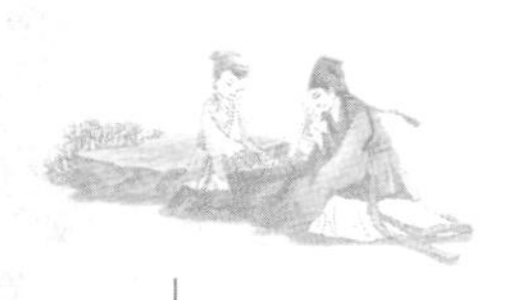

较前有力。

处方:人参 10 g,白术 15 g,杜仲 15 g,续断 15 g,阿胶 10 g(烊化),艾叶 15 g,菟丝子 20 g,补骨脂 15 g,炒地榆 20 g。5 剂,水煎服,每日 1 剂,早晚分服。

三诊:血已止,诸症消失。

处方:人参 10 g,白术 15 g,杜仲 15 g,续断 15 g,阿胶 10 g(烊化),艾叶 15 g,菟丝子 20 g,补骨脂 15 g。7 剂,水煎服,每日 1 剂,早晚分服。

嘱慎起居,禁房事,勿过劳。

1982 年 4 月由患者家人告知,半月前患者正常产一男婴。

述评:

妊娠期间阴道少量流血,时作时止或淋漓不断,而无腰酸腹痛、小腹坠胀者,称为胎漏。妊娠期间仅有腰酸、腹痛或下腹坠胀,或伴有少量阴道流血者,称为胎动不安。《类证治裁》记载"胎动不安,势必下堕",指出了胎漏、胎动不安的严重性,其常为堕胎、小产的前兆,故发生此病应及时、积极治疗。《傅青主女科·妊娠》有云"妊娠少腹作疼,胎动不安,如有下堕之状,人只知带脉无力也,谁知是脾肾之亏乎",提出了本病与脾肾两脏的密切关系。肾藏精,主生殖,为冲任之本,冲为血海,任主胞胎,肾精肾气滋养冲任二脉,从而濡养胞宫、孕育胎儿,且肾经维系督脉、带脉,使带脉约束胞宫、维持胎儿的稳固。脾为后天之本,主化生气血,与肾相互滋生,精血互生,从而荣养冲任胞宫,滋育胎儿。若女子先天禀赋不足,或房事不节,或久病劳倦伤及肾精肾气,肾虚则冲任不固,胎失所系,发为胎漏、胎动不安;肾虚日久伤及后天脾土,致脾气亏虚,或女子素体虚弱、饮食不节,致脾胃虚弱,脾虚则气血生化乏源,冲任失养,气虚则胎元不固,血虚则胎失所养,均可发展为本病。本病以脾肾两虚、冲任损伤较为多见,治疗以补肾健脾、固摄冲任安胎为主,临证可根据脾与肾亏虚之偏颇调整用药。此外,亦有血热、血瘀等不同证型,此时应根据不同情况采用相应疗法。

本案患者既往孕堕史伤及肾精肾气,冲任损伤,胎元不固,故发为妊娠期间阴道少量出血、小腹下坠;肾精亏虚腰府失荣、清窍失养,故见腰酸、头晕;肾气不足,膀胱失约,故小便清长;阳虚不达四肢故手足寒凉,舌苔脉象均为肾虚之证。故治疗以补肾助阳、固冲安胎为主。方中采用大量补肾固涩之药,如杜仲、续断、覆盆子、菟丝子、补骨脂等,补肾固精以固摄冲任、稳固胎儿,其中杜仲、菟丝子亦有固肾安胎之效。此外,还加入人参、白术以补气健脾,益气有助生血、摄血,与血肉有情之品阿胶共用,助补益气血、滋养胎儿,且阿胶亦为补血止血之药,与艾叶、炒地榆共伍以缓解阴道出血。二诊时腰酸、小便清长改善,乃肾虚稍缓之象,然仍有点滴阴道出血，故稍减补肾之力，继予上方治疗。三诊时出血已止，诸症改善，治疗获效，故稍减止血之品，仅留阿胶、艾叶补血止血以防复发，继予补肾安胎稳固疗效。本案患者虽以出血为主，然治疗并非一味止血摄血，而是以补肾固冲、益气养血为主要治则，通过补益肾精、固涩肾气，达到固摄冲任、安胎的目的。

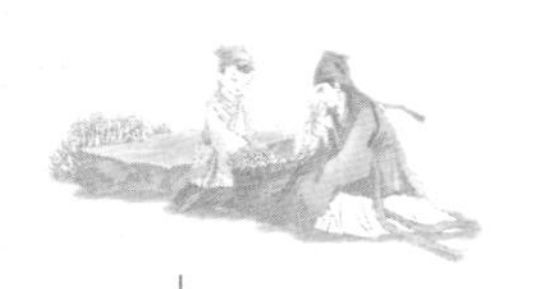

蔡小荪

痛经（原发性痛经）[116]

虞某，女，26 岁，未婚，1977 年 7 月 5 日初诊。

患者 18 岁癸水初潮，第 2 次经转即每行腹痛，甚至昏厥，下瘀块后较舒，临经前 2 天腰酸乏力。1975 年左侧卵巢囊肿蒂扭转曾施手术，右少腹时感吊痛。

现症：昨又值期（周期 29 天），量少不畅。近且外感寒热，急诊后方退，余邪未清，腹部剧痛，又致昏厥，纳呆泛恶，心悸便溏。苔薄白质微红，脉细数。证系寒凝瘀滞，法当温通。

处方：炒当归 9 g，丹参 9 g，赤芍 9 g，制香附 9 g，淡吴茱萸 2.4 g，木香 4.5 g，小茴香 3 g，延胡索 9 g，五灵脂 9 g（包煎），制没药 4.5 g，炮姜 2.4 g。3 剂，水煎服。

二诊：7 月 26 日。发热渐退，略有低热，经期将届。苔薄白，脉弦。预为温通。

处方：炒当归 9 g，川芎 9 g，赤芍 9 g，制香附 9 g，延胡索 9 g，川牛膝 9 g，红花 4.5 g，制没药 4.5 g，牡丹皮 9 g，淡吴茱萸 2.4 g，失笑散 12 g（包煎）。6 剂，水煎服。

三诊：8 月 1 日。今经行准期，量适中，腹痛较前减轻，略胀，腰酸。苔薄，脉弦。拟理气调治。

处方：炒当归 9 g，白芍 9 g，丹参 9 g，川芎 6 g，制香附 9 g，川楝子 9 g，延胡索 9 g，续断肉 9 g，狗脊 9 g，川牛膝 9 g，失笑散 12 g（包煎）。3 剂，水煎服。

四诊：8 月 23 日。上次经痛见减，量不多、无块，又将届期，大便不畅。脉细，苔薄质红，边有齿印。再为通调。

处方：炒当归 9 g，川芎 9 g，赤芍 9 g，丹参 9 g，制香附 9 g，延胡索 9 g，川牛膝 9 g，红花 9 g，桃仁泥 9 g，失笑散 15 g（包煎）。5 剂。

五诊：8 月 30 日。经水将临，略有腰酸，近有胃痛，大便色深。脉细，苔薄白，质红。仍宗前法出入。嘱验大便隐血，如阳性则暂停服用。

处方：炒当归 9 g，川芎 9 g，赤芍 9 g，川牛膝 9 g，制香附 9 g，乌药 9 g，制没药 3 g，丹参 9 g，延胡索 9 g，续断肉 12 g，失笑散 12 g（包煎）。4 剂，水煎服。

六诊:9 月 24 日。上月药后翌日经临,量较畅,下块色深且多,腹痛显减,兹感脘疼,通气较舒。脉细,苔薄白。又将临期,再当兼顾。

处方:炒当归 9 g,川芎 9 g,川牛膝 9 g,赤芍 9 g,制香附 9 g,乌药 9 g,木香 3 g,延胡索 9 g,制没药 6 g,鸡血藤 12 g,失笑散 12 g(包煎)。4 剂,水煎服。

七诊:9 月 29 日。调治以来,痛经月见好转,昨又临期,腹痛完全消失,纳食如常,便溏次多显见减轻,临前腰酸乏力、右腹吊痛均除,上月量畅,下块色紫,今犹未下,略感腰酸。脉细弦,苔薄质红。方虽应手,未许根治再从原议,以冀全效。

处方:炒当归 9 g,川芎 9 g,川牛膝 9 g,赤芍 9 g,制香附 9 g,木香 4.5 g,淡吴茱萸 2.4 g,延胡索 9 g,续断肉 12 g,狗脊 12 g,失笑散 12 g(包煎)。2 剂,水煎服。

另八珍丸 90 g,分 10 日服。

述评:

《景岳全书·妇人规》云:"经行腹痛,证有虚实。实者,或因寒滞,或因血滞,或因气滞,或因热滞。"痛经病因病机不外乎虚实两端,而实者中又以气血不和、血滞成瘀最为常见。

该患者自初潮起经行腹痛已甫 8 年,与前述相吻合。经行瘀滞,块下痛减,经血排出困难,痛至昏厥,加之曾行手术,为金刃所伤,血脉损伤,且在患处,血行易阻,胞脉不畅,血滞作痛,为"不通则痛";结合患者体质羸弱,胞宫失于濡养,为"不荣则痛",本病发生在所难免。正如《景岳全书·妇人规》言:"凡妇人经行作痛,夹虚者多,全实者少。"结合该患者经来辄溏,纳差泛恶,腰酸乏力,为肾气不足、脾虚有寒之象。故如《圣济总录·妇人血气门》言:"室女月水来腹痛者……治法宜顺血气,无令蕴滞,则痛自愈。"治以祛瘀理气,温中止痛。一诊正值经期且余邪未清,在其尚耐受药物的情况下遵循"急则治标"原则,予方选四物汤合温经汤加减,去熟地黄之滋腻以防壅塞,增香附气中之血药以理气调经;易川芎为丹参,缘川芎下行血海,值当前热退,防引热入里;气为血之帅,气行则血行,血得寒则凝,得温则行,木香、小茴香及炮姜加强温经散寒、理气止痛之力,兼顾脾胃,延胡索、五灵脂及没药活血化瘀以助血行,从而达到止痛之效。复诊时发热已退,略有低热乃本虚不足、营卫不和所致,届时经期将至,续以前方加减,易丹参为川芎,去炮姜,增牛膝、红花加强下行通经之力,牡丹皮助赤芍清热行血。三至七诊时以见成效,经痛大减,结合患者邪实久滞、体质羸弱,疾病迁延难愈,故宗原法调治上治本为要,增乌药、续断以加强补肾调血、散寒止痛之力。八珍丸以巩固之,续当调理体质,以杜反复。

寒凝、气滞、血瘀为原发性痛经的主要病理因素,而经血排出不畅、不通则痛则为发病关键,久则耗气伤血,多为虚实夹杂证,当以辨证求本。治疗强调求因为

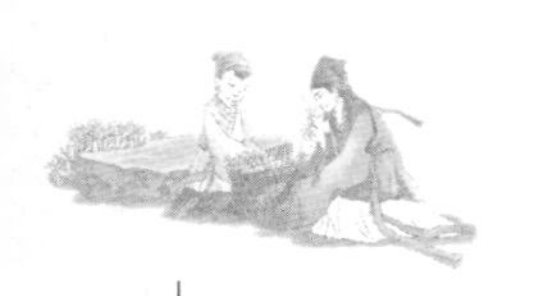

主，止痛为辅，标本兼顾。用药轻灵醇正，深谙药性，并多在行经前给予滋肾健脾疏肝止痛之剂，从而达到调节冲任、胞宫气血阴阳之效。

崩漏（异常子宫出血）[116]

李某，女，43 岁，已婚，某公社大队农民，1977 年 11 月 14 日初诊。

患者 1975 年因腹痛不适经妇科检查诊断为右侧输卵管卵巢炎性肿块，约 7 cm×6 cm×5 cm，不活动。经期尚准(前次月经 10 月 15 日，末次月经 11 月 11 日)，曾育四胎。1964 年施直肠及乙状结肠部分切除术，左侧输卵管、卵巢切除(病理：良性畸胎瘤积脓，慢性输卵管炎)。

现症：此次月经突狂行如注，有块且大，色红或黑，腰酸腹痛，用中西药均未效。苔薄质偏红，脉略虚。证属气虚挟瘀、冲任不固，拟益气调固、祛瘀生新。

处方：炒党参 15 g，炙黄芪 15 g，炒当归 9 g，生地炭 30 g，炮姜炭 3 g，生蒲黄 15 g(包煎)，花蕊石 12 g(先煎)，焦白芍 9 g，地榆炭 9 g，大黄炭 9 g，陈棕炭 9 g，三七末 3 g(吞)。3 剂，水煎服。

二诊：11 月 17 日。药后崩势立缓，未下块，今已净，腹痛亦止，惟目花乏力，腰腿酸软，肢冷。脉细，苔薄白。症势显减，体虚受损，拟和养调摄。

处方：炒党参 12 g，炙黄芪 12 g，炒当归 9 g，炒杜仲 9 g，白芍 9 g，续断肉 12 g，桑寄生 9 g，制黄精 12 g，仙鹤草 15 g，陈皮 4.5 g，大枣 30 g。4 剂，水煎服。

三诊：11 月 21 日。腰酸见减，曾自服三七伤药片，幸血崩未见反复，纳呆乏力，大便易溏。脉濡，苔薄白，边有齿印。气虚不足，脾肾两亏，再当补气养血，健脾固肾。

处方：炒党参 12 g，炒黄芪 12 g，炒当归 9 g，制黄精 12 g，炒杜仲 9 g，续断肉 12 g，炒白术 9 g，补骨脂 9 g，陈皮 4.5 g，炙谷芽 15 g，大枣 15 g。7 剂，水煎服。

述评：

明代徐春甫《古今医统大全》有“妇女崩漏，最为大病”之说，崩漏作为妇女常见病之一，包括血崩及经漏两证。《诸病源候论》云：“崩中者，脏腑伤损，冲脉任脉血气俱虚故也……漏下者，由劳伤血气，冲任之脉虚损故也。”是以脏腑虚损，气血失衡所致冲任二脉血气俱虚，发为崩漏。

该患者曾多次手术，脏腑冲任不免受损，加之房劳多产，农村工作辛劳过甚，气血不足，劳伤冲任，不能制约经血，故经血非时而下。患者突然大量出血，当属暴崩急症，治疗根据“急则治其标，缓则治其本”原则，补气止血为先。经血间有血块且大，色红或黑，兼有腹痛，血瘀兼夹显见，证属阳崩夹瘀，虚中夹实，故不单纯止血塞流，拟益气调固，祛瘀生新，寓攻于补。方选补中益气汤加减。党参、黄芪补气摄血，当归、白芍养血调经，生地炭、炮姜炭温凉并蓄，互制偏胜，止血固崩；陈棕炭、地榆炭、大黄炭凉血止血并寓祛瘀，蒲黄、花蕊石、三七祛瘀生新止血。二诊时崩势立缓，未下块，惟目花乏力，腰腿酸软，肢冷，缘系多次金刃所伤、操劳过度而致脾肾两虚，故除祛瘀止血药外，加杜仲、续断、桑寄生、制黄精、陈皮、大枣，以益气健脾补肾为主，治本调摄，复原巩固。三诊时出血已止，未见反复，结合上游纳呆乏力、大便易溏等气虚不足、脾肾亏虚之象，是以补骨脂、白术、谷芽健固脾肾、和养调摄。

历来中医文献对崩漏病因论述颇多，但总的来说不外乎阴阳失衡，故主张临证时先别阴阳。正如《素问·阴阳应象大论》所说“审其阴阳，以别柔刚，阳病治阴，阴病治阳”，这对崩漏证属于功能性病变的出血的治疗尤为重要。阳崩多出血量多，色鲜红或紫，质较浓或稠，经来先期；阴崩见经行量多，色淡质稀薄，经期延长，面色苍白，头晕气短，等等。其次当审有无夹瘀，通因通用以求本，辅以炭剂的灵活使用。如此辨证求因，止血为辅，审时度势，分期治疗，效如桴鼓。

不孕症（原发性不孕）[117]

患者，女，36岁，已婚，2012年12月3日初诊。

患者结婚5年未避孕而未孕。月经素后期，短则2个月，甚则闭经，经期5~7日。末次月经11月6日，为服用黄体酮后经至，经量中等，无痛经。生育史：0-0-0-0。男方输精管闭锁，2011年曾行2次IVF-ET均失败，此次拟再行IVF-ET。有哮喘史，春秋易发。

现症：头汗出，左侧肢体冷。脉细，苔淡薄，舌质红。拟试管植入，方以健肾助孕，嘱植入前1周开始服用。

处方：炒党参片12 g，炒白术10 g，茯苓12 g，桑寄生12 g，炒杜仲10 g，续断片10 g，黄芩片6 g，白芍12 g，紫苏梗10 g，苎麻根12 g，甘草3 g。10剂，水煎服。

二诊：12月22日。经期逾期，乳胀略作。脉细，苔薄，舌质红。拟育肾培元。

处方：茯苓12 g，生地黄10 g，熟地黄10 g，仙茅10 g，淫羊藿12 g，炙龟甲10 g（先煎），鹿角霜10 g（先煎），巴戟肉10 g，肉苁蓉10 g，女贞子10 g，青皮、陈皮各4.5 g。7剂，水煎服。

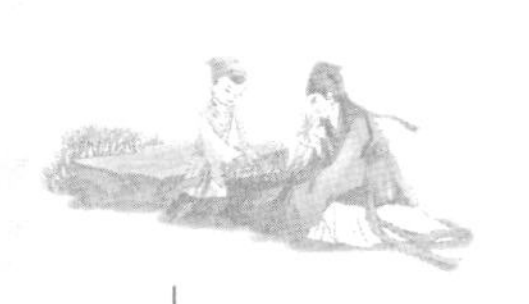

三诊:2013 年 1 月 7 日。末次月经 1 月 1 日,经行头痛偏右,乳胀,烦躁,经行始净,腰酸疲惫,脘腹欠舒。脉细,苔薄白,舌质红。拟育肾通络。

处方:茯苓 12 g,炒白术 10 g,生地黄 10 g,砂仁 3 g(后下),炒杜仲 10 g,续断片 10 g,牛膝 12 g,路路通 10 g,公丁香 2.5 g,麦冬 10 g,淫羊藿 12 g,肉苁蓉 10 g。7 剂,水煎服。

四诊:2 月 4 日。1 月 22 日试管植入,尿 HCG 呈阳性,少腹两侧偶轻微隐痛,略感烦热泛恶。脉略细,舌苔薄,舌质嫩红。拟健肾安和。

处方:茯苓 12 g,姜竹茹 4.5 g,桑寄生 12 g,炒杜仲 12 g,续断片 12 g,北柴胡 4.5 g,黄芩片 10 g,白芍 12 g,炒白术 10 g,苎麻根 12 g,甘草 3 g。14 剂,水煎服。

五诊:2 月 21 日。超声检查示早孕,双胎。脘腹胀满,10 天前阴道少量出血。脉略细,舌苔薄微白,舌质红。拟健肾安固。

处方:茯苓 12 g,姜竹茹 6 g,姜黄连 2.5 g,吴茱萸 2.5 g,桑寄生 12 g,炒杜仲 12 g,续断片 12 g,黄芩片 10 g,白芍 12 g,木香 3 g,陈皮 4.5 g,苎麻根 12 g,甘草 3 g。

之后再以健肾安固法保胎至孕后 3.5 个月,停服中药。3 月 7 日超声检查提示为单胎存活。经随访该患者已于 2013 年 10 月 5 日剖宫顺利产下一健康女婴。

述评:

《傅青主女科》曰:“经水出诸肾。”“妇人受妊,本于肾气之旺也,肾旺是以摄精,然肾一受精而成娠。”《女科经纶》亦云:“胎系于肾,肾气壮则胎固。”故妇人行经及孕育与肾密切相关。

本案患者年逾“五七”,脾肾始衰,腰酸疲惫,肾气不足,久病冲任胞宫不能满溢,故月经后期,甚则闭经不孕。故治疗以补肾贯穿始终,根据不同阶段辅以育肾调经,健肾助孕,健肾安胎。初诊是准备阶段,为改善子宫内膜血流及容受性的关键阶段,肾虚则胞脉胞络空虚,无力摄精成孕,故方中选用补肾药续断、杜仲、桑寄生,取其健肾之意;体外受精移植前脾气当升、胃气当降以顺应成孕环境,是以党参、茯苓、白术等益气健脾,紫苏梗、苎麻根和胃安胎,脾胃之气和则胎亦安;病程日久,IVF-ET 失败两次,难免肝气郁滞,情绪焦躁,芩术相配柔肝泻火,酌加白芍,取芍药甘草汤之意,加强疏肝解郁之效,减轻胚胎植入后出现的不适。二诊时经期逾期,乳胀略作,此时处于经前黄体期,阴长阳盛,胞宫气血充盛,治以育肾暖宫摄精,方中仙茅、淫羊藿、鹿角霜、巴戟肉等温煦暖宫以健黄体。三诊时经行始净,腰酸疲惫,脘腹欠舒,此时属于经后期,故以育肾填精,调补气血,疏通胞脉,是以增牛膝引血下行,路路通、公丁香理气通脉。后期试管植入后怀孕,当健肾固胎,是以加大增益健肾药,兼以健脾和胃安胎,姜竹茹、吴茱萸和胃止呕,陈皮、木香理气健脾。

即使应用辅助生殖技术助孕，补肾也需要贯穿治疗始终，主要分为三个阶段：促排卵前育肾调经，移植前后健肾助孕，妊娠后健肾安胎。如此阴阳互济、精气互生始终贯穿于育肾之中，同时用药强调平和，兼顾胃气。正如叶天士在《临证指南医案·不食》中所说："有胃气则生，无胃气则死。"如此审证求因，统筹全局，是以覆杯而愈。

绝经前后诸证（围绝经期综合征）[116]

虞某，女，49岁，已婚，1977年11月7日初诊。

患者经行过多如注，每周许净，迄将两年。妇科检查无异常（末次月经10月23日）。平素头时胀痛，夜寐不安，纳呆心悸，烦躁欲哭，胸宇郁闷，乏力，大便较薄，日1次，约有6年，屡治未效。苔薄，脉虚。曾育一胎。证属心脾失洽，肝肾不足，神情有时欠定，冲任乃至失固，由来年久，难许速痊。姑先宁心健脾，疏肝缓急。

处方：炒党参9 g，炒白术9 g，云茯苓12 g，朱远志4.5 g，夜交藤15 g，柴胡4.5 g，白芍9 g，白蒺藜9 g，淮小麦30 g，炙甘草3 g，大枣15 g。4剂，水煎服。

二诊：11月12日。诸症均见瘥减，胸宇亦畅，惟大便依然不实。苔薄质红，脉细略弦数。方既应，原法进退。

处方：炒党参12 g，炒白术9 g，云茯苓12 g，朱远志4.5 g，磁石30 g（先煎），柴胡4.5 g，白芍9 g，白蒺藜9 g，石决明30 g（先煎），淮小麦30 g，炙甘草3 g，大枣15 g。5剂，水煎服。

三诊：11月16日。药后症见好转，胃嘈脘胀亦除，纳食较馨。经期将届，狂行堪虞。苔薄质红，脉细。拟养血育阴，兼益肝胃，防患未然。

处方：炒当归9 g，大生地9 g，白芍9 g，熟女贞9 g，墨旱莲15 g，炙龟甲9 g（先煎），远志4.5 g，淮小麦30 g，白蒺藜9 g，黑芥穗9 g，陈皮4.5 g。4剂，水煎服。

四诊：11月22日。原经来如崩，有块且大，日前准期而至，色鲜不多，下块极小，仍有头晕疲乏。苔薄质红，脉细。症势显减，从原方增损。

处方：炒当归9 g，大生地9 g，白芍9 g，熟女贞9 g，墨旱莲15 g，炙龟甲9 g（先煎），制黄精12 g，朱远志4.5 g，夜交藤12 g，白蒺藜9 g，固经丸9 g（吞）。3剂，水煎服。

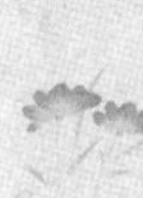

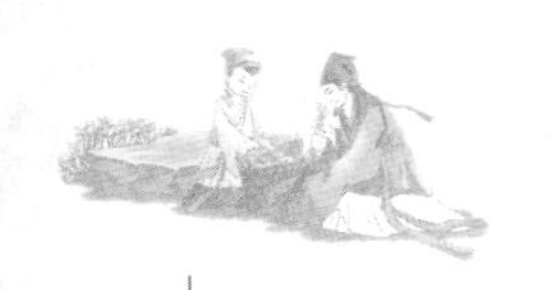

述评:

绝经前后诸证主要发生于45～55岁女性,该病的发生归根结底与女性绝经前后生理特点相关。正如《素问·上古天真论》所言:"女子……七七,任脉虚,太冲脉衰少,天癸竭,地道不通,故形坏而无子也。"肾气渐衰,冲任气虚,精血不足,若素体阴阳偏虚,或环境影响,导致肾虚阴阳失衡。而又如《素问·玉机真脏论》曰:"五脏相通,移皆有次。"肾虚为本,常累及心、肝、脾,故而月经及心身情志发生改变。

本案患者年近五旬,肾气衰少,气难摄血,冲任损伤失固,经血失于制约故经行量多且经期延长;肝肾同源,肾中精气不足,肾阴亏虚,则肝血化生不足,肝阴亦不足,无以制阳则阳亢头时胀痛,烦躁易怒;肝疏泄失职则胸闷抑郁;肝肾亏虚,肾水不足,不能上济于心,心火过旺不能下降于肾,出现心肾不交、神失所养如夜寐不安、心悸等症状;纳呆乏力乃脾虚失健所致。盖因本病由来已久,非一日之瘥,治疗先以治标,故以宁心健脾,疏肝缓急,方选四君子汤合甘麦大枣汤加减,佐以远志、夜交藤宁心安神,柴胡、白芍、白蒺藜疏肝解郁。二诊时诸恙俱缓,惟大便不实,宗原法略增党参剂量,加磁石镇静安神,石决明平肝潜阳。三诊时症见好转,适逢经期将近,恐蹈经量如崩覆辙,拟养血育阴,兼益肝胃,防患未然,方选四物汤去活血力强川芎以养血调经,佐以二至丸补益肝肾、滋阴止血,龟甲滋肾阴,黑芥穗入肝血,余药平肝宁心,缓急和中。服药后四诊经行准期且量不多,诸症缓解,故宗原法增损,补气健脾,养阴固经。

本案患者虽发病之本为肾衰,但标实诸症颇重颇急。结合患者多思多虑,为增强其治病信心首诊奏效至为关键。初诊抓住心、肝、脾三脏病因,则治疗标实肯綮,同时不忘补脾益肾固经为治本之法,临证遣方用药,通常达变,一举奏功。

参 考 文 献

[1] 莫雅雯,雷磊. 尤昭玲治疗妇科病验案3则[J]. 湖南中医杂志,2019,35(2):80-81.

[2] 张韫玉,刘慧萍,尤昭玲,等. 尤昭玲从虚和瘀论治卵巢早衰经验[J]. 中华中医药杂志,2020,35(7):3440-3443.

[3] 宾悠,谈珍瑜. 尤昭玲教授运用冰山理论辨治绝经综合征经验[J]. 云南中医中药杂志,2021,42(3):1-3.

[4] 邢艺璇,吴阳,唐诗,等. 尤昭玲辨治宫腔粘连求子经验[J]. 中国中医药信息杂志,2021,28(1):133-136.

[5] 丁正香,尤昭玲. 尤昭玲教授运用消法治疗子宫肌瘤经验[J]. 湖南中医杂志,2010,26(1):24-25.

[6] 曾晶. 尤昭玲教授治疗青春期功血的经验[C]//中华中医药学会妇科分会第十次全国中医妇科学术大会论文集. 哈尔滨:[出版者不详],2010:47-48.

[7] 朱南孙,朱荣达. 朱小南妇科经验选[M]. 北京:人民卫生出版社,2005.

[8] 李广德,马继松. 朱小南运用奇经理论辨治妇科病经验述要[J]. 广西中医药,1988,11(2):20-23.

[9] 谷培恒. 著名中医妇科专家朱小南的临床经验[J]. 新疆中医药,1987(3):51-52.

[10] 孙光荣,鲁兆麟,雷磊. 当代名老中医典型医案集:妇科分册[M]. 北京:人民卫生出版社,2009.

[11] 吴中恺,曹阳,许传荃,等. 朱南孙治疗子宫内膜异位症痛经经验[J]. 中医文献杂志,2018,36(3):47-48.

[12] 蔡颖超,谷灿灿,何珏,等. 朱南孙调经助孕经验[J]. 河南中医,2017,37(8):1353-1355.

[13] 张盼盼,董莉,朱南孙. 朱南孙调经方论治多囊卵巢综合征经验介绍[J]. 新中医,2017,49(5):154-155.

[14] 董亚兰,董莉. 朱氏妇科治疗卵巢早衰验案举隅[J]. 光明中医,2016,31

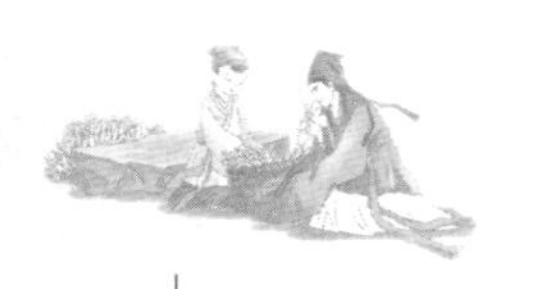

(24):3653－3655.

[15] 陈瑞银,胡国华,余思云.朱南孙教授治疗慢性盆腔炎[J].吉林中医药,2013,33(9):881－883.

[16] 北京中医医院,北京市中医学校.刘奉五妇科经验[M].北京:人民卫生出版社,2006.

[17] 冯凯.刘敏如国医大师诊治不孕症学术思想探微[D].成都:成都中医药大学,2018.

[18] 胡翔,文怡,刘敏如.刘敏如教授补遗多囊卵巢综合征(胞中脂膜壅塞诸证)之探讨[J].成都中医药大学学报,2022,45(2):4－9.

[19] 陈贞月.国医大师刘敏如教授多囊卵巢综合征学术思想总结及临床用药经验分析[D].济南:山东中医药大学,2020.

[20] 刘毓杰,张丽娟.刘瑞芬教授治疗月经过少的经验[J].世界最新医学信息文摘,2019,19(66):269,271.

[21] 殷允灿,刘瑞芬.刘瑞芬治疗月经后期经验[J].山东中医杂志,2012,31(10):763－764.

[22] 孟丽,刘瑞芬.刘瑞芬教授治疗原发性痛经经验[J].现代中医药,2013,33(2):4－5.

[23] 孙翠霜,刘静君.刘瑞芬教授治疗未破裂卵泡黄素化综合征经验[J].云南中医中药杂志,2018,39(5):1－3.

[24] 高晓艳,韩美霞,王哲,等.刘瑞芬辨治多囊卵巢综合征不孕症经验[J].山东中医药大学学报,2017,41(1):60－62.

[25] 李树德,王蓉,米裕青,等.米子良教授学术思想临床运用[J].内蒙古中医药,2018,37(9):38－39.

[26] 任存霞,麻春杰.米子良用经方治疗妇科疾病经验举隅[J].中国中医基础医学杂志,2016,22(2):263－264,280.

[27] 许琳,刘弘,许润三.许润三运用化瘀通络法治疗输卵管阻塞性不孕经验[J].中医杂志,2020,61(18):1591－1593.

[28] 许琳,孟丹,刘弘,等.许润三古方新用治疗慢性盆腔疼痛经验[J].中医杂志,2021,62(9):748－751.

[29] 郑志博,王清,李影,等.国医大师许润三论治崩漏经验[J].中日友好医院学报,2020,34(1):48;50.

[30] 赵红,王清.许润三教授妇科验案4则[J].中国医药学报,1997(5):39－41.

[31] 谷峥,郑志博,崔彬,等.国医大师许润三补肾调肝法治滑胎经验[J].中

日友好医院学报,2021,35(2):123－124.

[32] 宋晓丹,佘延芬,陈豪,等.许润三治疗阴道炎经验的传承与应用[J].中国中医基础医学杂志,2020,26(7):1004－1006.

[33] 李祥云工作室.李祥云治疗妇科病精华:龙华名医临证录[M].北京:中国中医药出版社,2007.

[34] 倪爽,徐莲薇,李盛楠.李祥云以补肾活血法辨治卵巢储备功能下降不孕症经验拾萃[J].上海中医药杂志,2019,53(4):22－24.

[35] 董丽君.李祥云三步渐进法治疗妇科癥瘕经验[J].中医文献杂志,2018,36(6):53－55.

[36] 刘敛,赵巍,徐莲薇,等.李祥云教授治疗经断前后诸证体会[J].成都中医药大学学报,2018,41(3):95－97.

[37] 周毅萍,李祥云.李祥云应用活血化瘀类药治疗妊娠病验案3则[J].中华中医药杂志,2017,32(8):3537－3540.

[38] 肖承悰.肖承悰妇科集验真传[M].北京:中国医药科技出版社,2021.

[39] 严炜,吴熙.吴熙教授中医诊治不孕症特色[J].中医药通报,2011,10(2):13－15.

[40] 张丽玉,王小红,吴熙.吴熙教授治疗卵巢早衰验案举隅[J].中医药导报,2017,23(4):110－111.

[41] 郑萍萍,王小红.吴熙运用吴氏痛经膏治疗痛经经验分析[J].中医药临床杂志,2020,32(7):1260－1262.

[42] 何任.妇科述略(之二)[J].浙江中医药大学学报,2008(5):588－589,594.

[43] 金国梁,何若苹.何任教授学术经验及临证特色撷英(续)[J].浙江中医学院学报,1997(4):1－2.

[44] 金国梁,何若苹.何任教授治疗子宫肌瘤、卵巢囊肿的经验[J].新中医,1994(5):8－9.

[45] 何若苹.国医大师何任活血化瘀治疗不孕不育经验探析[J].中华中医药杂志,2013,28(12):3559－3561.

[46] 陈少春,吕直.何子淮女科经验集[M].杭州:浙江科学技术出版社,1982.

[47] 李冬华.月经病中医诊疗实用手册[M].北京:中国中医药出版社,2019.

[48] 何成瑶,曹俊岩.何成瑶教授治疗多囊卵巢综合征临床经验总结[C]//第4次贵州省中西医结合妇产科学术年会、第4次贵州省中医药学会妇科专业学

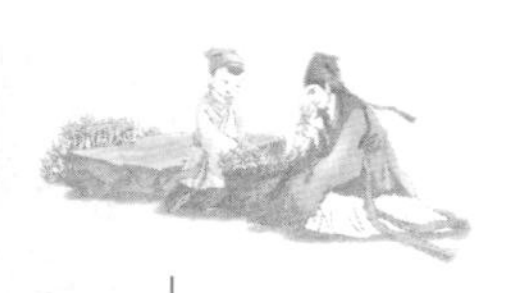

术年会论文集. 遵义:[出版者不详],2019:256 - 259.

[49] 周微,马卫东,何秀秀,等. 何成瑶教授治疗崩漏病验案2则[J]. 中西医结合心血管病电子杂志,2019,7(32):191,196.

[50] 严丽燕,曹俊岩,马改娟,等. 何成瑶运用自拟妇科调经2号方治疗子宫腺肌病合并不孕症经验[J]. 中国民间疗法,2021,29(10):51 - 53.

[51] 程力,张帆,曾莉,等. 何成瑶老中医治疗不孕症经验附验案一则[J]. 内蒙古中医药,2015,34(2):48 - 49.

[52] 陈永慧,曹俊岩. 何成瑶教授治疗经行乳房胀痛验案[J]. 实用妇科内分泌电子杂志,2019,6(28):195,198.

[53] 赵宏利,何嘉琳. 浙江何氏妇科流派从肺论治月经病验案三则[J]. 中华中医药杂志,2021,36(3):1482 - 1484.

[54] 马景,马一铭,何嘉琳. 何嘉琳遵中医经典治疗妊娠疑难病经验[J]. 中华中医药杂志,2021,36(6):3416 - 3418.

[55] 单静华,何嘉琳. 何嘉琳治疗同种免疫型复发性流产经验[J]. 中华中医药杂志,2015,30(11):3971 - 3973.

[56] 赵宏利,章勤,何嘉琳. 浙江何氏妇科流派诊疗不孕症的学术经验[J]. 中华中医药杂志,2020,35(10):4840 - 4842.

[57] 褚蕴,何嘉琳,赵宏利. 何嘉琳治疗妊娠疑难病验案三则[J]. 浙江中西医结合杂志,2018,28(8):612 - 614,616.

[58] 胡国华,罗颂平. 全国中医妇科流派名方精粹[M]. 北京:中国中医药出版社,2016.

[59] 张庆清,哈虹. 张吉金教授治疗经期延长经验[J]. 天津中医药,2016,33(11):644 - 646.

[60] 艾春红,张吉金. 张吉金教授治疗多囊卵巢综合征不孕经验[J]. 山西中医,2016,32(10):3 - 5.

[61] 赵文方. 张良英教授应用消瘤Ⅰ号治疗子宫肌瘤的经验[J]. 云南中医学院学报,2011,34(4):29 - 30,44.

[62] 姜丽娟,张良英. 国家级名医张良英教授诊治妇科疾病学术经验(九):经间期出血[J]. 中国中医药现代远程教育,2015,13(3):27 - 28.

[63] 姜丽娟,张良英,雷佳丽. 国家级名医张良英教授诊治妇科疾病学术经验(三):月经后期[J]. 中国中医药现代远程教育,2014,12(21):22 - 23.

[64] 高青,高竹薇,龚雪,等. 张良英教授治疗前置胎盘出血经验总结[J]. 云南中医中药杂志,2019,40(1):9 - 10.

[65] 姜丽娟,张良英. 国家级名医张良英教授诊治妇科疾病学术经验

(十一):崩漏诊治[J].中国中医药现代远程教育,2015,13(5):32-33.

[66] 李卫红,陈慧侬.陈慧侬教授运用补肾活血法治疗崩漏经验探析[J].四川中医,2016,34(4):7-9.

[67] 谢幸,孔北华,段涛.妇产科学[M].9版.北京:人民卫生出版社,2018.

[68] 李卫红,余丽梅,陈爱妮,等.陈慧侬补肾活血法治疗子宫内膜异位症的经验浅析[J].辽宁中医杂志,2015,42(11):2083-2084.

[69] 黄海笑,陈慧侬.陈慧侬教授慢性盆腔炎治验一例[J].广西中医学院学报,2007(3):46-47.

[70] 刘嘉乐,李善霞.陈慧侬治疗月经后期疾病临床经验[J].亚太传统医药,2015,11(20):62-63.

[71] 丘平,陈慧侬.清热燥湿活血法治疗免疫性不孕一例[J].广西中医药,2003(5):58-59.

[72] 黄洁明.欧阳惠卿教授辨治月经病杂证验案3则[J].光明中医,2011,26(6):1107-1108.

[73] 许丽绵,李坤寅,赵广兴.欧阳惠卿教授治疗子宫内膜异位症经验介绍[J].新中医,2006,38(5):6-7.

[74] 李坤寅.欧阳惠卿教授辨治不孕症经验[J].河南中医,2005,25(7):17-18.

[75] 广州中医学院妇产科教研室.罗元恺医著选[M].广州:广东科技出版社,1980.

[76] 阮晓枫,袁烁,郜洁,等.岭南妇科诊治不孕症的学术特色[J].中医药导报,2019,25(4):6-8,12.

[77] 罗元恺.罗元恺论医集[M].北京:人民卫生出版社,1990.

[78] 张玉珍,罗颂平.罗元恺教授调经、助孕、安胎的思路与方法[J].广州中医药大学学报,2004(5):352-355.

[79] 罗颂平,张玉珍.罗元恺妇科经验集[M].上海:上海科学技术出版社,2005.

[80] 高飞霞,朱玲,郜洁.罗颂平教授预培其本、固冲安胎的经验[J].南京中医药大学学报,2016,32(1):90-92.

[81] 陈思韵,郜洁,麦观艳,等.罗颂平论治崩漏经验[J].中医杂志,2018,59(24):2090-2092.

[82] 陈思韵,郜洁,刘文利,等.罗颂平治疗多囊卵巢综合征不孕症经验撷萃[J].中医药导报,2019,25(8):114-116.

[83] 冯倩怡,郜洁,曹蕾,等.罗颂平教授调经经验总结[J].现代中医临床,

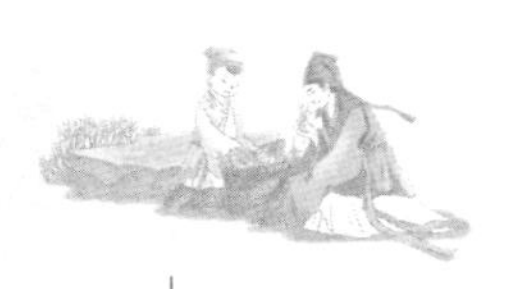

2021,28(5):53-56.

[84] 李元琪. 罗颂平运用膏方治疗子宫腺肌症经验[J]. 安徽中医药大学学报,2018,37(1):26-27.

[85] 哈孝廉,彭惠敏. 益气活血汤治疗宫外孕15例[J]. 天津中医,1993(3):12-13.

[86] 杨彬,闫颖. 浅谈"百病皆在调气血"在哈氏妇科的应用[J]. 天津中医药大学学报,2020,39(6):645-649.

[87] 哈荔田. 哈荔田妇科医案医话选[M]. 天津:天津科学技术出版社,1982.

[88] 李姝琨. 段亚亭治疗妇科病经验[N]. 中国中医药报,2013-11-06(4).

[89] 张利梅,段亚亭,夏敏. 段亚亭从脾论治多囊卵巢综合征经验[J]. 实用中医药杂志,2021,37(8):1436-1437.

[90] 肖战说,邹建华,崔炳南. 国医大师段亚亭教授学术思想初探[J]. 四川中医,2018,36(10):17-20.

[91] 张艳,翁双燕,汤锶锶,等. 国医大师段亚亭治疗卵巢低反应的经验[J]. 中医药导报,2019,25(9):25-27,38.

[92] 张利梅,黄方. 段亚亭治疗月经过少经验[J]. 实用中医药杂志,2020,36(4):537-538.

[93] 班秀文. 班秀文妇科医论医案选[M]. 北京:人民卫生出版社,1987.

[94] 李莉. 班秀文治疗月经病经验撷萃[J]. 陕西中医,1993,14(6):260-261.

[95] 班秀文. 继发性不孕[J]. 广西中医药,1992,15(6):20-21.

[96] 谈勇,胡荣魁. 夏桂成国医大师调治PCOS经验探赜[J]. 江苏中医药,2015,47(3):1-4.

[97] 胡荣魁,谈勇. 夏桂成国医大师调治卵巢早衰经验探赜[J]. 江苏中医药,2015,47(5):1-4.

[98] 胡荣魁,谈勇. 夏桂成国医大师调治妊娠诸疾经验探赜[J]. 江苏中医药,2015,47(12):1-4.

[99] 华苓. 柴松(嵩)岩治疗多囊卵巢综合征经验[J]. 北京中医药,2011,30(7):494-498.

[100] 滕秀香. 柴松(嵩)岩辨证治疗减肥致闭经验案三则[J]. 中国临床医生杂志,2010,38(1):68-72.

[101] 丁毅,滕秀香. 柴松(嵩)岩辨证治疗闭经用药规律探析[J]. 中国临床医生杂志,2012,40(10):66-68.

［102］濮凌云，张巨明，李媛娥. 柴松（嵩）岩治疗青春期崩漏经验介绍［J］. 中国中医药信息杂志，2007，14（7）：81.

［103］吴育宁，傅洁，张巨明. 柴松（嵩）岩治崩漏经验［J］. 北京中医，1992（1）：9－10.

［104］滕秀香. 柴松（嵩）岩辨证治疗卵巢早衰经验［J］. 中国中医药信息杂志，2011，18（11）：92－93，107.

［105］佟庆. 柴松（嵩）岩诊治卵巢早衰经验［J］. 北京中医药，2009，28（3）：196－197.

［106］中国中医研究院西苑医院. 钱伯煊妇科医案［M］. 北京：人民卫生出版社，2005.

［107］林育樵. 钱伯煊老中医诊治妇科病经验［J］. 中国农村医学，1985（2）：33－34.

［108］谈勇. 钱伯煊老中医妇科临证经验举隅［J］. 辽宁中医杂志，1985（8）：18－20.

［109］魏子孝. 钱伯煊医话［J］. 北京医学，1980，2（4）：233－234.

［110］孙迎春. 谈勇治疗盆腔炎性疾病后遗症经验探析［J］. 江苏中医药，2018，50（9）：15－18.

［111］李玉玲，谈勇. 谈勇教授治疗未破裂卵泡黄素化综合征之经验总结［J］. 浙江中医药大学学报，2018，42（9）：719－722.

［112］陈园，谈勇. 谈勇治疗薄型子宫内膜经验探析［J］. 世界中西医结合杂志，2018，13（2）：183－186.

［113］刘格，冯晓玲，田明健，等. 韩百灵教授治疗慢性盆腔炎经验介绍［J］. 新中医，2007（6）：10.

［114］辛雪艳，王春梅，韩延华. 韩百灵运用百灵育阴汤治疗妇科疾病经验［J］. 中医学报，2018，33（10）：1938－1941.

［115］韩延华. 百灵妇科［M］. 北京：中国医药科技出版社，2016.

［116］黄素英. 蔡小荪［M］. 北京：中国中医药出版社，2002.

［117］金毓莉，张婷婷，翁雪松，等. 蔡小荪三步助孕法在体外受精：胚胎移植技术中的应用［J］. 中医杂志，2014，55（18）：1547－1550.

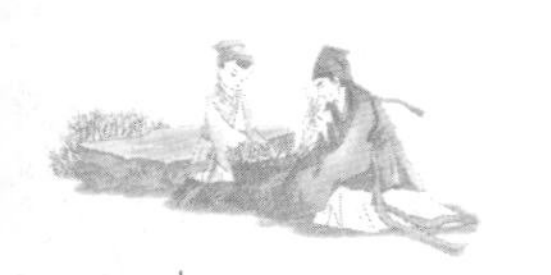

缩 略 词 表

AMH	anti-Müllerian hormone	抗米勒管激素
AsAb	anti-sperm antibody	抗精子抗体
CT	computer tomography	计算机断层扫描
E_2	estradiol	雌二醇
EmAb	endometrial antibody	抗子宫内膜抗体
FSH	follicle-stimulating hormone	卵泡刺激素
HCG	human chorionic gonadotropin	人绒毛膜促性腺激素
IVF-ET	in vitro fertilization-embryo transfer	体外受精-胚胎移植
LH	luteinizing hormone	黄体生成素
P	progesterone	孕酮
PRL	prolactin	催乳素
T	testosterone	睾酮
TSH	thyroid stimulating hormone	促甲状腺激素
TVCD-4D	transvaginal color Doppler-4 dimension	经阴道四维彩色超声